验光与配镜必读
——屈光不正诊断与矫治

YANGUANG YU PEIJING BIDU
——QUGUANG BUZHENG ZHENDUAN YU JIAOZHI

第 3 版

主　编　朱益华　谢立科　朱　莎　赵广愚

副主编　肖　坚　王晓辉　林　鸿　姚贻华
　　　　叶　琴　于海波　尹连荣

编著者　（以姓氏笔画为序）
　　　　于海波　王晓辉　尹连荣　叶　琴
　　　　朱　莎　朱益华　刘光辉　杨　莉
　　　　肖　坚　肖国武　吴利龙　张晶津
　　　　林　艳　林　鸿　罗建国　赵广愚
　　　　姚贻华　唐舒敏　谢立科

河南科学技术出版社
·郑州·

内容提要

本书在前两版的基础上修订而成，共6章。第1章阐述了视觉光学的基本原理，屈光不正的病因、分类与临床表现；第2—4章介绍了屈光不正的检查、预防和治疗；第5章介绍了配镜美学要素和隐形眼镜；第6章介绍与屈光不正相关的几种眼病诊治技术，包括视疲劳、儿童弱视和共同性斜视等。本书内容丰富，科学性、实用性强。既是验光配镜科普书，也是屈光不正诊断与治疗的专业参考书，适合眼科医师、验光配镜从业人员、屈光不正患者及家属阅读参考。

图书在版编目（CIP）数据

验光与配镜必读：屈光不正诊断与矫治/朱益华，谢立科，朱莎等主编. —3版. —郑州：河南科学技术出版社，2023.6
ISBN 978-7-5725-1211-7

Ⅰ.①验… Ⅱ.①朱… ②谢… ③朱… Ⅲ.①眼镜检法—基本知识 Ⅳ.①R778.2

中国国家版本馆 CIP 数据核字（2023）第 094264 号

出版发行： 河南科学技术出版社
　　　　　 北京名医世纪文化传媒有限公司
　　　　　 地址：北京市丰台区万丰路 316 号万开基地 B 座 115 室　　邮编：100161
　　　　　 电话：010-63863186　010-63863168
策划编辑： 杨磊石
责任编辑： 杨磊石　伦踪启
责任审读： 周晓洲
责任校对： 龚利霞
封面设计： 吴朝洪
版式设计： 崔刚工作室
责任印制： 程晋荣
印　　刷： 河南省环发印务有限公司
经　　销： 全国新华书店、医学书店、网店
开　　本： 720 mm×1020 mm　1/16　　**印张：** 15　　　**字数：** 275 千字
版　　次： 2023 年 6 月第 3 版　　2023 年 6 月第 1 次印刷
定　　价： 58.00 元

如发现印、装质量问题，影响阅读，请与出版社联系并调换

编著者成员及单位

朱益华　福建医科大学附属第一医院
谢立科　中国中医科学院眼科医院
朱　莎　浙江大学医学院附属第二医院
赵广愚　福州东南眼科医院
肖　坚　福州东南眼科医院
王晓辉　福建医科大学附属第一医院
林　鸿　福建医科大学附属第一医院
姚贻华　福建医科大学附属第一医院
于海波　福州东南眼科医院
尹连荣　中国中医科学院眼科医院
叶　琴　福建医科大学附属第一医院
刘光辉　福建中医药大学附属人民医院
唐舒敏　福建医科大学附属第一医院
张晶津　福建医科大学附属第一医院
林　艳　福建医科大学附属第一医院
杨　莉　福建医科大学附属第一医院
吴利龙　湖南中医药大学第二附属医院
罗建国　湖南娄底市第二人民医院
肖国武　福州东南眼科医院

第3版前言

本书于 2005 年 6 月由人民军医出版社出版,2016 年进行了修订,先后多次印刷出版,对普及验光配镜知识,推介屈光不正的矫治发挥了很大的作用,深得广大读者的好评。随着眼视光技术的飞速发展,新理论、新技术不断涌现,过去的有些理论和方法已不能适应现代眼视光学的发展。本次修订主要由一批中青年眼科学和视光学博士完成,在第 2 版的基础上做了较大的修订。修订的内容简介于下。

1. 新增了近视的预防和药物治疗,近视的手术治疗增加了全飞秒激光近视矫正术及有晶体眼人工晶体植入术。并从近视的影响因素、近视预防的流程、近视预防的手段三个方面着重论述。

2. 将综合验光归到主观验光章节,同时将验光配镜流程及处方书写与识别整合到综合验光章节内。将客观验光的内容进行重排,突出了检影验光和电脑验光。睫状肌麻痹消除调节部分参照了 2022 年中国学龄儿童眼球远视储备、眼轴长度、角膜曲率参考区间及相关遗传因素专家共识,以及 2019 中国儿童睫状肌麻痹验光与安全用药专家共识的内容。

3. 增加了隐形眼镜的适应证和禁忌证。RGP 镜的介绍更新,RGP 的适应证、非适应证。

4. 删除了原书中镜界巧匠——缩径镜片及眼科科技新特产品。增加了镜界神奇——离焦镜片。

5. 将配镜与美容这章节的名称改为配镜美学。

6. 对中医药治疗的内容进行了优化,精简或删减了部分内容,如原版按摩疗法、导引疗法等;并增加了撤针等当前中医药适宜技术项目。对内容结构顺序进行了调整,按穴位按摩、针灸、药物疗法等中医药相关治疗顺序进行阐释。

7. 修订了屈光不正相关的几种眼病的诊断和治疗新方法,例如视疲劳和儿童弱视的诊断、目前的治疗方式等。

　　本书内容丰富,融知识性、趣味性、专业性、实用性于一体,以鲜明的特色、广博的内涵、精巧的形式,呈现给广大读者。本书可供眼科医护人员、从事视光学的工作人员、眼镜营销人员,以及广大屈光不正的患者与家属阅读参考。

朱益华　谢立科　朱　莎　赵广愚

2022 年 10 月

第1版前言

屈光不正是眼科的常见病、多发病,在眼科临床诊治中占有很重要的地位,而且具有特殊性,人们常把配镜矫治摆在各种治法之首。眼镜的问世给人们的学习生活带来了极大方便,特别是对近视眼的矫正有着特殊的意义。远视力减退的人群中 80％为近视眼,近视眼可以说是一种"文化病"。随着人们文化水平的提高、科学技术的进步,要求双眼视力能更加敏锐和完善的同时,也加重了对眼的超负荷使用,使眼经常处于看近的状态。学生们作业多、微机操作、居住空间对视线的限制,户外运动和远眺的时间的减少,儿童、青年处于这种环境下,适应性地发生远视力降低,进一步发生眼部生理学变化而成为近视。可以说体质的内在因素加上外部环境,是形成后天性近视的重要原因。后天性近视不同于先天性近视,先天性近视是由遗传因素所决定的。

国内眼科专家曾估计,我国戴眼镜人数已达 3 亿,每年需要 1 亿副以上眼镜,这是何等惊人的数字,说明了人们对眼镜的需求和眼镜对人眼的贡献。全国有很多研究近视眼的专家,数十年来一直在探索近视的发病原因和防治方法。但是,近视的患病率并未降低,反而有上升的趋势,特别是中学生和大学生配戴眼镜的已达60％以上。

配镜验光是一门专业技术,不经过培训很难掌握。笔者开展验光工作已四十余年,至今还会遇到验光上的疑难问题。验光包括主观、客观验光法,掌握检影技术应有暗室,不能单纯依靠电脑验光结果配镜,电脑只能做散光和轴向的参考。还要掌握眼底检查及屈光间质检查技能,以排除由非屈光不正所引起的视力障碍。对儿童验光必用阿托品散瞳,不准小瞳验光配镜。对隐形眼镜验光,更要具有基本技能和培训,并需要有相应的设备。长期佩戴隐形眼镜,还会引起一系列眼部生理变化,甚至造成角膜上皮损伤,细菌、真菌感染,不及时治疗会造成角膜混浊、视力障碍,对此,有不少的惨痛教训。

眼镜要发挥对眼的保护作用,就必须提高眼镜专业人员的基本技能和素质。

经营眼镜是关系人民健康的行业,不应放在商业系统管理,应列入卫生保健事业的范围。要加大法制管理和监督,防止劣质眼镜流入市场,有害青少年的视觉发育和人民的身体健康。

本书内容曾以专题系列讲座的形式,于1996年第2期至1998年第1期,分六讲刊登在《中国眼镜科技杂志》,讲座题目分别为《屈光不正的成因与类型》《屈光不正的病理与临床表现》《主观验光十二法》《客观验光十二法》《屈光不正的配镜原则》《屈光不正与镜片选择》,其目的是较全面系统而又通俗易懂地介绍验光配镜的知识,以供读者尤其是初入眼镜行业的朋友参考学习。

本书内容丰富、重点突出、深入浅出、通俗易懂,具体、客观、系统地阐述了屈光不正和验光配镜中的操作技巧,深受读者和编辑部的好评,本书作者曾荣获1997—1998度优秀作者称号,应邀参加了1998年在重庆召开的第四次通联会议,受到大会嘉奖。

《中国眼镜科技杂志》由国家轻工总会主管,中国眼镜协会与重庆精益光学眼镜公司联合主办,是目前我国唯一的具有权威性的眼镜期刊,该编辑部编辑力量雄厚、稿件处理认真负责。对本组讲座的约稿、编审和刊登,表示衷心感谢!

为了把这一方面的知识,不仅仅局限于眼镜从业者,而且向全国广大教师、学生、家长、医护人员,特别是屈光不正的患者普及,在上述已刊出的六讲基础上,又补充编写了《屈光不正与视觉光学》《屈光不正与镜架选择》《屈光不正与眼镜装配》《屈光不正与眼镜检测》《屈光不正与隐形眼镜》《屈光不正与配镜美容》《眼镜科技新特产品荟萃》七讲,共计十三讲,并将"讲"改为"章",分段不立节,以使内容连贯而统一,以科普书的形式出版发行。

本书取材翔实、内容丰富、概念明确、语言通俗、体例醒目,具有较强的可读性和实用性,是一部雅俗共赏的医学科普作品。

肖国士
2005年6月于福州东南眼科医院

目　录

第1章　概述 ……………………（王晓辉　杨　莉　朱　莎　朱益华）(1)

　第一节　视觉光学基本知识 …………………………………………… (1)

　　一、视觉光学溯源 ……………………………………………… (1)

　　二、几何光学定律 ……………………………………………… (3)

　　三、光学名词解释 ……………………………………………… (4)

　　四、生理光学缺陷 ……………………………………………… (6)

　　五、哪些人需要验光配镜 ……………………………………… (6)

　第二节　屈光不正的病因与类型 ……………………………………… (8)

　　一、屈光不正的病因 …………………………………………… (8)

　　二、屈光不正的分类及方法 …………………………………… (13)

　第三节　屈光不正的病理及临床表现 ……………………………… (16)

　　一、眼球发育 …………………………………………………… (16)

　　二、视力障碍 …………………………………………………… (17)

　　三、眼轴改变 …………………………………………………… (19)

　　四、眼底改变 …………………………………………………… (20)

　　五、眼位改变 …………………………………………………… (20)

　　六、其他改变 …………………………………………………… (21)

第2章　屈光不正的检查 ………………………（林　鸿　朱　莎　赵广愚）(22)

　第一节　客观验光 …………………………………………………… (22)

　　一、视网膜检影法 ……………………………………………… (22)

　　二、电脑验光 …………………………………………………… (27)

　　三、其他相关客观法 …………………………………………… (30)

　第二节　主观验光 …………………………………………………… (32)

　　一、综合验光 …………………………………………………… (32)

　　二、其他方法 …………………………………………………… (35)

第3章　屈光不正的预防 …………………………（张晶津　姚贻华　朱　莎）(41)

第一节　近视的影响因素 …………………………………… (41)

　　一、环境因素 …………………………………………… (41)

　　二、遗传因素 …………………………………………… (43)

第二节　近视预防的流程 …………………………………… (43)

　　一、眼发育指标检查 …………………………………… (43)

　　二、近视的预测 ………………………………………… (44)

　　三、干预近视风险人群 ………………………………… (46)

第三节　近视预防的手段 …………………………………… (46)

　　一、户外活动 …………………………………………… (46)

　　二、建立眼屈光发育档案 ……………………………… (47)

　　三、改善用眼习惯 ……………………………………… (48)

第4章　屈光不正的治疗 ………………………………… (52)

第一节　药物治疗 …………………（唐舒敏　罗建国　朱益华）(52)

　　一、阿托品 ……………………………………………… (52)

　　二、其他药物 …………………………………………… (53)

第二节　光学矫正 …………………（肖　坚　于海波　吴利龙　赵广愚）(53)

　　一、镜片选择 …………………………………………… (53)

　　二、镜架选择 …………………………………………… (101)

第三节　手术治疗 …………………………（唐舒敏　尹连荣）(123)

　　一、角膜屈光手术 ……………………………………… (123)

　　二、有晶状体眼人工晶体置入术 ……………………… (139)

　　三、后巩膜加固术 ……………………………………… (141)

第四节　中医药治疗 …………………（刘光辉　肖国武　谢立科）(143)

　　一、穴位按摩 …………………………………………… (144)

　　二、针灸 ………………………………………………… (147)

　　三、药物治疗 …………………………………………… (150)

第5章　配镜美学 …………（肖　坚　于海波　林　艳　叶　琴　谢立科）(154)

第一节　配镜美容应掌握的要素 …………………………… (154)

　　一、配镜美学新概念 …………………………………… (154)

　　二、根据面部特点选配眼镜 …………………………… (156)

　　三、根据肤色与头发选购眼镜 ………………………… (162)

　　四、根据不同人群选购眼镜 …………………………… (164)

　　五、根据工作、生活需要选购眼镜 …………………… (172)

　　六、根据服饰选购眼镜 ………………………………… (174)

　　七、根据佩戴眼镜进行化妆 …………………………… (175)

第二节　隐形眼镜 ……………………………………………………… (177)

一、隐形眼镜的光学原理 ……………………………………… (177)

二、隐形眼镜的优点 …………………………………………… (178)

三、隐形眼镜的种类 …………………………………………… (179)

四、佩戴隐形眼镜的适应证与禁忌证 ………………………… (179)

五、隐形眼镜的验配 …………………………………………… (180)

六、佩戴隐形眼镜的注意事项 ………………………………… (180)

七、佩戴隐形眼镜可能发生的并发症 ………………………… (180)

八、戴隐形眼镜并发症的预防 ………………………………… (181)

九、特殊的隐形眼镜 …………………………………………… (182)

第6章　屈光不正相关的几种眼病诊治

………………………（姚贻华　张晶津　叶　琴　朱益华）(186)

第一节　视疲劳 ………………………………………………………… (186)

一、临床症状 …………………………………………………… (186)

二、检查与诊断 ………………………………………………… (187)

三、视疲劳的发病因素 ………………………………………… (189)

四、预防与治疗 ………………………………………………… (195)

第二节　儿童弱视 ……………………………………………………… (197)

一、儿童弱视的临床特点 ……………………………………… (197)

二、儿童弱视的病因与分类 …………………………………… (198)

三、儿童弱视的临床表现 ……………………………………… (199)

四、儿童弱视的检查与诊断 …………………………………… (200)

五、儿童弱视的治疗 …………………………………………… (202)

六、儿童弱视的家庭矫治训练 ………………………………… (208)

七、儿童弱视的预防措施 ……………………………………… (209)

第三节　共同性斜视 …………………………………………………… (211)

一、共同性斜视的基本概念 …………………………………… (211)

二、共同性斜视的病因 ………………………………………… (212)

三、共同性斜视的分类 ………………………………………… (215)

四、共同性斜视的检查诊断 …………………………………… (216)

五、共同性斜视的非手术疗法 ………………………………… (218)

六、共同性斜视的手术疗法 …………………………………… (221)

七、共同性斜视的术后处理 …………………………………… (222)

八、共同性斜视的治疗目的 …………………………………… (224)

附录A　眼球有关正常值 ………………（姚贻华　张晶津　朱益华）(226)

第1章

概　述

第一节　视觉光学基本知识

视觉光学简称视光学,主要是研究矫正眼的屈光问题,故又称眼屈光学。

光是传递客观外界信息给人的一种物质,而人则是依靠可见光的受纳器——眼来感知这一信息的。据统计,一个正常人从外界所接收到的信息有 80％以上是从视觉通道输入的。由于先天或后天、生理或病理等原因,人眼并不都是那么完全合乎需要和非常完美与理想的。为了解决这一难题,人类在近 200 年的岁月中,经过无数次的奋斗,应用不断发展的科技成果,包括理论材料、仪器设备及技术上的新成果,才使人眼的光学缺陷得以初步补偿(如屈光不正得以矫正)。现在,人们已经或正在认识到这种矫正与补偿的重要性,而这种重要的认识,集中表现就是直接从事人眼的这种矫正与补偿的科学——现代视光学作为一门学科正式诞生了。

一、视觉光学溯源

我们的祖先,早在春秋战国时期,对光学理论就有了惊人的发现。如战国时期墨翟所著《墨子》15 卷,其中论述光学的有 8 条,第 1 条论述影的定义与生成,第 2 条说明光与影的关系,第 3 条确认光具有直线的性质,第 4 条论述光有反射的性能,第 5 条论述光源与影的大小关系,第 6 条、第 7 条、第 8 条分别论述平面镜、凹球面镜与凸球面镜成像与实物的关系。对光线中影像的基础理论,都有比较系统和精辟的论述,对后世光学的研究及屈光学的形成与发展,起了很大的推动作用。

春秋末年问世的《考工记》、西汉成书的《淮南子》、西晋张华所著的《博物志》、北宋沈括撰写的《梦溪笔谈》都对光学理论从不同方面做了补充和发展,如对凹面镜、凸面镜、削圆冰对光聚焦取火做了具体描述。特别是博大精深、包罗万象的《梦溪笔谈》,对光的直线传播、凹面镜成像,以及镜子的大小与曲度成像的关系,做了进一步的解释。现代用于测量角膜弯曲度与屈光的角膜曲率计,就是这些理论的具体应用。

在国外,光的反射由亚历山大帝国时代的赫利欧所证实。他用镜子做实验发现,任何光束以一定角度射向镜面时,均以同样的角度反射出去,由此得出入射角与反射角相等的结论。1621 年,荷兰斯内尔利用光通过两种不同的光学界面发生折射来解释屈光现象。1678 年,荷兰惠更斯根据斯内尔所观察的现象推出光的折射率后,再根据惠更斯的光的数学公式推导出光的完全内反射。这是现代光学纤维弯曲后仍可导光和昆虫复眼成像的原理。1611 年卡普勒第一个用光学仪器来解释眼的成像。认为任何物体上发的光通过眼的屈光系统在视网膜上形成的均是倒像。1619 年法国谢纳将牛眼球后极部的巩膜和脉络膜切除后,在视网膜上出现外界物体的倒像,这为几何光学向眼生理光学渗透,迈出了可喜的一步。

1801 年,托马斯·杨发表了非常精确的眼的屈光常数,推动了眼屈光理论的发展。1856—1866 年间,赫尔姆霍兹发表了《生理光学纲要》,使物理光学与眼的生理光学密切联系起来,并对眼各屈光间质的正常屈光值做了测定和推算,对正视与非正视眼的划分定出了标准,从而为现代眼屈光学打下了坚实的基础。1856 年荷兰唐德,发表了远用眼镜矫正屈光不正的文章,接着又于 1860 年发表了《屈光不正与其结果》和《散光与柱镜》,1864 年发表了《眼的调节与屈光不正》,从而为眼的屈光性视力障碍及其矫正奠定了基础。

瑞典著名科学家奥尔瓦·格尔斯特朗德因在屈光方面取得巨大成就获得诺贝尔生理学及医学奖,他首先研究了角膜的散光性,他发现散光眼正是因为角膜发育不正,有些部分长得厚,有些部分长得薄,所以当通过厚的部分进入眼内的光线形成清晰的物像时,通过薄的部分进入眼内的光线,只能形成模糊不清的物像,使得散光眼的人在一个方位看得清,而在另一位方位看不清,因此需要柱状的眼镜片来补偿和均衡角膜的折光性。他还改进了估计散光程度和角膜异常的方法,给眼科临床带来很大便利。1890 年通过题为《对散光理论的贡献》这篇博士论文的答辩,奥尔瓦取得了博士学位。从 1896—1908 年,他发表了大量论文,探索角膜折光单色相差、光学物像等理论及异质媒介中光学物像和人类晶状体的屈光学等问题,荣获乌普萨拉大学的荣誉学位。他透彻地研究了前人未能详细研究的问题,提出了有关人类眼新的更精确的概念,大大超越了 19 世纪伟大的生理光学先驱赫尔姆霍兹。1908 年,索塞尔教授为赫尔姆霍兹的旷世巨著《生理光学纲要》进行第 3 次修订时,特邀奥尔瓦撰写题为"视近调节的机制",以填补这一方面的空白。他对视近调节研究得很精细。对晶状体的解剖结构及晶状体在视近调节过程中的变化进行了精辟的论述。发现晶状体在视近调节中,前后两面的变化是不对称的。证明了视近调节中晶状体屈光度增加有两种机制,其中 2/3 是由于晶状体前表面鼓起来的缘故,称为"囊外调节",其余 1/3 是由于晶状体内部的成分重新安排的结果,叫作"囊内调节"。他还用数学分析进行推演,结果与实际测定的数据基本一致。

奥尔瓦经过 20 多年百折不挠的研究,终于搞清楚光线从空气通过角膜晶状体等几种折射光指数的间质而在视网膜上成像的原理,阐明了视近调节的机制,归纳出光学成像的一般定理,并得到各国学者的认可。总之,他从理论到实践对几何光学、生理光学与眼科学都有划时代的贡献。1911 年,经斯德哥尔摩卡罗琳医学院教授推荐,将这年的诺贝尔生理学与医学奖授予他,以表彰他在眼屈光学方面的杰出贡献。

二、几何光学定律

屈光不正,包括近视、远视、散光、老视(老花)、屈光参差等,这类屈光异常的眼病都是由于眼内屈光系统屈折光线的功能不正常所致。在人眼里有一个高度灵敏、自动调节、屈折光线以利视觉的装置,这个装置包括角膜、房水、晶状体和玻璃体等屈光成分,简称屈光间质或屈光系统,是获得正常视力的基本条件之一,也是光学领域里几何光学和生理光学的许多原理在眼科学中的具体运用。

光学是物理学的一个分支,专门研究光的本性、光的发射、传播和接收的规律。通常分为几何光学和物理光学两个部分。为了适应不同的研究对象和实际需要,又建立了不少分支。几何光学和生理学均与眼睛的视觉密切相关,是光学理论经过漫长的历史进程,不断向纵深发展的结果。几何光学是撇开光的波动本性,仅以光的直线传播性质为基础,研究光在透明介质中的传播的学科。几何光学基于以下几个基本定律:光的直线传播定律、光的独立传播定律、反射定律、折射定律和光路可逆原理。

物和像是几何光学的基本概念之一。我们将一个或几个光学元件的组合称为光组,最简单的光组是一个球面,其两边的介质折射率不同,称为单折射球面。物和像应相对光组而言,不能离开光组来谈物像关系。物和像是可以互换的。除了物像共轭,还有光线共轭、平面共轭。几何光学中,物像用同心光束的心定义。所谓同心光束,即一组有关的有公共焦点的光线,光线的交点为同心光束的心,一束同心光束,其心在无穷远,光组之入射同心光束的心的集合为物,相应的出射同心光束的心的集合为像,同心光束的心,可以是光线,真正相交的实点,也可以是独立线的某个方向延长的相交的虚点。像有虚实之分,入射的同心光束,以发散的形式投射到光组界面点,该同心光束的心是实心点,如入射的同心光束以会聚的形式投射到光组界面上,该同心光束的心为虚物点。

另一个基本概念是物方空间和像方空间。物方空间是实际入射光束所在的空间,不一定是物应所在的空间,像方空间是实际出射光束所在的空间,不一定是像应所在的空间。物方空间,可简称物方或物空间。像方空间可简称像方或像空间。除了平面反射镜,任何光组都不能持所有位置上的点而成点像,但如果限定近轴物以细光束成像,则可达到点面成点像的目的,研究近轴区成像规律的光学,称为近轴光学。为了更好地探索光组的成像规律,可把近轴光学概念上完善像的范围扩大到任意空间,即空间任意大的物体以任何光束通过光组均能成完善像,称其为理想光组,理想光组理论又称为高斯光学。

眼屈折光线的作用叫屈光,用光焦度来表示屈光的能力。为了看近处的物体,眼必须自动增强光焦度,使近距离物体仍能成像于视网膜上,这种随时变更焦距以看清远近物体的能力,称为眼的调节。人眼在不使用调节时的屈光状态称为静态屈光,在使用调节时的屈光状态称为动态屈光。在静态屈光状态下,像方焦点落在视网膜上的为正视眼,否则均为非正近眼或称屈光不正。若用与视网膜共轭的物点来描述,则远点在无限的眼为正视,否则为屈光不正。

三、光学名词解释

人眼所具有的视觉功能,只有在可见光的条件下才能发挥出来,才能感知世界万物的琳琅满目和五彩缤纷。光是能量的一种,它的单位叫光量子,是电磁波的一部分。电磁波的能量包裹在我们的周围,已知 60 多种电磁波中,人眼只能分辨其中的可见光一种。可见光的范围在 $400\sim750\text{nm}(1\text{nm}=10^{-9}\text{m})$。有许多光线我们看不见,这和声音一样,许多声音我们听不见。它们的存在可用仪器来测知。可见光是白色,当用三棱镜分光后,可分解为红、橙、黄、绿、青、蓝、紫(色散),就像雨后天空所出现的彩虹一样绚丽多彩。

尽管我们只可见到有限的电磁波,但它是人眼视网膜最敏感的刺激物,对视觉的进化和人类的生存是极为重要的。世界上的物体有的能发光,如太阳、电灯、烛光等,称之为光源。而大多数物体虽不发光,但却能不同程度地反射光,所以人眼才能认出它的存在。这也是生存对视觉的要求,人眼离开光,就不会显示视觉的功能,就和盲人一样。

在自然界中,人们将本身发光的物体称为发光体或光源。大多数物体本身不发光,但可以接受外来的光,并能够不同程度地反射出来,因此人眼可以看到它们。光在空气中或均匀媒质中,是沿着直线方向传播的。若在光源和眼之间,放一遮板阻挡光源,则光不能传播到眼内。我们可以做一针孔试验,在遮板上做一针孔,通过针孔的像是上下倒置,左右对调的。这也说明光是直线传播的。针孔愈小,它的像就愈清楚,但到最小时,因所通过的光愈少,其像变得暗淡,当孔<0.01mm 直径时,所造成的像变得模糊,此时光就失去直线传播的规律,形成几何影子,这种现象叫衍射。

由光源发出的光,是许多光线的组合光,这些光线的行径为一圆锥形,叫光锥或光束。如光束由一点发出向某一点聚集,叫会聚光,如呈分散方向传播,叫发散光。从无限远发出的光线则呈平行方向传播,叫平行光。光在传播过程中,遇到物体,依该物体的透明度、密度、表面曲率和光滑度而发生反射、吸收和折射。

光可完全通过的物体,叫透明体;光不能通过的物体,叫不透明体。光经过不透明体时,则光被该物体吸收,此为光的吸收。光如果全部被物体吸收,人眼就看不到该物体。有些透明体吸收光谱的一部分可见光,而允许其他光部分通过,如红玻璃允许红光通过,而吸收其他光谱。红布吸收了可见光谱中的短波光,而将长波的红光反射回来,人眼才看到布是红色。

当光从一个媒质射入另一个密度不同的媒质时,除一部分光发生反射回到原来媒质外,还有一部分光线折射进入第二媒质中,并改变其行进方向,这叫光的折射和屈光。例如取一杯水,水平面上为空气,是第一媒质,水为第二媒质,光从空气进入水中,则出现光行进方向的改变,即发生了光的折射。

三棱镜由两个平面相交所构成,有尖和基底。光线通过三棱镜时发生折射,光行进方向偏向基底。通过三棱镜看物体时,物体向三棱镜的尖端移位。同一个三棱镜对不同波长的光线产生不同的折射(屈光)。日光经过水晶或含铅玻璃制成的三棱镜,会产生红、橙、黄、绿、青、蓝、紫的光带,这种现象叫三棱镜的色散。三棱镜的屈光度单位,为三棱镜度"$\triangle$"。如放置三棱镜与物体距离为 1m,物体向三棱镜尖端移位 1cm 时为 $1^{\triangle}$。

球面透镜(球镜)由玻璃或其他透明体磨成。它的一个面或两个面是弧形,分凸、凹球面透镜。将两个三棱镜基底相接后,即可形成凸球面透镜。由于两个三棱镜所具有的折射作用,光线通过两个基底相接的三棱镜,均向基底方向折射(屈光)。故光线通过凸球面透镜后其光线向中心集聚,而形成焦点。而将两个三棱镜的尖相对接后即可形成凹球面透镜。平行光线通过凹球面透镜后,因发生向基底折射作用,光线呈分开走向,即呈散开作用,在行进方向上不能结成焦点。

圆柱镜(柱镜)的构成,是从玻璃圆柱体上纵向切下的一部分所形成。圆柱透镜也分凸凹圆柱镜,与圆柱体的纵向一致的方向为轴。圆柱镜的屈光状态,在凸凹面的方向上,其屈光作用与凸凹球面透镜一样,凸面集聚光;凹面散开光。但在轴的方向是无屈光作用的,可以想象光线通过圆柱体轴的方向,则仍沿直线进行。

要想使外界物体影像或光能正确成像在视网膜上,必须通过眼的屈光系统及其自身的调节作用使光线折射(屈光),方能使物体影像或光的焦点落在视网膜中心凹,为视细胞所感知,发生兴奋,通过视路传导到大脑枕叶视中枢,经视中枢综合分析处理后产生视觉。光通过眼球要依次经过角膜、房水、晶状体、玻璃体,发生一系列的屈光后,到达视网膜成像。

当理解了光的折射(屈光)、球面透镜和圆柱透镜的作用后,也就容易理解为什么矫正不同类型的屈光不正,必须用不同类型的镜片,目的就是要使外界物体的影像在视网膜上聚集成像。眼镜最常用的是球面透镜。中央比周边厚的为凸球面透镜;中央比周边薄的为凹球面镜。又可分为双凸球面透镜、平凸球面透镜、双凹球面透镜、平凹球面透镜等,而散光眼发病率也不低,而圆柱透镜就是专门用于矫正散光的。

四、生理光学缺陷

人眼是一个复杂的光学系统,尽管通过不断进化逐渐完善,但仍残留某些光学缺陷。有些缺陷可以通过生理机制和心理机制加以补偿和调节而得到克服。

色像差:可见光是由不同波长的光波所组合而成的白光。如前所述,白光通过三棱镜后则可色散成 7 种颜色。不同波长的光经过屈光媒质时,波长短的光传播较慢,故在透镜内传播时,其屈光程度要比长波光大,从而短波中的蓝色光要在长波中的红色光之前聚合为焦点,这种现象就叫色像差。人眼的瞳孔可以弥补此现象。在光学仪器上可用不同屈光指数和不同色散度的玻璃配合组成复合透镜加以消除。

球面像差:透镜屈光力,其周边部比中心部强,通过周边部的光比中心部形成焦点早,这种现象叫球面像差。人眼的瞳孔作用也可以补偿这种缺陷。制作眼镜片时,将周边部弯曲度慢慢变小,或使前面弯曲度大于后面,也能消除部分球面像差。

偏离中心:眼屈光系统中的屈光表面应准确地对准光学中心,即角膜表面的弯曲中心与晶体前后表面的中心应排列到屈光系统的光轴上。然而,眼的光学中心并不都是如此。视网膜中心凹也不是恰好在光轴上,而在光轴颞侧下方 1.25mm 处。当注视物体时,视线是在注视物通过结点与中心凹的联线上,此线称为视轴,而并非是沿着光轴注视物体。故当注视前方物体时,视轴与光轴两者通过结点而形成一夹角,此角称为 α 角,平均值为 5°。如 α 角太大,在外观上似有斜视,而此种斜视是假性斜视,绝不能用手术来矫治。视轴在光轴颞侧时很像内斜视;视轴在光轴的鼻侧时很像外斜视。

五、哪些人需要验光配镜

根据记载,我国在宋代就已发明和使用眼镜。如南宋赵希鹄所著《洞天清录》一书记载:"叆叇,老人不辨细书,以此掩目则明。"《正字通》说"叆叇,眼镜也"。所以配制眼镜,实以我国为最早,只是当时限于配制老花镜罢了。

在国外,1268 年,英国学者罗吉尔·培根,看到许多人因视力不好,不能看清书上的文字,就想发明一种工具来帮助人们提高视力。他想了很多办法,做了不少试验,但都没有成功。一天雨后,培根来到花园散步,看到蜘蛛网上沾了不少雨珠。

他发现透过雨珠看树叶,叶脉放大了不少,连树叶上细细的毛都能看得见。他看到这个现象高兴极了,立即跑回家中,翻箱倒柜,找到了一颗玻璃球。但透过玻璃球看书上的文字,还是模糊不清。他又找来一块金刚石与锤子,将玻璃割出一块,拿着这块玻璃片靠近书一看,文字果然放大了。试验成功了,培根欣喜若狂。后来他又找来一块木片,挖出一个圆洞,将玻璃球片装上去,再安上一根柄,便于手拿,这样人们阅读写字就方便多了。这种镜片后来经过不断改进,成了人们戴的眼镜。

18 世纪,英国配镜师爱德华·斯凯莱特(Edward Scarlett)制作的眼镜边架,成为现代眼镜的雏形。1784 年,本杰明·富兰克林用两副镜片制作了第一副双光镜片。19 世纪是眼镜和镜片发展的重要时期。1827 年,富勒(Fuller)发明了圆柱镜片,用以矫正散光。1860 年,斯涅伦(Snellen)发明了标准视力表,使视力量化。1837 年,爱萨克·施奈特(Isaac Schnaitman)完善了定型双光镜片。1867 年,德国物理学家恩斯特·阿贝制成测焦计。1899 年,约翰·博雷命(John Borisch)发明了融合双光镜片(即使用两种不同的玻璃),并命名为"隐形双光"。1938 年,美国 Mullen 和 Obring 使用 PMMA 为材料,制出第一副全塑胶隐形眼镜。1940 年,法国首次制成热塑料性塑料镜片(亚克力);1956 年,法国依视路公司用 CR-39 树脂材料试制成眼用有度数镜片;1959 年,依视路国际集团名誉总裁贝·梅特纳兹(Bernard Maitenaz)先生发明渐进片;1960 年,捷克斯洛伐克科学家 Otto Wichterle 制作出第一副软性隐形眼镜;1978 年,超薄 $n=1.6$ 光学玻璃片推向市场;1983 年,超薄 $n=1.7$ 光学玻璃片推向市场;1985 年,折射率 $n=1.56$,$n=1.58$ 树脂片推向市场;1986 年,超超薄 $n=1.80$ 光学玻璃片推向市场;1988 年,超薄 $n=1.60$,$n=1.61$ 树脂片推向市场;1993 年,玻璃特超薄 $n=1.9$ 镜片,树脂超超薄 $n=1.67$ 镜片推向市场;1998 年,树脂特超薄 $n=1.74$ 镜片推向市场。

从 19 世纪末的视网膜镜(检影镜)、试镜箱等到现在的新型角膜曲率仪、电脑验光仪等,镜片材料也从无色的光学玻璃发展到有色、变色及光学塑料。镜架不再使用天然材料,除以多种塑料为原料外,还有镀金、包金、镀铑、镀钯、镀钛和电化铝等材料,使眼镜步入了多姿多彩的现代。按其功能,眼镜可分为矫正视力和防护两大类。矫正眼镜又分成远用镜和近用镜两类。远用镜用于矫正屈光不正,并非仅指视远;近用镜用于因年龄或其他原因导致调节力不足的眼睛视近物。将视远及视近两个不同焦点的镜片做成一片透镜,就是双焦点镜。而同时拥有多个焦点,视远、视中、视近均可满足的镜片,即为渐进多焦点镜。正视眼的防护镜是平光的,屈光不正者的防护镜应同时具有矫正与防护的功能。

随着我国科技事业的发展,近距工作者增多,屈光不正的发生率和检出率明显提高。据查,当前我国近视人数达 7 亿之多,儿童青少年的总体近视率也早已过半;加上人口的老龄化,具有各种功能的眼镜需求量日益增加。如果佩戴不合格的眼镜,轻则使患者养成歪头之类的不良习惯,重则可以破坏患者动眼肌的平衡,或造成头痛、眼酸、流泪、精神不集中,甚至神经衰弱及某些看来与眼无关的疾病。尤其对青少年而言,盲目的验光配镜,不仅达不到近视防控的目的,还能造成仪器性近视,进一步发展成高度近视,引起一系列严重并发症最终致盲,影响其一生的生活和工作。

视光学的基础研究,包含了视觉形成、视觉发展、视觉异常矫正、视觉功能异常治疗等方面的研究,也包括了视觉感知生理、病理及心理的研究。研究方式和水平已经涉及眼球光学和生理的结合、分子生物学和现代电脑技术的结合。根据美国2001年眼科首诊数字统计,仅5%的首诊者为眼部炎症或外伤,70%左右为屈光不正等非炎症性的视觉问题;其余也均是视觉或视觉功能问题,如视疲劳、更换眼镜等。近视更是已经成为全球重大公共卫生问题,有调查结果显示2010年的全球患病率达28.3%(近19.5亿),预估到2050年,全球近视人群分布将达到50%[Ophthalmology,2016(2)]。而目前,中国青少年近视率已超过50%,居世界第一。据国家卫健委最新公布数据显示,2020年,我国儿童青少年总体近视率为52.7%。其中6岁儿童为14.3%,小学生为35.6%,初中生为71.1%,高中生为80.5%,每2个人中,就有1个人是近视,近视矫正及防控镜需求巨大。现代人的一生总是要和眼镜打交道。如年轻时配屈光不正矫治镜及近视防控镜,外出时戴太阳镜,游泳时戴泳镜,特殊工种戴护目镜,讲究时尚戴时尚装饰镜,看立体电影戴3D眼镜,中老年阅读、写字需戴老花镜等。现代文明、经济的飞速发展,对现代眼视光学专业服务和研究提出了新的要求。

第二节　屈光不正的病因与类型

屈光不正,顾名思义,是眼屈折光线的功能不正常,使视力发生障碍的一类眼病。要正确认识屈光不正的病因和类型,首先要弄清楚光线的运动规律,弄清楚眼的屈光装置及与视觉的关系,弄清楚先天遗传、后天环境、近视调节与屈光不正的关系。

一、屈光不正的病因

(一)光线的运动

光线在空间中是以直线通行的,当向前通行时,由于遇到不同的物体而产生不同的光学现象。常见的有以下4种:第一种是吸收,第二种是反射,第三种是透射,第四种是折射。如遇黑色物质则光线全被吸收了,因为黑色物质具有不透光性。如遇平面镜等表面光滑的物体则光线向后方反射。如遇玻璃等透明的物质则光线大部分可以通过继续前进,小部分反射过来,进入人眼,故可见其形象。若遇到两个密度、位置不同的透明体时,斜入的光线则产生折射现象。光线由光疏介质进入光密介质则向垂直的法线方向折射,反之则背离法线折射,这就是光线折射的规律。

光线根据发光体的远近及反射折射的过程,可分为3种。第一种是分开光线,第二种是平行光线,第三种是集合光线。在屈光学上,以6m为界,6m以内为第一种,6m 以外为第二种,第二种光线经过凹面镜的反射和凸透镜的折射就产生了第一种。近则分开,远则平行。经过反射和折射之后则集合,这就是光线运动的基本形式。

光线一般是指能引起视觉的电磁波,光学就是研究光的本性,光的反射、传播和接收,即光线运动的规律。同时也研究光和其他物质的相互作用及应用。其中几何光学是研究光的直线传播性质及光的反射与折射的规律。生理光学是研究光照对人体生理特点、对人眼的作用和影响,主要内容包括眼的视觉、色觉和幻觉等。其中视觉是人眼视网膜各部分由光照引起的生理现象及双眼对实物的成像感觉。色觉是人眼视网膜视神经对各种颜色的生理作用。幻觉是人眼对物体实在情况的错觉,包括对物体的明暗、反衬、距离、大小等不正确的估计。所以光线的运动是自然界永恒的普遍的物理现象,一切动物和植物都离不开它。人之所以能看见,从眼外条件来说,主要靠光线,没有光线,就什么也看不到,德国诗人歌德说得好:"眼的存在,应归功于光。"它基于生活,形象地概括了眼与光线的依赖关系,而且验光和配镜,都是应用光线的反射和折射的原理创造出来的。

(二)屈光装置异常

光线要通过什么途径和方式,才能进入眼内产生视觉呢?原来人的眼里,有一个天然的、屈折光线以利视觉的装置,这个装置由 4 个屈折面(即角膜的前后表面与晶体的前后表面)和 4 个屈折体(即角膜、房水、晶状体与玻璃体)所组成。由于它具有组织精细、结构复杂、质地透明、自动调节等许多特点,所以又称"屈光间质"或"屈光系统",是获得正常视力的基本条件之一。一个人的正常视力,从物理光学的要求来说,必须具备以下 4 个眼内条件。第一,屈光系统必须正常,才能使外界射入眼内的光线,经过折射使其焦点聚焦到视网膜上以形成清晰的影像;第二,视网膜的组织结构和功能必须正常,才能有敏锐的、洞察秋毫的感光能和辨色力;第三,视神经纤维必须正常,才能将影像的兴奋作用传导到大脑视中枢;第四,大脑视中枢所属脑细胞的功能必须正常,才能使传导来的影像,经过分析变成物像感,这就是产生正常视力的基本过程,这个过程无疑是眼外条件与眼内条件互相作用的结果。从眼内条件来看,不但每个条件组织要完善,功能要健全,步调要一致,而且每个条件内部的所属各方,不能有任何误差,否则就会造成视力障碍。以屈光系统为例,它包括很多方面,任何一方面不正常,都可能产生屈光不正。

一个屈光正常的眼,屈光间质的质地必须完全透明,光线进入眼内才能通行无阻;屈光系统各个屈折面的弧度必须是正常球面,各子午线聚焦才能一致,各屈折体的位置必须固定不能移动,更不能缺少,屈光指数合适,眼球的前后径长短合适,瞳孔的位置和展缩功能必须正常,眼的调节与辐辏功能必须正常,双眼的屈光基本一致,才能保证在不用调节力时,平行光线射入眼内集合成的焦点正好落在视网膜后极部的黄斑中心凹上,这就是正视眼的光学特点。

屈光不正则与此相反,如屈光间质质地部分混浊可以形成不规则的散光;屈折面的弧度如凸度过大可形成近视,过小则形成远视,凹凸不平可形成散光;屈折体的位置如晶状体推前可形成近视,晶状体移后可形成远视;晶状体脱位或倾斜可形成高度散光;白内障手术摘除晶状体,则成高度远视;屈光指数,如密度太高可形成近视,密度太低可形成远视;眼球的前后径,如太长则形成近视,太短则形成远视;内眼术后或虹膜粘连可使瞳孔移位,发生散光,瞳孔扩大,不能收缩则不能视近;眼的调节能力,如太强或痉挛,可成近视,太弱可成远视,人到 40 岁以后,调节能力日渐衰退,即成老花眼;凡不用调节时,平行光线射入眼内不能集合成焦点,或集合成的焦点不能落在视网膜的后极部黄斑中心凹上,这就是屈光不正的光学特点。其中焦点落在视网膜前面的为近视眼,落在视网膜后面的为远视眼,各子午线的屈折力不同,或不能聚焦或为多个焦点的为散光眼。

(三)先天遗传

屈光不正按发生的时间可分为先天与后天两大类。每一类根据病因又可分为若干种,如先天性的屈光不正,可见于角膜和晶状体畸形性病变,凡先天性大角膜、球形角膜、圆锥角膜、球形晶状体、圆锥晶状体,先天性晶状体位置异常可引起先天性近视或高度散光;先天性小角膜、扁平角膜、晶状体缺损或无虹膜,可引起先天性远视;白化病常伴近视和散光。在眼球的发育过程中,由于多种因素的影响,发育迟缓,眼球短小,这是多数远视眼的病理基础,故以先天为主,而散光,则绝大多数是先天性的。

先天与遗传具有相对的同一性。先天性的屈光不正多与遗传有关,这是毫无疑义的。但先天与遗传又是两个不同的概念,先天是与后天相对而言,而遗传是与环境相对而言。先天性的屈光不正,主要是为遗传所致,但不能排除环境因素。如同一种先天性疾病,可由许多的不同的环境因素诱发,同一致病因素在胚胎发育的不同阶段可以引起不同的先天性疾病,同一环境因素在不同遗传体质条件下,可发生不同的作用。后天性的屈光不正,主要由环境因素所致,但遗传因素也不能忽视,以近视眼为例,有无遗传因素?答案是肯定的。许多调查表明,长期受学校教育的人和从事精细工作的人未得近视眼的也不少,而农民甚至文盲也会得近视。不少儿童生下来就有近视,或者一只眼有严重的视弱。生活学习条件相同,有些人发生近视,而另一些人不发生近视,祖先及父母患近视的,其后代患近视的多,高度近视的兄弟姐妹也多有高度近视,有人把出生后至 6 岁前的近视称先天性近视,多由遗传得来或与遗传有关。

到底遗传的因素占多少?又是何种方式的遗传?对这两个问题的认识已逐步趋于一致。我国眼科遗传学专家胡诞宁在调查 61 个高度近视家庭和 90 对双生子有关检查的基础上提出多因子遗传假说,具有一定的权威性,得到多数学者的赞同。胡氏 1972－1978 年调查 61 个高度近视的家庭,并从遗传学角度进行统计分析,结果是高度近视的双亲,其子女 100％为高度近视,符合纯合子通婚,子代 100％的发病规律。高度近视中双亲一方为高度近视,另一方为携带者时,下代 50％患高度近视。认为我国人口中高度近视的遗传,是一种常染色体的隐性遗传。双生子研究,是判断环境与遗传作用的可靠方法,胡氏曾对 90 对双生子进行血型、掌纹和眼科有关检查,从近视一致率、近视屈光差相关指数、遗传指数等方面进行分析,其结果不论近视的有无或近视屈光差异,都与遗传密切相关。但遗传不是决定近视的唯一因素,而是与环境有关的多因子遗传。一般认为,遗传因素约占 60％,环境因素约占 40％。如同卵双生子的遗传因素是相同的。由于环境因素的差异,近视的发生率就有差异;异卵双生子由于原来的遗传因素已有差异,再加上环境差别,近视的发生就有较大的差异了。

(四)后天环境因素

就近视发病的整体来看,许多社会调查表明其环境因素不会低于遗传因素,特别是不良的用眼习惯肯定会促进近视的发生发展。如彭有富医师等对青少年近视诱发因素的调查,发现连续阅读 2 小时以上者占 94.95％,卧床看书者占 71.80％,姿势不正者占 66.67％,黄昏看书者占 54.41％。而对照组则比例明显减低。而且实验研究的结果充分证实了环境因素对近视发生具有一定的影响,并在某些程度上证明了人类近视形成的过程,产生动物实验性近视的因素不外乎视觉与非视觉条件或两者结合作用。视觉条件包括亮度、波长、空间、图像等,非视觉条件包括眼压、眼球运动受限、施加在角膜上的压力、体温升高、药物作用等。临床上常见伴有高热的患儿中,近视的发生率约为正常儿童的 5 倍,最近农药导致近视亦受到广泛重视。

就近视的整体病因而言,遗传因素是内环境因素,近视眼的发生,都是内因与外因共同作用的结果。内因还包括体质因素,外因也包括饮食因素。有人统计,近视患者中,72％的为无力体质。据大山信朗调查,在 11－15 岁的近视儿童中,体重、胸围均偏低。据徐自生医师观察,头部外形较大者,具有易患近视的潜在因素。身体发育低于中等身材者,近视发生率高。早产儿如体重不足者,常为新生儿近视发生的重要原因。进行性近视(变性近视)与骨骼结缔组织软弱及胃肾下垂等有关。还有人发现,近视儿童常常有扁平足。松井和夫等调查发现,大部分近视者不愿吃肉类、鱼类,结果造成摄取米食过多,动物蛋白质摄取相对不足,使氨基酸平衡失调,特别是赖氨酸及丙氨酸的不足而易患近视。有人认为好吃零食、甜食,不但易患龋齿,也多患近视。动物性蛋白质在食品总热量中占 10％的情况下,可以减少近视的发生和发展。

(五)视近调节

正视眼不但能将远方投射来的平行光线聚焦于视网膜上,而且对于近距离目标所发出的散开光线,也能聚焦于视网膜上,这是由于眼的屈折能力加强的结果。

屈折能力加强,使近目标也能在视网膜上结成清晰的物像,这就是眼的调节功能。调节能力的完成主要依靠睫状肌的舒缩和晶状体的弹性及可塑性两种因素,二者缺一不可。在正常情况下,晶状体囊是一种具有弹性的薄膜,晶状体皮质具有可塑性,晶状体借晶状悬韧带与睫状体相连,当看5m以外远方目标时,睫状肌松弛,晶状体悬韧带相对紧张,因而牵拉晶状体囊而使晶状体变薄,此即所谓调节静止状态。当看近目标时,睫状肌立即收缩,晶状体悬韧带随之松弛,晶状体便凭借囊膜的弹性和皮质的可塑性而变厚,以适应明辨近距离目标的需要。

眼的调节功能是通过神经反射来实现的,尤其是双眼调节时,必须同时伴以眼球的集合运动,亦即眼的辐辏功能。辐辏时由于双眼内直肌同时收缩,而使双眼球共同内转,从而保证看近距离目标同时结像在两眼视网膜的黄斑部。调节和辐辏相互配合,相辅相成。同时还伴随瞳孔缩小,这样既可减少角膜和晶状体的球面差,又可调节进入眼内光线的光量,以确保视网膜成像的清晰性(图1-1)。

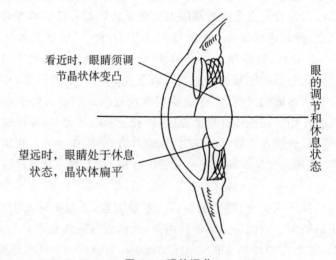

看近时,眼睛须调
节晶状体变凸

望远时,眼睛处于休息
状态,晶状体扁平

眼的调节和休息状态

图1-1　眼的调节

调节与辐辏均有一定的限度,调节力通常用屈光度来表示,辐辏力常以双眼视轴在眼前相交所形成的角度,即米度来表示。在通常情况下,调节与辐辏是相互平行的,即调节力为1屈光度时,则辐辏力为1米角。如果两者的关系发生失调,则引起视力疲劳,甚至形成眼球偏斜。当眼用最大的调节力能看清最近的点称为近点,近点距眼球远近由调节力的强弱而定,调节力强则近点近,调节力弱者近点远。并随眼的固有屈光状态而有所不同,即远视眼的近点距眼远,度数越深,距眼越远,近视的近点距眼近,度数越深,距眼越近。

当眼休息时不用调节力所能看清最远的点称为远点。正视眼的远点在无穷远处。近视眼的远点在眼前,远视眼则在眼前无远点。当眼休息时的屈折力与眼用最大调节的屈折力之差,称为调节幅度,平常以度数计算。正视眼以其近点距离的厘米数除 100 等于其调节限度数。远视与近视亦如此计算,但远视算出的度数应再加其远视度数,近视算出的度数应减去近视度数方为合理。远点所用的辐辏力与近点所用的辐辏力之差称为辐辏幅度。当人的年龄增加,晶状体逐渐变硬,弹性渐渐失去,则调节力逐渐减少,到 45 岁左右,近物看不清楚,致使视近工作困难,此种现象称为老视。

二、屈光不正的分类及方法

按光学特点可分为以下四大类。现将各类屈光不正的光学特点、具体病因、分类方法简介如下。

(一)远视眼

光学特点:不用调节时,射入眼内的光线聚集于视网膜的后方。为了看清楚远方的物体,必须使用调节力量,故易于发生疲劳(图 1-2)。

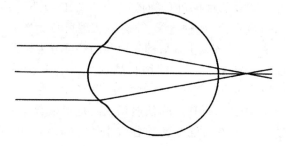

图 1-2　远视

具体病因:① 眼球的前后径太短;② 屈折面的凸度太少;③ 屈光指数过低;④ 无晶状体。远视眼中,最常见的原因是前后径比正视眼短,也称轴性远视。

分类方法:① 按度数高低可分低度(＋3.00D 以下)、中度(＋3.00～6.00D 之间)、高度(＋6.00D 以上);② 按病因病理可分为轴性、曲率性、屈光率性、无晶状体性等 4 种;③ 按调节作用可分为隐性远视、显性远视、总远视三类。在调节没有麻痹的情况下用最强的凸镜得到最好视力,其凸镜的度数即显性远视度数;若将睫状肌麻痹,用最强的凸镜得到最好的视力,此镜的度数为总远视度数。总远视与显性远视之差即隐性远视度数。青年人调节力强,隐性远视度数较大,显性度数较小,随着年龄的成长,隐性远视度数逐渐减少,显性远视度数增加,老年人隐性远视完全消失,显性远视,即等于总远视度数。

(二)近视眼

光学特点:不用调节时射入眼内的光线聚集于视网膜之前,因而远视力降低。近视眼的近点距眼近,故视近清楚(图 1-3)。

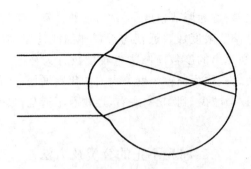

图 1-3　近视

具体病因:① 眼球的前后径太大;② 屈折面的凸度过大;③ 屈光指数过高;④ 晶状体向前移位;⑤ 调节力过强。在近视眼中,最常见的原因是眼球的前后径比正视眼大,称轴性近视。

分类方法:① 按度数的浅深可分为低度(—3.00D 以下)、中度(—3.00～—6.00D)、高度(—6.00D 以上)3 种。② 按病因病理可分为轴性、曲率性、屈光率性、调节性(假性)4 种。③ 按发生发展的先后与趋势可分为先天、后天或单纯性与病理性两类。病理性近视也称进行性近视,越过—20.00D 的称恶性近视。④ 根据点用睫状肌麻痹药后的屈光变化可分为假性(用药后近视消失)、真性(用药后近视度未降低)、混合性(用药后近视度降低但仍未恢复正视者)3 种。其中假性近视所占比例不会超过 5％,真性与混合性均各占半数,随着年龄增加,假性比例慢慢降低,真性比例逐渐增加。

(三)散光

光学特点:射入眼内的光线不能聚集或各子午线的屈折力不同聚成多个焦点,形成两条焦线者称规则散光,两焦线间的距离越大散光的度数越深。

具体病因:① 屈光间质部分混浊;② 屈折面非为球形,即凹凸不平;③ 晶状体半脱位;④ 瞳孔变形移位;⑤ 角膜或晶状体先天畸形;⑥ 翼状胬肉,外伤或手术等。在散光中,最常见的为屈折面非球形,多因角膜弯曲度不同所致,多为规则散光,并多为先天性,称曲率性散光(图 1-4)。

分类方法:① 按光学特点可分为曲率性、屈光率性、光心偏离性 3 种或规则散光、不规则散光两大类。② 规则散光又分单纯远视散光、单纯近视散光、复性远视散光、复性近视散光、混合性散光五类。规则散光的光学特点是两条主子午线互成直角,且能够接受镜片矫正。其中当眼调节静止时,平行光线进入眼内,经过一条子午线所成的像在视网膜上,经过另一条子午线所成的像在视网膜之后,此为单纯远视散光;相反,当眼调节静止时,平行光线进入眼内,经过一条子午线所成的像在视网膜上,经过另一条子午线所成的像在视网膜之前,此为单纯近视散光;而当眼调节静止时,平行光线进入眼内,经过两条子午线所成的像均在视网膜之后,此为

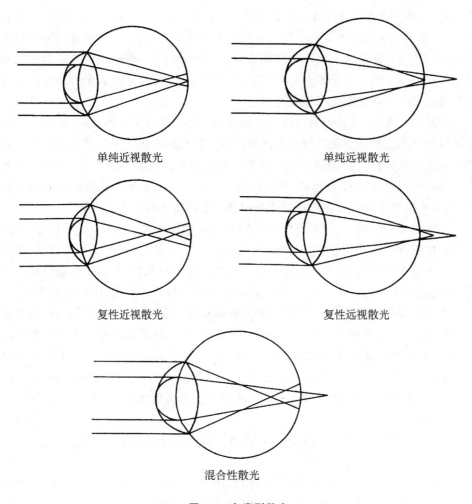

单纯近视散光　　　　　　　　单纯远视散光

复性近视散光　　　　　　　　复性远视散光

混合性散光

图 1-4　各类型散光

复性远视散光;相反,当眼调节静止时,平行光线进入眼内,经过两条子午线所成的像均在视网膜之前,此为复性近视散光;而当眼调节静止时,平行光线进入眼内,经过一条子午线所成的像在视网膜之前,经过另一条子午线所成的像在视网膜之后,此为混合性散光。③ 按照各方向子午线屈光力的强弱来分类又分顺规散光、逆规散光、斜轴散光三类。当垂直方向的子午线屈光力强时,即散光为负散,轴在 $180°±30°$ 称为顺规散光;当水平方向的子午线屈光力强时,即散光为负散,轴在 $90°±30°$ 称为逆规散光;当斜向方向的子午线屈光力强时,即散光为负散,轴在 $30°\sim60°$ 及 $120°\sim150°$ 称为斜轴散光。

(四) 其他

屈光参差:光学特点为两眼的屈光度数不相对称,多数是先天性的,亦可由外伤引起,一般规定低于1D的屈光参差属于生理性。屈光参差有5个类型,一眼正视,另一眼为远视或近视者称单纯远视或单纯近视参差;两眼均为远视或近视其度数不等时称复性远视或复性近视屈光参差;一眼远视,另一眼近视时称混合性屈光参差;一眼正视,另一眼散光时称单纯散光性参差;两眼散光度不等时称复性散光性屈光参差。散光性屈光参差最为多见。

两眼像不等:主要特点为两眼视网膜成像大小不等或形状不同,多由光学原因或两眼视网膜上感光细胞的分布不同引起的。轻度的两像不等多属生理现象。若两眼像差过大,轻度两眼融像困难,重者不能融像只能放弃双眼单视,视觉尚未发育成熟者可以产生弱视和斜视,视觉已发育成熟后,再生成明显的像不等即成复视,最典型的例子是单眼白内障摘除后用普通眼镜矫正所发生的视觉干扰。

空虚近视:光学特点为视野中无任何物体存在的环境,眼失去注视目标,因而形成轻度近视。如在高空中飞行时,飞行员如处在云层之上,因无远处目标,故可形成雪地近视或雾近视,夜间发生者称夜近视。在高空飞行中,由于高空近视的存在,不仅使发现目标的距离大大缩短,而且使发现目标易于丢失,因而引起重视。

老视眼光学特点为调节力变小,近点逐渐远移。主要由于年龄增长,晶状体逐渐变硬,逐渐失去原有可塑性,正视眼大约在45岁开始成为老视。由于远视的近点变远,故提前出现老视、近视的近点较近,故推迟或不发生老视。关于年龄与老视度数的关系,以正视眼为条件,大致有以下规律:45岁为+1.00D,50岁为+2.00D,60岁为+3.00D,65岁为+3.50D,以后就不再增加了。

第三节 屈光不正的病理及临床表现

屈光不正是临床常见的一类特殊眼病,必然会出现某些病理变化和症状,其病理变化和症状往往因屈光状态的性质和程度而异,即远视有远视的病理变化症状,近视有近视的病理变化和症状,散光有散光的病理变化和症状,度数越浅,病理变化和症状越轻;度数越深,病理变化和症状越重。

一、眼球发育

先从眼球的正常发育谈起,眼的发育与机体整体的发育,基本上是相适应的。如果不相适应,就会产生屈光不正。眼的正常发育,具体说来,有由扁变圆,由短变长,由小变大,由高度远视发展为正视眼的过程,按照视力的发生、发展、变化情况,可分为4个时期。

(一)6岁以前为视力速成期

刚生下来的小孩,眼球大都是扁圆的,比成年的眼球要短小得多,从而处于高度远视状态,所以视力很弱,仅能辨别光亮和影动,出生后1岁,还只能辨别近距离较大的物体,1-5 岁,眼球的发育特别快,体积和前后径都有显著的增大和延长,视力直线上升,一般到 6 岁时,眼球的体积就接近正常大小,视力就接近正常水平了。这为入学和认识外界事物提供了必要的条件。

(二)7 岁以后,20 岁以前为视力可塑期

眼球的发育,一般要到 20 岁左右才能定型,在没定型以前,眼球的可塑性很大,因而具有两重性,即容易发生发展为近视,又对预防治疗近视眼有利,所以预防治疗近视眼的各种措施,必须在这个时期进行,才能收到理想的效果。因为眼球定了型就不容易改变了。

(三)20 岁以后,45 岁以前为视力稳定期

在这个时期里,机体各部分发育成熟,气血旺盛,所以视力稳定,但视力稳定是相对的,不是绝对的,由于长期从事近距离工作或阅读,于 20 岁以后发生发展为近视,临床上并非罕见,值得注意。

(四)45 岁以后的为调节衰退期

由于眼的工作量特别大,每天要工作十五六个小时。所以比机体其他部分衰退得早,一般到 45 岁左右,正视眼也会出现视近模糊的"老视"现象。老视主要是由于晶状体的弹性和可塑性减低,睫状肌收缩变弱,影响眼的调节所致。本来要调节才能视近的远视眼,由于调节力的日益减退而提前出现老视,这是毫无疑义的,近视眼由于视近不需要调节,故推迟或始终不出现老视,而体强无病的也常常推迟出现老视。总之眼是反映机体发育、健康、衰老最敏锐的器官,真不愧为首要的特殊感觉器。

在眼的发育过程中,由于多种因素的影响,可以出现两种反常的现象。一种是发展过缓——短眼球,一种是发展过快——长眼球。前者是多数远视眼的病理基础,所以远视属先天性的多,近视属后天性的多,而散光则绝大多数是先天性的。

二、视力障碍

屈光不正引起的视力障碍常见的有远近视力降低、视力疲劳、交替视力、单眼视力等。可随固有屈光状态的不同而不同。

(一)远视

轻度远视可用调节克服眼的屈光缺陷,可无视力降低,青少年的调节能力强,即使有中度远视,亦可保持有较好的远近视力。由于调节力强,晶状体能根据实际需要随时改变凸度,当视近时两眼睫状肌收缩,随之悬韧带松弛,晶状体前面变凸,从而弥补、抵消和掩盖了远视状态。但远视可因过度调节引起睫状肌痉挛而成假性近视,使远视力降低。远视眼看近时需要增加矫正远视的调节力量,往往首先出现视觉干扰症状。视力疲劳是远视眼最常见的临床症状,表现为头痛、头晕、全身不适或视力降低。多病体弱者即使远视度数不高,这些症状亦可出现或较易出现。

高度远视则远、近视力均差,看不清外界的远近物体。即使配镜矫正亦常得不到正常的视力。

(二)近视

远视力降低是近视眼最突出的症状,近视的度数愈高,远视力愈差,但近视力正常,做近距离工作时感到舒适,因无需调节,故调节变弱,高度近视的黄斑部可发生不规则的白色萎缩斑,可远近视力明显下降。并且在做近距离工作时,因用聚会力过多,亦会出现视疲劳或不适之感,有时眼前房较深,瞳孔较大,患者常眯眼以视远。由于高度近视眼的色素上皮细胞发生病变,影响到视细胞的光化学反应过程,因而可使暗适应时间延长。

(三)散光

轻度散光,视力尚好,但做近距离工作时也可出现暂时性视物模糊,常出现严重的视疲劳,因有自动调节以达矫正的可能,故时时加以调节所致。高度散光则远近视力均减退,其减退的程度可因散光的浅深而异。但头痛与视疲劳反而比轻度散光为轻,因高度散光患者无法自动调节,只能听其自然。高度散光接近全部矫正时常出现视疲劳症状。从散光的类型与发生视疲劳的关系来看,则远视散光比近视散光为重。散光亦常眯眼视物,与近视眯眼所不同的是,散光者看远近均眯眼,而近视只有看远时眯眼。

(四)屈光参差

屈光参差的视觉障碍有 3 种可能,一种是双眼视力降低,凡低度者仍可保持双眼单视,如双眼成像产生立体感觉,可能会引起双眼调节之间的矛盾,故经常有视疲劳和双眼视力降低;另一种是交替视力,常发生于一眼为近视,另一眼为轻度远视的病例,患者常常避难就易,看远时用远视眼,看近时用近视眼,这样既不用调节,又不用集合,故无不适之感;第三种是单眼视力,如一眼为高度屈光不正而视力很差,从幼年开始就失去该眼的功能锻炼机会,就会形成失用性弱视,故只有单眼视力。

(五)两眼像不等

立体视觉是以双眼单视为基础发展起来,如两眼像差超过 5%,已超过视觉生理代偿极限,使双眼视觉发生困难或者根本不能形成双眼融像而成双眼复视。当双眼初次发生明显像不等时,由于对外界环境尚未适应,因而感到所处地平面发生偏斜,好像在斜坡上走动,被观察的人脸也发生左右不相对称的怪像。初配高度远视或近视眼镜的病人也会出现类似现象,但经过一段时间适应可自行消失,像不等所引起的主观症状与屈光不正或眼肌功能不平衡所引起的相同,主要表现为眼不适、固视困难、视物模糊和视疲劳。

(六)老视

老视的视力障碍主要为视近不清,开始时是看不清小的字体,为了看清楚不自觉地把书本移远,并把头后倾。当调节作用接近极限时,即产生调节疲劳,主要表现为头痛、头晕、眼发胀、发痒和视疲劳等症状。

(七)视疲劳

视疲劳是眼部的症候群之一,病因颇为复杂,有调节性、眼肌性、神衰性、体虚性等多种类型。多见于屈光不正、隐性斜视、神经衰弱、病后体虚的患者。以眼干涩、眼周痛、前额痛、后颈痛、晕眩复视、恶心呕吐等为主要症状。以看书、写字、近距离工作、光线不好、持续时间太长为多发时间。从屈光不正的类型、度数与发生视疲劳的关系来看,临床上以远视及散光为主,是长期使用调节、睫状肌过度紧张所致。近视眼视近不需调节,故很少发生;年轻、身体健康、轻度远视眼,因调节力强,能满足视近的需要,也很少发生,反之则容易发生;散光眼不论哪一种均易发生。

(八)弱视

弱视是在视觉发育早期,竞争着的双眼视刺激的输入失去平衡的结果,占优势者成为主视眼,劣势者成为弱视眼。一般将无明显器质性病变而矫正视力低于相应年龄正常视力的列为弱视,弱视按程度分可为轻度(原始视力 0.6～0.8)、中度(原始视力 0.2～0.5)、重度(原始视力＜0.1)3 种。按病因又分为斜视性弱视,屈光参差性弱视、屈光不正性弱视、形觉剥夺性弱视及其他原因引起的弱视。斜视性弱视是由于同一物体的物像分别落在正位眼的黄斑部及斜视眼的黄斑部以外,引起复视;两个不同物体的物像分别落在正位眼和斜视眼的黄斑部引起混淆视,复视和混淆视(尤其后者)会使患者感到极度不适,大脑皮质被迫抑制由斜视眼黄斑输入的视觉信息,久之该眼就成了弱视。此类弱视继发于斜视,是功能性、可逆的,故而预后一般较好。屈光参差性弱视是由于屈光参差太大,落在两眼黄斑上的物像清晰度差异悬殊,即使屈光不正均获矫正,物像大小仍然相差较大,致使双眼物像不易或根本不能融合,视皮质中枢只能选择性抑制屈光不正较大眼的视觉信息,久之即发生弱视,一般预后较好。屈光不正性弱视多发生于未戴过矫正眼镜的高度屈光不正病例,大多见于高度远视,由于调节力所限,患者看远看近都模糊,不能获得清晰的物像所致。高度近视患者,虽看远不清,但看近则能获得清晰的物像,故多不形成弱视。其特征多为双侧性,双眼的视力相似或相等,没有双眼融合障碍,故不引起脑中枢抑制,预后较好。形觉剥夺性弱视是由于在婴幼儿时期眼屈光间质混浊(如先天性或外伤性白内障、角膜混浊)、完全性上睑下垂、医源性眼睑缝合或遮盖失当等,剥夺了发育中的黄斑接受正常光刺激的机会,导致视觉障碍而形成的弱视,预后较差。其他原因如微小眼球震颤、黄斑、视神经发育不良、黄斑出血等引起的弱视,严格意义上讲应属于由于某些眼部器质性病变所致的视功能障碍,预后较差。

三、眼轴改变

由眼轴改变引起的屈光不正,主要为远视和近视,前者称轴性远视,后者称轴性近视。高度远视的眼球小,角膜也相应变小,而晶状体变化不大。故两相比较,晶状体相对变大因而前房变浅,故易发生闭角型青光眼,在使用散瞳药时要加以注意。高度近视多属轴性,眼球明显变长,眼球向外突出,但轴长的变化仅限于赤道后部,前房较深,瞳孔大而反射较迟钝,睫状体环状肌常常萎缩。且高度近视并发开角型青光眼的发病率比正常眼要高 6～8 倍。

近视眼的眼球怎样变长?为何只向赤道后部扩张?这是一个由量变到质变的过程。大家知道,近视眼的初起,往往是功能性的,由于长期处于高度调节状态,以致视远模糊,临床上称为"调节性"或"假性近视",随着时间的推移,调节性就会向器质性——轴性变化,假性近视就会变为真性。由于眼球后部没有眼球前部结实,加上睫状肌收缩的拉力和晶状体的弹力及视近时眼球向内转动,眼外肌收缩对眼球的压力,时间久了,眼球就向后扩张——变长了。眼球向后扩张必然会引起眼球后部组织结构上的变化,近视眼眼底的各种改变,就是眼球向后伸长的显著标志之一。

四、眼底改变

不论远视、近视或散光均可能引起眼底改变,度数越深,眼底改变越明显。

轻度远视眼底检查多无改变,高度远视不但视盘变小,整个网膜的血管也变小。而且可以看到视盘为暗红色,边缘较模糊而规则,称为假性视盘炎。这种变化一般均对视力无明显影响。近视眼的眼底改变,随近视度数的浅深而有轻有重,低度近视眼底变化常不明显,中度近视的眼底常局限于视盘的变化即视盘周围的视网膜脉络膜变薄使巩膜环形暴露而呈近视弧。高度近视则眼球后部的视网膜脉络膜广泛变薄,脉络膜血管显著暴露而形成"豹纹状眼底",再重则脉络膜萎缩和巩膜向后隆起而形成"脉络膜萎缩斑"及"巩膜后葡萄肿"等一系列病理改变。眼底的这些病理变化,势必影响眼内的营养和代谢,于是为视网膜变性、黄斑部出血、玻璃体液化混浊、晶状体混浊等并发症打下了病理基础。视网膜脱离,是近视眼的一种最严重的并发症。由于视网膜内层与视网膜色素上皮之间,存在着生理的潜在空隙,加上视网膜退行性变(容易产生裂孔)和玻璃体液化(网膜失去支撑力),在眼球受到撞击和震动下,随着视网膜裂孔的产生和眼球的晃动,液化的玻璃体从裂孔流入视网膜内层与视网膜色素上皮之间,如不采取积极措施,就会使视网膜完全脱离而失明。散光患者的眼底,乳头常呈椭圆形,晶状体半脱位引起的高度散光常见双重眼底。

五、眼位改变

眼位改变主要是指眼球的位置发生偏斜而成斜视。斜视按病因可分为共同性与麻痹性两大类,其中共同性斜视大多数由屈光不正。从屈光不正的类型与发生共同性斜视的关系来说内斜视多发生于高度远视眼,其发生时间,多在三四岁以前,因为那时正是双眼视觉反射开始形成和发育的过程,眼的正常位置,是靠眼外肌在大脑指挥下密切配合,互相协调来维持的。不论内斜或外斜,首先原因是指挥眼肌动作的神经发生了障碍,如指挥某一眼肌的神经兴奋过强或过弱,双眼位置就会处于分离和不对称的状态。

由于高度远视眼视近时双眼球需同时极度向内转动(辐辏作用)及过多使用调节,内直肌所得的兴奋过强。调节与集合两者不能正常搭配,久之便成为内隐斜或内斜视,中医学叫"通睛症",俗名"斗鸡眼"。高度近视则相反,视近时要把目标放得很近才能看清,目标太近则两眼同时极度内转发生困难,只好用一眼注视,另一眼则自动抑制,被抑制的那只眼由于内直肌所得的兴奋减弱,而外直肌所得的兴奋相对增强,久之便成为外隐斜或外斜视,中医学叫"神珠将反证"。如果双眼视力相等或相近,常常两眼交替注视而成交替性外斜或内斜。如为屈光参差,则往往使用屈光度浅、视力好的眼注视,屈光度深,视力差的眼就会长期抑制而成单眼外斜或内斜,单眼斜视因视力长期不用,必然会更加减退而成"失用性弱视"。由此可见,屈光参差是引起单眼斜视和弱视的病理基础,屈光参差的眼球往往一个大,一个小,俗称"阴阳眼"。

六、其他改变

视野变化:病理性近视眼除可见生理盲点扩大外,周边视野早期亦可异常,主要表现为周边视野缩小,早期多见于颞侧,亦可见有局部缩小、环形暗点、中心暗点或旁中心暗点,个别甚至可呈管状视野。

色觉障碍:约70%的近视眼有蓝-黄色觉异常。当黄斑及其周围脉络膜、视网膜有病变时,红色觉亦可障碍,异常程度与屈光度呈正相关,明显受眼底后极部病变的影响,也可能与晶状体改变有关。色觉障碍均为后天性异常。

光觉敏感性减退:近视眼光觉敏感性多降低,主要是由于脉络膜萎缩、视网膜色素上皮细胞变性而影响视色素的光化学反应。病理性近视眼对比敏感性功能多较正常眼低,这主要是由于视网膜血循环障碍所致。

视网膜电生理异常:高度近视眼多呈异常型视网膜电图,b波降低与视功能下降一致,a波变化亦很明显。眼电图也多异常。电生理各项记录的异常程度与视网膜、脉络膜萎缩程度及色素上皮变性程度有关。

其他:如双眼视力不等,两眼像不等,眼的集合与外展出现异常,单眼视觉剥夺等因素,阻碍双眼融合功能发育,不能用双眼注视者,均易引起斜视。

第2章

屈光不正的检查

第一节　客观验光

　　客观验光法不凭被检查者的主观感觉和判断,而是客观地测定被检眼的屈光状态的检查法。如测定被检眼的远点距离,就能获知被检眼是否有远视近视或散光;而测定角膜表面的曲率半径,就能得知角膜散光的程度。客观验光法有多种,各有特点,可互为补充,其中以视网膜检影法和电脑验光法最为常用,能迅速准确地判断被检眼的屈光状态。

一、视网膜检影法

　　视网膜检影法简称检影法,是将光线照射到被检眼内,利用检影镜检查反射光线的变化以测定屈光状态的可靠方法。对于屈光状态复杂、轻中度白内障、眼球震颤、表达能力差的患者等可用检影法进行客观判断。检影分为静态检影和动态检影两类。静态检影的目的是了解被检眼的屈光状态,动态检影的目的是测量被检眼的调节反应和调节幅度。本章节在无特殊注明的情况下,均指的是静态检影。眼在静止(不调节)状态下,黄斑中心凹发出的光线经眼屈光系统折射出后,在眼外形成焦点,此点与视网膜黄斑中心凹互为共轭焦点,称为眼的远点。检影法就是利用视网膜照明区发出的光线在远点处成像的原理,通过观察瞳孔区的光影动态确定眼的远点位置的。

　　检影镜由投影系统和观察系统两部分构成。检影镜的投影系统用来照明视网膜,通过观察系统可以窥视视网膜的反光,经视网膜反射的部分光线进入检影镜,通过反射镜光圈,从检影镜头后的窥孔中出来。检影时,检影者持检影镜将发散光斑投射在被检眼眼底,并以一定方向来回移动该发散光斑,然后观察通过被检眼折射后的光斑移动方向,检影者由此就能判断被检眼是恰好聚焦在检影者眼平面还是聚焦在检影者眼前或眼后,然后在被检者眼前放置具有一定屈光度数的镜片,当放置的镜片使被检眼视网膜反射的光线恰好聚焦在检影者眼平面时,通过计算就能获得被检眼的屈光度数。

(一)视网膜检影影动识别法

检影验光时,病人坐在暗室里,戴上试镜架,调整好瞳孔距离及鼻梁支架的高度,医生坐在病人对面 1m 或 0.5m 远处(工作距离不同,检影的结果应扣除的屈光度也不同),手持检影镜,将光线投射到病人瞳孔内,这时瞳孔呈现一片红色的视网膜映光。医生将检影镜做上下、左右移动,瞳孔区反射出来的光线也会出现移动,同时有一黑影跟随而来。影动有共性和个性之分。影动的共性能反映影动与屈光不正的普通关系,即影动愈快,屈光不正度数愈浅;影动愈慢,屈光不正度数愈深;影动愈明,屈光不正度数愈低;影动愈暗,屈光度数愈高。按照瞳孔映光移动的方向有顺动、逆动、不动、顺动光带、逆动光带、混合影动、分合影动、球面差影动 8 种。顺动表示远点位于检查者眼的后方,逆动表示远点位于检查者眼与被检眼之间。其中顺动与顺动光带边界清楚,反光强容易辨认;逆动与逆动光带边界不太清楚,反光较暗,较难辨认。光影边界呈弧形者屈光度大;呈垂直形者屈光度小。

影动的个性能反映各种影动与屈光不正的特殊关系。现以 1m 检影为例,将 8 种影动的特点和屈光类型简介于下。

1. 顺动 影动的特点为瞳孔内的映光与检影镜的移动方向一致,屈光类型为远视、正视或低于 1D 的近视。

2. 逆动 影动的特点为瞳孔内的映光与检影镜的移动方向相反,屈光类型为高于 1D 的近视。

3. 不动 影动的特点为瞳孔内的映光不随检影的移动方向移动,屈光类型为 1D 的近视。

4. 顺动光带 影动的特点有两种,第一种为瞳孔内映光的一子午线不随检影镜的方向移动,与其垂直的另一子午线则与检影镜移动方向一致。屈光类型可能为单纯近视散光、复性近视散光或混合散光。第二种是瞳孔内映光的两条主子午线均与检影镜的移动方向相同,但各子午线的影动有快慢之分。屈光类型可能为复性远视散光或混合散光。

5. 逆动光带 影动的特点有两种。第一种为瞳孔内映光的一子午线不随检影镜的方向移动,与其垂直的另一子午线则与检影镜移动方向相反。第二种为瞳孔内映光的两条子午线均与检影镜的移动方向相反,但各子午线的影动有快慢之分。以上两种屈光类型均为复性近视散光。

6. 混合影动 影动的特点为瞳孔内映光的一子午线与检影镜的移动方向一致,与其垂直的另一子午线与检影镜的移动方向相反。屈光类型多为混合散光,也可能为复性近视散光。

7. 分合影动 影动的特点为瞳孔内的映光在同一子午线上出现两种影动,一种影动与检影镜的移动方向一致,另一种则相反,很像剪刀刃的分合,所以又叫剪动。屈光类型为不规则散光。

8. **球面差影动** 影动的特点为瞳孔内的映光在同一子午线上,中央为顺动,周边为逆动或中央为逆动,周边为顺动,前者称正球面差,后者为负球面差。屈光类型为不规则散光。

(二)球镜片中和影动法

中和影动法,又称检影影动转折法。是根据对立统一的原理,运用不同的镜片,把不同性质的影动转化为不动,影动的转折是一个能动的过程,因为正号镜片和负号镜片是根本对立的,注视一物,置镜片于眼前,上下、左右移动,注视物与镜片顺动的为负号,逆动的为正号,用逆动的正号镜来转折顺动,用顺动的负号镜来转折逆动,正负相等,彼此抵消,故可以用镜片的已知数来获得眼镜或眼屈光状态的未知数。如用于测定眼镜的性质和度数时,先用移动法查出眼镜的性质,然后用性质相反的镜片法转折,直至注视物不动时,所用镜片的度数即该眼镜的度数,如用于测定眼的屈光状态时,先查出瞳孔内的映光动向,然后用性质相反的镜片去转折。如顺动用正球镜去转折,逆动用负球镜去转折,及时调整检影工作距离、镜片度数,直至瞳孔映光不动时,则已达转折点,所用镜片减去检影工作距离后,即为该眼的屈光度数。

如用球镜片中和影动光带,可先置球镜片于试镜架上,用检影镜观察两条子午线的反光运动方向改变后,记录这条子午线转折点所需的球镜度数,继续递增球镜度数,检查另一条子午线的反光运动方向,当这条子午线的反光运动也改向,再记录这条子午线达转折点所需的球镜度数,上述两条子午线上球镜度数之差即为散光度数,先转折那条子午线所需的球镜度数减去+1.00D,即为所需的球镜度数。

此法适用于低度散光,可较易掌握,其缺点是:低度径线与高度径线间的光影互相干扰,产生视差,特别是斜轴散光,如检影镜的移动方向与被检眼的真正轴向稍有偏差,产生的干扰现象就更重。

(三)柱镜片中和影动法

在用球镜片检影时发现影动光带,可用圆柱镜片来中和,其中符号与球镜片相同者用得较多,其轴位视眼底反光而定,如 180°子午线反光运动矫正不足,则轴位在 90°;若眼底反光的边缘变直或呈带状,其光带呈水平向则圆柱镜的轴放在 180°,光带呈垂直向时则圆柱镜的轴放在 90°。轴位一经确定,改换圆柱镜时均以此轴位为准,故必须记住轴位,加圆柱镜后继续检影,观察与圆柱镜轴向成垂直方向的子午线的眼底反光。如轴位 90°,则观察 180°子午线方向的反光运动,直至这一方向运动的反光达中和点。用此法的优点是:低度及高度散光均可用此法测定,尤其对于主观插片时难以确定圆柱镜轴向者,用此法能准确地测定圆柱镜的轴位。

临床多采取球镜片与柱镜片联合应用,以取长补短。如顺动光带先用一正球镜片矫正度数低的子午线,其度数高子午线就形成一散光带,再用一正柱镜片来中和。如柱镜片的轴位正确但屈光度不足,则散光带仍存在;如屈光度过高则原来的散光带变为逆动。可按影动情况调整柱镜片的屈光度。如柱镜片屈光度正确而轴位不对,可产生两条互相垂直的新散光带。为了矫正轴位,对远视散光可将此柱镜片的轴向向新产生的远视散光带转动。对于近视散光,则将轴位向新产生的近视散光带转动,直到光带消失为止。对逆动光带可按上法用负球镜片加负柱镜片来中和。用柱镜片中和影动较球镜片中和掌握较难,初学者可先学使用球镜片中和影动法。

散光眼的影动,除中和顺动光带、逆动光带外,还要尽可能中和混合影动、分合影动及球面差影动。混合影动可先用负球镜片中和影动,再用正球镜片或正柱镜片中和顺动。如为分合影动,一般以瞳孔中间的影动和比例为依据,如顺动比例大者,试以正柱镜片去中和,反之以负柱镜片去中和。如为球面差影动,亦以瞳孔中央影动为依据,正球面差可试用正球镜片来中和,负球面差可试用负球镜片来中和,分合影动与球面差影动,均以试镜为主,检影结果仅供参考。

(四)检影镜片联合折算法

在检影加镜片过程中或检影后试镜都会出现镜片的联合和折算,现将其折算简介如下。

1. **球镜片与球镜片联合**　等于两球镜度数的代数和。即同号球镜片联合后互加,异号球镜片联合互抵。

2. **球镜片与柱镜片联合**

(1)球镜片与柱镜片的符号不同,而屈光相等时,联合后等于一个柱镜片,屈光度相同,符号与柱镜片相反,轴与柱镜片的轴相差 $90°$。

(2)球镜片与不同符号不同屈光度的柱镜片联合,如果柱镜片度数低,即球镜片的屈光度等于原来球镜片与柱镜片之差,柱镜片的度数与原来柱镜片的度数相同,轴差为 $90°$。

3. **柱镜片与柱镜片的联合**

(1)轴相重合的两柱镜联合等于各镜片屈光度的代数和。

(2)轴相垂直符号相同,度数相等时联合后等于原来符号、原来屈光度的球镜片。

(3)轴相垂直,符号相同而度数不相等,联合后等于同符号的一球镜片和一柱镜片,球镜片的屈光度等于度数低柱镜片的屈光度。而柱镜片的屈光度等于两个柱镜片相差的度数,其轴同较高球镜片的轴。

(4)轴相垂直,符号不相同而度数相等时,联合后等于一个球镜片和一个柱镜片,球镜片的屈光度数等于原来柱镜片的屈光度数。符号与柱镜片相反,柱镜片的屈光度等于原来两柱镜片屈光度的总和,符号与球镜片相反,轴与原来符号柱镜片的轴相同。

以上镜片的联合,在主客观验光中均会遇到,这个折算最好能熟记,对照计算不会有错,举例从略。

(五)麻痹睫状肌消除调节法

在睫状肌麻痹下进行检影是儿童屈光不正检查最为可靠的方法,充分麻痹睫状肌可消除调节以准确测定被检眼的静态屈光。睫状肌麻痹后不但易于辨别影动,而且方便检查眼底。

根据 2022 年中国学龄儿童眼球远视储备、眼轴长度、角膜曲率参考区间及相关遗传因素专家共识及 2019 年中国儿童睫状肌麻痹验光及安全用药专家共识,所有儿童初次验光均应在睫状肌麻痹下进行。临床常用的睫状肌麻痹药物包括 1% 硫酸阿托品眼用凝胶、1% 盐酸环喷托酯滴眼液和 0.5% 复方托吡卡胺滴眼液。1% 硫酸阿托品眼用凝胶的睫状肌麻痹效果最强,持续时间久,适用于 7 岁以下儿童,使用方法为每日点眼 2 或 3 次,连续 3 日。1% 盐酸环喷托酯滴眼液的睫状肌麻痹效果仅次于 1% 硫酸阿托品,且作用时间较短,适用于 7~12 岁儿童,并可考虑作为无法使用 1% 硫酸阿托品者的替代品,使用方法为验光前相隔 20 分钟滴眼 2 次,1 小时后验光。0.5% 复方托吡卡胺滴眼液的睫状肌麻痹效果在三者中最弱,适用于 12 岁以上人群或 7~12 岁近视眼儿童,使用方法为验光前滴眼 3 次,每次 1 滴,间隔 5 分钟,30 分钟后验光。

若在检影过程中发现患儿屈光度数变化较大,说明其睫状肌麻痹不充分,应考虑改用作用更强的药物。白内障术后的儿童,因无调节能力,可使用苯肾上腺素散大瞳孔后检影验光。散大瞳孔并不等同于睫状肌麻痹,因此先天性无虹膜儿童同样需要在睫状肌麻痹下验光。

睫状肌麻痹药使用禁忌证:儿童心脏病、颅脑外伤、痉挛性麻痹、唐氏综合征、癫痫以及对药物成分过敏者禁用。1% 硫酸阿托品眼用凝胶滴眼后患者可能出现皮肤潮红、口干、发热、恶心呕吐等全身症状,按压泪囊部位 2~5 分钟有助于减轻全身反应。药物应妥善保管,远离儿童。用药期间应密切观察,一旦出现不良反应或过敏反应必须立即停药,及时就诊。应告知家长停药后畏光、视近模糊等症状对于使用 1% 硫酸阿托品凝胶者约持续 3 周;1% 盐酸环喷托酯滴眼液约持续 3 日;0.5% 复方托吡卡胺滴眼液持续 6~8 小时。此外,睫状肌麻痹药物具有诱发青光眼的潜在风险,用药之前必须排查眼部危险因素,用药后密切观察相关情况。

(六)检影后试镜与复验法

检影后应试镜以核对检影结果。将检影结果扣除工作距离后计算所得的镜片插在试镜架上。经过试戴得到最终结果后,将检影前后的视力、检影结果及试镜结果等一一记录,以供查阅。

睫状肌麻痹后检影及插片,所得的结果为静态屈光,睫状肌麻痹作用消失后,调节力随之恢复,检影所得结果可能要做调整。一般来说,近视眼的复验结果,多数与检影结果相符。远视眼在复验时因调节力恢复,常比检影结果低一些,有时还发现散光的轴位有变动,复验结果更准确并符合生理要求。凡在检影的试镜与检影结果不相符合时,再次检影必不可少,以确定在哪一个步骤上出了差错。屈光已充分矫正,视力仍达不到正常者可在瞳孔散大的时候进行全面检查,尤其是眼底检查,力求找到原因。

(七)动态检影检测调节近点法

动态检影法是在两眼同时注视近处目标,充分运用调节与辐辏获得两眼单视的状态时,观察瞳孔区的光影,以求得"低中和点"和"高中和点",即调节幅度,并可主观地检测调节近点。动态检影镜有克氏(CTOSS)和 A. D 生产的两种,也可在普通的检影镜上贴注视视标,检查结果相同。

其方法为检查者与被检者相对而坐,距离为 33cm,被检查者开放双眼,在先测得静态验光结果的基础上,如为屈光不正,可在试镜架上插置矫正镜片,令被检者注视检影镜上的视标,检查者注意观察被检者的眼角膜反光点,如两眼处于集合状态,则两眼角膜反光点均于中间,如两眼角膜反光点有一偏离中央位则表明不能两眼单视,失去了动态检影的作用。

检查时,检查者通过检影镜中央的小孔观察其瞳孔区的光影,如光影不动,表明调节力正常,如光影逆动,则插负球镜片中和,表示调节过度;如光影顺动,则插正球镜片中和,当光影刚转为逆动时,即为"低中和点",表示调节不足,达"低中和点"后,用逆增正球镜片,光影仍为逆动,甚至显得更清楚,直到所插的正球镜片使光影变得模糊不清,而达到"高中和点"。从"低中和点"到"高中和点"的这段范围,称"中和范围"或"中和区"。随着年龄的增长,这一范围越来越小,而逐渐一致。

动态检影也可测定近点,被检者注视检影镜上的视标,检查者边检影边向被检眼慢慢移近,当检影镜移到近点处,瞳孔区的光影则由逆动变为不动,再移近则突然变顺动则光影呈中和时,检影镜与被检眼的距离,即为该眼的近点距离,将折算出的屈光度,减去原来屈光度则为该眼的绝对调节力。

不论哪一种方法检影,检影时距离要准确,检查者略向前移动,等于在被检者眼前增加负球镜;反之,等于在被检者眼前增加正球镜。当检影达到中和时,常向前后移动一点,看是否出现顺动或逆动,以证明所寻找中和点的准确性。观察影动时,尤以中央红光移动方向为标准,周围的光与影不必重视。如有二光区或剪动时,均以显著占据中央的部位为标准。检影时镜片应尽量靠近眼球,否则误差大。在检影过程中,如瞳孔区的视网膜映光不稳定,往往验出来的度数不准确,应充分睫状肌后再验。

二、电脑验光

电脑验光发展于 20 世纪 70 年代,用于这种验光的设备是光学、电子、机械三方面结合起来的仪器,其原理与视网膜检影法基本相同,另外采用红外线光源及自动雾视装置达到放松眼球调节的目的,采用光电技术及自动控制技术检查屈光度,并可自动显示及打印出屈光度数。此法操作简便,速度快,是验光技术的一大进步。但电脑验光仪的测量结果存在一定的误差,并且只能对被检者屈光的大致范围做出预测。电脑验光的另一大缺陷还在于它只在一瞬间就完成了操作的全过程,好比照相机快门一闪,容易造成被检者紧张,屈光度数也随之瞬间改变,导致检测结果不准确。其次,电脑验光结果引起的误差也不能排除验光员操作不当和主观偏见,以及机器本身质量的稳定性或者机器老化而导致验光结果不准确。

(一)电脑验光仪的分类

1. 主观电脑验光仪

2. 客观电脑验光仪　现在一般眼镜店或眼科医院用的都是客观型电脑验光仪。

(二)电脑验光仪的测量范围

屈光测量范围 球镜:$-25\sim+25$D(精确度 0.12/0.25D);柱镜:$0\sim10$D(精确度 0.12/0.25D);轴向:$1°\sim180°$;曲率测量范围角膜曲率半径:$5\sim10$mm(精确度 0.01mm);角膜屈光度:$33.75\sim67.5$D;轴向:$1°\sim180°$;顶点距离:0,10mm,12mm,13.5mm,15mm;最小瞳孔直径:2.3mm;瞳距测量范围:85mm。

(三)电脑验光仪的优点

1. 自动化程度高,功能齐全,验光速度快,为屈光矫正提供较准确的度数和瞳距。

2. 验光结果可以自动计算、储存、打印、输出。

3. 对群体查体或门诊大量的验光,特别是对门诊的诊断性验光及检查治疗眼疾病前后的屈光改变的情况,既不需散瞳又能迅速测出屈光度。

4. 技术较易学习和掌握。电脑验光仪的诞生和发展是对验光工作划时代的革新。

(四)电脑验光仪验光方法和步骤

1. 验光时,让被检者前额顶住额托,调整被检眼和验光仪的距离为 12mm 左右。

2. 嘱被检眼注视机内图案,验光仪在检测过程中会自动进行雾视,当视标完全清晰时,验光仪会自动调焦测量。

3. 验光结束时,显示屏会显示验光结果,并自动打印球镜度、柱镜度、轴向、瞳距等结果。

4. 根据打印出的结果,进一步的试镜适应,微调直到矫正满意为止时开出配镜处方。

(五)使用注意事项

1. 被检者的头必须放正,少眨眼,调节应尽量放松。

2. 每眼测量一般不少于 3 次。在测量过程中,显示屏出现"E"或"RR"的字样,说明测量数据的可信度＜70％(一般由被检眼的不规则散光、白内障或眨眼引起)。

3. 当显示"AAA"字 样,则因被检眼移动或瞳孔过小而无法测定;显示"OOO"或"OVER"则说明被检眼屈光度超过了测量范围。

4. 青少年的睫状肌调节力强,变化因素多,一些青少年在电脑验光时无法完全放松调节,往往测得的近视度数偏高,可充分麻痹睫状肌后再进行。

5. 电脑验光的测量结果存在一定误差,只能对被检者屈光的大致范围做出预测。其结果可为主观验光提供参考,不能直接作为配镜处方。

6. 电脑验光结果引起的误差,主要是近视度数偏高,远视度数偏低及散光轴位差。无论哪种先进的电脑验光仪,都不具备人工验光的精确度。规范的配镜方法应该是在电脑验光之后再进行人工插片验光,对两种验光方式的结果加以综合。

7. 应保持仪器的清洁并经常保养,发现故障及时维修,定期复查仪器精度。

(六)电脑验光存在的问题与展望

1. 电脑验光仪所测出屈光度的准确度问题,目前看法不一。电脑验光仪的准确性受很多因素的影响,例如患者的头和眼配合不好,动来动去,注视验光仪内的目标不够集中,以致调节不够放松,必然影响屈光度检查结果的准确性,甚至重复检查的度数差异较大。对儿童和屈光间质混浊的患者,电脑验光仪测试的误差较大,甚至不能检查出屈光度数。电脑验光仪的稳定性、重复性尚有误差,因此,将电脑测定的屈光度数,作为配镜的唯一根据是不妥的。电脑验光仪不能代替检影师验光及试镜,只能提供有益的参考。

2. 电脑验光不如医学验光,选择医学验光,是配镜准确的前提。和医学验光手段相比,电脑验光手段显得方便又快捷——把头放在专用仪器上,两只眼分别盯住屏幕的图像,只要一看到清晰就 OK！但是专家告诫,切勿以电脑验光作为"配镜处方"。特别是对于青少年而言。电脑验光的参数是以人的视力的平均值设定的,因此,电脑验光和每个人的真实视力"永远会有差距"。准确的验光不仅要考虑单眼的屈光度,还要考虑到双眼的平衡,而电脑验光是双眼分别检测,故不能兼顾双眼的协调。

3. 屈光检查是一项复杂而麻烦的工作,不论是主观试镜验光,还是客观检影验光,检查结果的准确与否,都受到检查者技术水平的高低和被检查者合作程度的影响,且每次验光花时较长,难以满足临床验光的要求。随着科学技术的发展,不少学者先后设计出多种不同的验光仪,有主观和客观两种类型。主观型如美国 A. O 出品的 SR(Ⅲ)自觉验光仪,机内有一组可变度数的球镜,一组可变度数的圆柱镜。球镜的检测范围为 $-20.00 \sim +20.00D$。圆柱镜的检测范围为 $-8.00 \sim +8.00D$,轴位(AXIS)检测范围由 $0° \sim 180°$,还装有视力表,被检查者自己扭动旋键改变屈光度和轴位使目标对焦,通过电子计算机控制将结果显示打印出来。目前该类产品尚未得到广泛应用。

三、其他相关客观法

(一)眼底检查定性

眼底检查也可初步判断屈光状态。要求被检查者和检查者的调节必须放松,同时检查者的屈光不正必须矫正。视盘比正常小,调至 10D 以上正号镜才能看清眼底者可能为高度远视或无晶体眼。高度远视眼的视盘特别小,且有边缘模糊、色泽红等类似炎症的改变,故有假性视盘炎之称。视盘比正常大,调至负号镜才能看清眼底者为近视,高度近视眼的眼底呈豹纹状,视盘下方及其周围可出现大片脉络萎缩斑等退行性变;视盘不圆,用不同性质或同性质不同度数的透镜才能看清眼底者为散光。

(二)角膜计测定曲率性散光法

角膜计有两种:一种是 Placido 盘,另一种是角膜曲率计。

Placido 盘自 1881 年沿用至今,不失为确定角膜有无散光(规则或不规则)的最简单的实用仪器。它的构造很简单,是一有柄的圆形盘,中央有一小孔,表面绘有黑白相间的圆形环。在弯曲度均匀一致的角膜上,可以出现与圆盘相似的圆形光滑线条。检查时患者背向窗,与医师对坐,相距 10～20cm,医师持此盘将镜面的环形影投射于角膜上,然后从小孔中窥视见角膜上的环形影为圆形即无散光,若环形影均成椭圆形则为规则散光,若环形物呈不规则状,则为不规则散光。凡角膜弯曲度有变更时,特别是局部不规则变更,环形影就会在该处呈现波浪状弯曲。

角膜曲率计由一个圆筒(短距离望远镜)和一个弧弓组成。弧弓上装有灯泡 A 和 B,一个灯罩窗为长方形,另一个灯罩窗为阶梯形,灯泡的亮光透过两扇小窗,投射到角膜上,再由角膜反射回来进入圆筒内,经两个棱镜将物像变成双像,医师注视圆筒内,可见两个长方块和两个阶梯,观察时令病人一眼正对圆筒注视,并伸缩位置直至取得清晰物像为止。将弧弓转一圈,若在旋转过程中两个灯像始终保持边缘接触的位置,表示角膜无散光;若在旋转过程中,转至某子午线上两个灯像不再彼此紧密接触,而呈重叠或分离,表示角膜有散光。

第二步便是测定散光的度数及方法。将弧弓转至两个灯像分离距离最大的子午线上(假定为 180°),扭动螺旋再将弧弓转动 90°(即由 180°改为 90°),此时两灯像必定重叠。阶梯上每重叠一级表示为 1D 散光。角膜弯曲度强,屈光力强的子午线上,两个灯像的距离缩小,故呈重叠。反言之,当两个灯像分离时,反映这一子午线角膜曲率半径大,屈光力弱,表示 90°子午线较 180°子午线屈光力强 1D。若患眼为近视,则从角膜方面来推测需－1D,轴位 180°;假使患眼是远视,则矫正角膜散光需＋1D,轴位 90°。遇不规则散光,当旋转弧弓时两个灯窗像的距离忽远忽近,其距离呈数个波浪状改变。

(三)角膜地形图分析系统

由于角膜手术的广泛开展,人们对角膜形态的研究与重视的程度达到了更高的境界。自从 1880 年 Antonio Placido 发明角膜计(又称为 Placido 盘)以来,人们不断改进为角膜曲率计,到 1981 年,Doss 等将 Placido 盘投影在角膜上的同心环映像有关的参数输入电子计算机,计算机自动打印出各环的序数、环与角膜中心的距离、环投影部位的屈光力、相应角膜屈光力正常参考值及相邻两环间曲率半径等。为了便于分析将角膜分为中央球面区和周边非球面区。1984 年,Klyce 将计算机辅助分析角膜地形图设计了软件,并以网络三维图像显示在荧光屏上。1987年,Magceire 等采用计算机彩色编码技术将角膜上不同曲率和屈光力部位用各种不同的颜色标示,暖色代表强的屈光力部位,冷色代表弱的屈光力部位,使角膜地形图十分醒目。

角膜地形图发展迅速,产品种类多,基本结构类似,一般由 Placido 盘投射系统、实时图像监测系统及计算机图像处理系统三部分构成。具有分析领域广、获取的信息量大、高度的分辨率及精确度、角膜三维空间能力强、能定量分析、受角膜病变影响小等优点。在角膜屈光手术中具有重要的应用和科研价值,并可提高角膜接触镜验配和角膜病变导致的散光处理的准确性,以及辅助设计白内障手术切口以减少散光。

以下介绍两种临床常用的角膜地形图分析系统:

1. Orbscan 角膜地形图系统　为一体式多功能眼前节分析诊断系统,尤其对角膜形态(角膜的前后表面)及角膜厚度的分析功能全面,是有临床参考价值的角膜形态检查分析系统,使得全面了解角膜形态成为可能。全角膜的厚度图是根据全角膜前后表面高度的差值获得的。此系统在屈光手术中的特殊作用如下。

(1)术前能较早地发现圆锥角膜,为角膜屈光手术术前筛查的重要手段。

(2)术前筛选薄角膜。

(3)观察术后角膜后表面曲率变化。

(4)术后出现屈光回退,在决定补充治疗前,应进行 Orbscan 检查,以除外角膜后表面前突所造成的回退,如为后表面前突引起的屈光回退,补充治疗后可导致更严重的近视回退及后表面前突,甚至圆锥角膜。

(5)高度图更易于手术的设计。

2. Pentacam 眼前节测量及分析系统　根据 Scheimpflug 成像原理进行旋转扫描三维测量的眼科仪。

Scheimpflug 相机比普通相机聚焦景深大,图像更清晰。采用波长 475nm 的蓝色光源,在 2 秒内随同被检眼光轴旋转 180°扫描得到共轴的 50 帧裂隙图像采集到 25 000 个不同的高度点,计算机软件分析和构建出三维的眼前段图像,它的中心还有一台摄像机用于监视眼球的运动,并进行内部校正。测量结果显示包括:角膜前后表面高度图、角膜屈光力图、角膜厚度、前房深度、前房容积和前房角及晶状体密度和囊膜结构。该系统还可以通过基于高度点数据的 Zernike 多项式计算,得出角膜前后表面的波前像差资料。

第二节　主观验光

主观验光就是对客观验光(检影或电脑验光)所获得的初始屈光度数进行检验,根据被检者主观反应来确定屈光状况,是规范验光的精确阶段。有人觉得配镜依靠电脑验光就足够了,这是错误的。电脑验光不能灵活处理每一位病人的具体情况(如高度近视、调节力过强的人),其验光处方必须经医生的精确验光后才能确定。该阶段应用的主要仪器为综合验光仪。

一、综合验光

综合验光仪(图 2-1),又称为屈光组合镜,顾名思义,就是将各种测试镜片组合在一起。综合验光仪不仅可用于验光,还可行视功能检测,是当今眼视光领域的重要工具,在眼科界已将综合验光纳入医学验光范畴,并由上海眼耳鼻喉医院眼视光中心褚仁远教授推荐,已在各大眼视光中心得到广泛使用。其特点是准确性高、简便、快捷、实用性强。目前使用的综合验光仪有全自动和半自动两种。综合验光仪将球镜和柱镜分别安装在转轮上,转轮间由连动齿控制,通过旋转转轮达到级率增减和柱镜的轴向变化。除了球镜和柱镜外,综合验光仪还包含有各种实用的附加镜片,如遮盖镜、M 杆、+1.50D(或+2.00D)的检影工作距离抵消镜、针孔镜、偏振片、R 棱镜和交叉柱镜等在翼臂上,可根据检测需要旋转至视孔前。下图示为半自

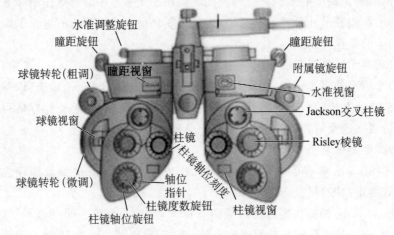

图 2-1　综合验光仪

动综合验光仪。

(一)综合验光基本步骤

1. 单眼分别验光

(1)初步 MPMVA(maximum plus to maximum visual acuity,最大正镜的最佳矫正视力):将检影或电脑验光的结果输入电脑,一般在球镜的基础上加 $+0.75D$ 产生雾视,再逐渐减少正镜片度数至最佳矫正视力,通过红绿试验达到终点。

(2)交叉圆柱镜确定散光:通过交叉圆柱镜的翻转比较,先确认柱镜轴向,再确认柱镜度数。

(3)再次 MPMVA:步骤同初次 MPMVA,只是此时已精确散光度数和轴向。

2. 双眼平衡　终点是双眼具有理想的清晰度,可以舒适、持久地用眼。常用的双眼平衡检测方法有棱镜分离和偏振分离法。两种方法均可在同一视野内比较双眼屈光矫正后的清晰度,如双眼清晰度不同,微调清晰眼的屈光度,直至双眼清晰度相同。无法达到完全相同时,保证主导眼更清晰。

3. 双眼 MPMVA　步骤同单眼 MPMVA,只是此时为双眼同时进行。

4. 试戴确认最终的配镜处方　这个阶段是经验和科学判断的有机结合,通过试镜架的试戴,根据病人的反应,验光医师做出相应的调整,得出最适合的处方,如有内隐斜和外隐斜患者,医师将酌情对配镜处方进行调整,力求达到佩戴舒适、看得清晰,还能进行持久的阅读和工作。

(二)验配流程及处方书写与识别

综合验光仪是一种计算机化的多功能检查仪。其对专业要求高,技术全面的验光医生利用传统方法进行屈光检查也不失为可行之举。若条件允许,采用医学验光可大大提高工作质量。

1. 验光与配镜流程

(1)询问戴镜史,是否常戴;测量原镜光焦度,光心位置和光心距等。戴原镜常努力侧头、仰面和抬镜框者,有可能视功能较好,仅改动球柱镜的光焦度即可。

(2)了解年龄、用眼环境,如有长期眼部不适兼头痛等,须进一步了解全身症状。

(3)主客观验光差异明显甚至相反者,排除禁忌证后,建议麻痹睫状肌后检查。

(4)了解集合近点、眼肌是否平衡、双眼平衡后方可开具处方。对于年长的配镜者,新处方与原镜差别不要太大,要充分考虑戴镜的舒适度;高度屈光不正、未做过散光矫正者,初次配镜可欠矫,再逐步到位。

(5)戴镜矫正视力不理想时,应做眼科详细检查,找到原因。

(6)眼镜为光学治疗器械和日常保健用品,除了向患者提供正确的处方,还应说明戴镜的作用、介绍如何科学用眼、如何缓解视疲劳及高度近视的合并症等,尤其要嘱其定期复查。

总之,要给佩戴者配一副合适的眼镜,不仅要认真地进行客观及主观验光已决定所需的屈光度数,还应参考上述有关验光的程序和要求,结合试戴后的感觉及提高视力的情况,方能开出眼镜处方。

2. 开具配镜处方的注意事项 眼镜在用透镜制成的光学器械中,虽最为简单,但它的用途却很广,作用很大,而且要求精确。正确合适的眼镜不仅能给视觉的活动带来极为有利的影响,使眼能很好地工作,而且能促使眼与机体的正常发育。通常决定配镜处方应考虑以下几个因素:恢复正常的远近视力,提高双眼视觉,消除眼疲劳,防治幼儿弱视,矫治斜视等。可见,配镜处方是很重要的。所以配镜处方的决定必须严格遵循工作程序,认真核实矫正镜片的正负、屈光度、散光度及其轴向等,核对是近用或远用,保证准确无误,并测准瞳距,避免开出错误的处方,给配镜者带来麻烦。

隐斜是指双眼同时视物时眼位正常,但打破融像时能发现眼位偏斜的情况。大脑需要动用融合力来保持正常眼位,当融合力失代偿时,就会出现头痛、眉棱骨痛、看书文字错行、视物模糊等视疲劳症状。这种肌性眼疲劳的特点与调节性眼疲劳不同,前者在双眼阅读和视近工作持续一定时间后,可发生上述症状,闭上一只眼,症状可消失或减轻。当患者出现眼肌性眼疲劳时可先通过配镜方案的调整来治疗。对外隐斜的近视患者,配镜要全矫正,远视则做最低度数的矫正。对内隐斜的近视患者,做最低度数的矫正,远视则要完全矫正。垂直方向的隐斜通常需要验配三棱镜,屈光度高的患者可通过镜片移心获得棱镜效果。

总之,配镜是一项很精细的工作,包括定性、定量、定轴、定位等许多技术问题,结果的准确与否,都受到检查者技术水平的高低和被检查者智力及合作程度的影响,所以技术要求精益求精,操作要求耐心细致,尽可能把误差控制在允许范围之内。即球镜的误差不应超过 0.25°,柱镜轴向的误差,度数浅者不应超过 15°,度数深者不应超过 5°。为了得出准确的结论,可多法并用,互相验证,对幼童及青少年或某些复杂的屈光实例,应与视网膜检影法结合起来。初学验光者应严肃认真,必须在老师的指导下,经过少则几十次,多则百次的验光实践才有可能完全掌握。

3. 怎样看配镜处方 医生在日常工作中,经常会遇到这样的问题,当询问家长孩子所戴眼镜的度数时,几乎所有的家长都回答不出来,也有的只能说出个大概。这是因为家长普遍看不懂配镜处方,因此对孩子眼镜的度数一无所知,而且往往都不重视保管配镜处方,使得医生无法了解孩子的屈光状态。配镜处方是配镜之前医生根据验光结果开出的处方,家长凭此方去配镜。如果家长能看懂配镜处方,就能清楚地了解自己孩子的屈光性质与度数,为日后再检查时给医生提供病史。

配镜处方的内容一般包括:姓名、性别、年龄、日期、双眼所需的眼镜度数、瞳距及医师签名等。难看懂的就是眼镜度数,临床上常用 OD 代表右眼,OS 代表左眼,D 代表屈光度,1.00D 就相当于通常所说的 100°,S 代表球镜片,C 代表圆柱镜片,"＋"代表远视镜片,"－"代表近视镜片,"⟳"是联合符合号,Ax 代表圆柱镜片的轴向,如 OS:－0.50DS⟳－0.75DC×90°,表示左眼有 50°的近视并伴有 75°的近视散光,散光的轴向在 90°位置上。如果你觉得配镜处方太难懂,那么请你务必保存好资料,以供下次就诊时参考,同时可作为判断屈光状态变化的可靠依据。

二、其他方法

(一)宏观定性法

1. 普检宏观定性法　宏观定性包括询问病史、查看眼部情况和检查远近视力。询问病史主要了解病人既往病史及症状,这对估计其视力障碍及屈光性质大有帮助。如病人诉说看远物不清,看近物很好,常为近视;看远清楚,看近处不清,或看书时间稍长一点就错行,常为远视、老视或调节功能不足;看书眼胀头昏,有时恶心,需考虑远视、轻中度散光或有斜视。小儿看远物及近物均不清,应考虑为高度远视,小儿视物眯眼或歪颈,应考虑有高度不对称轴或斜轴散光,并需排除斜视。

眼部检查包括眼球的体积,有无斜视、有无造成视力障碍和影响矫正效果的其他眼病。大眼球、外斜,多见于近视;小眼球、内斜,多见于远视;伸入角膜缘的翼状胬肉,内眼手术形成的角膜瘢痕,多有散光。角膜上的云翳或新生血管,虹膜缺损或有永存瞳孔膜,晶状体混浊或移位,都会直接影响矫正效果。

检查远近视力是测量视功能和屈光情况最简便的方法。如远近视力均正常,则患者可能为正视、轻度远视或散光;如远视力正常,近视力不佳则多为远视或老视;如近视力正常远视力不佳,则患者多为近视;如远近视力均不好,则患者可能是高度远视或散光。检查远视力时,开始不必逐行逐字去辨认,在一行之中只辨 1～2 字,接近完成检查时,再逐行逐字辨认最下几行,这样可以缩短检查时间,避免幼儿失去耐心。

2. 排镜宏观定性法　排镜又称列镜或串镜,即将同号相邻等级距的镜片依镜度由小到大排列于一条木制(或塑制)的条框上,也是一种验光用具,与球镜试镜片作用相同,但是使用更为方便。一个排镜上就有 8 个屈光不等的同号镜片。在出诊时用它,就可免去频换调试镜片,省力省时。因此,使用排镜可以很快对被检眼的屈光状态进行初步的评估,从而在此基础上再行进一步精确测定。排镜多用于医院眼科而少见于眼镜行业验光室。

3. 针孔成像定性法　验光用的小孔镜片,小孔直径一般为 1mm 和 3mm 的两种小孔镜片。瞳孔的大小常因光线的强弱而变化,视力的高低则受瞳孔大小的影响,在一般的自然光线下,瞳孔大小和达到视网膜的光量多少,视网膜接收光的部位及眼的适应能力等因素有关。因此,使用小孔镜片可在瞳孔大小固定状态下测试视力。

使用直径为1mm的小孔镜片(常叫针孔片),可克服部分散光与观察外界物体的影响。在裸眼前加此镜片,若视力显然增加,即可断定被检眼有屈光不正;若视力无明显好转,则多为因其他眼病所引起的视力障碍。

使用直径为3mm的小孔镜片(常叫人工瞳孔板),可消除散光眼的球面像差。角膜表面分为中央区、旁中央区和周边区,中央区直径在3mm左右,该区角膜曲率相近,光学性能好,成像清晰,没有散瞳前,光线主要透过此区照到视网膜上,角膜中央区与中央区之外的角膜相比,屈光力之差称为球面像差。散瞳之后,中央区以外的角膜区也参与了视标成像,使用直径3mm的小孔镜片,可人为恢复正常大小的瞳孔,消除瞳孔散大对裸眼视力和矫正视力的影响。

4. **二色定性法** 二色定性法是根据眼生理光学缺陷——色像差原理来定性的方法。由于眼睛有色像差,可用红绿视标来确定球镜矫正的精确度。人眼是一个复杂的屈光体,就正视眼而言,七色光透过眼屈光间质,黄色光正好落在视网膜上,红色光波长,所以屈折程度小,成像在视网膜后面(相对远视);绿色光波短,所以屈折程度大,成像在视网膜前面(相对近视)。红绿两色波长的焦点虽在正视眼视网膜前后,但距离等长,故无分别。让患眼注视红底黑字和绿底黑字两个视标。若红底视标清楚表示负镜欠矫正;绿底视标清楚表示正镜欠矫正。因而可总结为:"红加负,绿加正",即红底视标清楚需加负球镜,绿底视标清楚需加正球镜。当二者一样清楚时,该眼的球镜完全矫正。

(二)增减定量法

1. **递增定量法** 主要适用于测量近视。其方法是测量瞳距后戴上合适的试镜架,先用黑片遮住左眼,根据初步定性和视力情况,在右眼前递增镜片的度数,达到视力不能增进,或开始减退为止,镜架上最后的镜片即该眼的屈光度数。以近视为例,究竟开始用多少屈光度的镜片,可通过裸眼视力估算。一般裸眼视力在0.7~0.9者先用 $-0.25D$ 镜片试,$0.5~0.6$ 者用 $-0.50D$ 镜片试,$0.3~0.4$ 者用 $-0.75D$ 镜片试,依次类推。测量远视亦可仿此。如合并有散光,在确定轴向后,根据性质再递增相应镜片的度数,达到视力不能增进为止。本法运用较广,而且较易掌握,故被列为定量法之首,由于是插镜片以递增,故又称插镜片法或主觉插片法。

2. **递减定量法** 递减定量法适用于测量远视或正视眼。其方法是先遮盖左眼,放 $+4.00D$ 凸透球镜片于右眼试镜架上,等20分钟后,视力就慢慢显得清楚一些,表明睫状肌开始松弛,这时即可用 $-0.50D$ 凹透镜递减,边减边测视力,也可直接用低于原凸透镜 $+0.50D$ 的镜片插于试镜架上,取下原凸透镜片,渐渐减少凸透镜片的度数,一直减到能获得最佳视力为止,这一镜片的屈光度即为该眼的远视度数。在更换镜片时,如用凸透镜片递减,一定要先放后取,避免在取下镜片后的瞬间调节恢复。此法能使眼的调节暂时处于相对的松弛状态,产生类似扩瞳药的作用。病人会感到视远处目标模糊不清,如同进入云雾之中,故称云雾法。

这种方法还适用于青光眼和其他原因不能使用睫状肌麻痹药的病人,由于此法把镜片插入试镜架后引起视物模糊,容易使病人产生误解,甚至怀疑检查者的技术,事先应向病人说清楚。

(三)定轴定量法

1. 转动定轴定量法　适用于测量规则散光,包括单纯散光和复性散光,多在用球镜片不能达到正常视力或疑有散光的情况下采用。是用凹凸柱镜片通过转动镜片轴向来确定散光轴向和度数的。如疑为远视散光,先把轴向放在180°,疑为近视散光,先把轴向放在90°上,如视力提高,再调整其度数,如视力无变化,可转动镜片至视力提高的轴向时,再调整其度数,以求其最好视力,其最好视力的轴向和最低度数,即该眼散光的轴向和度数。如用裂隙片定轴,先遮住非检眼,将裂隙片插入被检眼的试镜架上,要病人注视视力表上能看到最下一行的某个字,检查者缓慢地旋转裂隙片半圈,清晰度一致,表明该眼无散光。如裂隙片旋转到某一方向时视力清楚,旋转到与其成正角的方向时视力不清楚,表明不清楚的方向有散光,而清楚的方向即为散光轴向,在此基础上再递增其相应的柱镜来定量。后者即称裂隙片检查法。

2. 对照定轴定量法　适用范围与转动定轴法基本相同。它是对照散光表确定散光轴向和度数的方法。首先令患者看散光表,如发现有的辐射线清楚和颜色深,有的辐射线模糊如颜色浅为有散光,可将柱镜片的轴向放在清楚的辐射线上,然后调整其度数,直至各辐射线都清楚,颜色差不多为止,再看视力表。如已达到最好视力,其轴向和柱镜片的度数即该眼散光的轴向和度数,如矫正视力不理想,可与转动定轴法结合起来,以找出最好视力的轴向和度数。

3. 交叉定轴定量法　不但适用于单纯散光和复性散光,而且适用于混合散光,同时对轻微的散光亦能测出,是在前面两种定轴法或检影复验时最后确定柱镜轴和度数的方法。通常使用的是0.25D和0.5D的交叉圆柱镜,其手柄与交叉圆柱镜的正轴和负轴的夹角均成45°。用交叉柱镜(图2-2)可准确确定散光轴向及光焦度,但必须满足像散光束的最小弥散圆落在视网膜上的前提,因而在使用交叉柱镜前,应将远近视充分矫正,并用红绿二色验光法校验。把交叉圆柱镜的手柄置于试镜架上柱镜之轴的位置,翻转镜片,让被检者比较两面镜片的清晰度,如清晰度一致,则所配柱镜的轴向和度数与该眼的屈光相符,若患者称某一面清楚,将试柱镜的轴向交叉柱镜的同号轴转动少许。如试柱镜是负柱镜,在患者称清楚的那面,将试柱镜轴向交叉柱镜的负轴转10°。重新放置交叉柱镜,再反转,若发现调过了,再退回5°,称为"进十退五"。直至患者称两面一样为止。确定散光轴向后,将交叉柱镜任一轴与试柱镜轴重合,反转,若患者称某一面清楚,则要增加二倍柱镜,减少一半球镜。再反转,直至称两面一样为止。

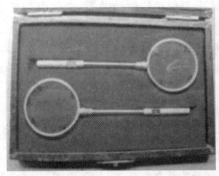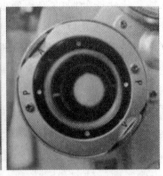

图 2-2　交叉柱镜

在运用主观试镜法测定散光的过程中,必须先确定轴向,再确定度数。本法既能确定有无散光,又能测定散光轴向和进一步校正球镜和柱镜。是一项很实用的定轴定量技术。

(四)其他定量法

1. **六步比较定量法**　有比较才能鉴别。六步比较定量法就是运用上述原理来消除试镜误差的。其方法是用 6 个等级相同而性质不同的镜片依次放在已矫正镜片前,根据被检查者主观感觉视力增加与否再调镜片,如矫正镜片为 -2.50D 球镜时,可顺序用 +0.25D 球,-0.25D 球,+0.25DC×90°,-0.25DC×90°,+0.25DC×180°,-0.25DC×180°。在顺序试验镜中,选择最佳矫正镜片与原矫正镜片联合,即该眼经过微调的屈光度数。采用此方法时,必须突出快速的特点,每次都要把镜片放在试镜架的前面做多次加上又移开的快速比较,并询问被检查者对视力的自我感觉,这样即使是微小的差别也能感觉出来,能起微调的作用。

2. **试戴减量求稳法**　经过主观试镜,被检查的屈光性质和屈光度数虽已确定,但并不就此完结,还要通过实践的检验。因为视觉不是一个纯物理过程,而是一个涉及物理、生理和心理的复杂过程,检验方法主要是试戴求稳。看远的要戴着已确定的镜片走走,如果发现头痛眼胀、视物变形、走路高低不平,多为过度矫正,或不符合眼的生理光学要求,应减低度数,或做相应的调整,直至舒适为止。看近则要戴着已确定的镜片阅读半小时,自觉良好为止,它的最高标准是清晰舒适,乐于接受。最低标准是能够接受,对初次戴镜者更应如此。高度近视、高度远视、高度散光及屈光参差均属减量求稳之列,常需多次减量才能接受。具体如何调整,原则上要以个人的年龄、视力、症状、调节力、眼肌平衡力量、体质、精神状态及习惯与职业而定。

3. **激光散斑图验光法**　这是一种较新的检查屈光不正的方法,它使用简便,易于掌握,还可集体同时检查,因此是一种有发展前途的、主观的群体检查方法。

当激光投射在不平滑的物体表面,即呈现不规则的散光斑点,称为激光散斑图。Knoll 推荐此图像作为检查眼屈光不正的图像。正视眼观察这种散斑图时(光斑的像在视网膜上下动),由于散斑图在视网膜上聚焦,当观察眼转动时,激光斑的像在视网膜上不动。激光光斑在远视眼的视网膜上形成正像,故远视眼所看到的光斑随观察者的头动而顺动。激光光斑在近视眼的视网膜上形成倒像,故近视眼所看到的光斑随观察者的头动而逆动。该检查只需被检查者简单回答“顺”或“逆”,即可确定其屈光状态,故儿童及文化水平较低者均可掌握。国外报道本法所测结果,其球镜误差为±0.25D。常用的氦氖激光器价格较低,对被检查者无损伤,故本法可成为学校及社会群体屈光检测的有效方法。

4. **光学中心定位法**　镜片的光学中心必须对准瞳孔,否则就会发生光学中心错位,产生三棱镜效应,导致视疲劳症状,使戴镜者无法接受,这是整个验光配镜过程中一个极为重要而常被忽视的问题。由于人的脸型千差万别,镜架的形式又多种多样,顾客选购镜架时又各有所爱,所以开配镜处方之前,必须测量瞳距,还要注意镜片的基本弧度和眼镜的倾斜度。我国正常人的瞳孔距离多在 55～65mm。测量的方法比较简单,用瞳距尺或米尺均行,如测量视远瞳距,可嘱患者注视正前上方 5m 以外的某一目标,检查者将米尺“0”的刻度正对患者一眼角膜外缘,从正前方注视患者另一眼角膜内缘所正对的刻度,这一距离即视远的瞳距。由于眼镜有远用与近用的区别,为患者所配眼镜的两个镜片光学中心之间的距离也有远、近之分。瞳距测量实际上包含了对患者视远及视近时的瞳距测量这两个部分。通常把 5m 或 5m 以外作为人眼的远用工作距离,而把 30cm 作为人眼的近用工作距离。目前在我国眼镜行业,大部分验光师都是用直尺来测量患者的视远瞳距,然后减去 2～4mm,即得到患者的视近瞳距。

用直尺测量瞳距,正确与否,依赖于验光师的经验、判断力及细心程度,还取决于观测时的角度。由于验光师之间技术水平的差异及工作时的精神状态不同,导致测量结果有较大的差别,难以保证瞳距测量的准确。在发达国家,验光师均使用瞳距测量仪对患者进行测量。瞳距测量仪是专门用于测量人眼瞳距的配镜工作计量器具,具有操作简单,数据客观、准确等优点。为了保证瞳距测量的准确性,应在我国眼镜行业推广瞳距测量仪的使用。

5. **后顶点距离确定法**　镜片后顶点到角膜的距离简称后顶点距离,直接影响到屈光的矫正。久戴近视眼镜的患者,大都有这样的经验:将眼镜往眼前贴近些,视物更清晰。这现象对近视眼镜光度已不足的患者尤为明显。戴习惯了的旧眼镜,更换一副新镜框,虽然镜片依旧,仍感到不如以前眼镜看物体清晰。上述现象原因之一就是改变了原来眼镜片的后顶点距离,导致有效镜度变化所致。眼镜的作用是将屈光不正眼的远点清晰地聚焦在视网膜上,因此,眼镜的后焦点一定要与该眼的远点相重合。

　　框架眼镜的眼镜片后顶点至角膜有一定距离,在验光试镜时,试镜架中镜片的背面,应是碰不到睫毛的最近位置,一般情况为12mm。对远视眼而言,镜片的有效镜度因后顶点距离增加而增加;反之,对近视眼而言,镜片的有效镜度因后顶点距离增加而减低。有些国家规定当镜度超过5.00D时,处方中应包括后顶点距离,如果镜度低于5.00D,但配镜时后顶点距离有较大改变时,也应在处方中注明后顶点距离。

　　6. 双眼平衡法　双眼戴不同光焦度的眼镜后,视网膜像大小不相等。视网膜像(不一定是视网膜像也可以是中枢神经的知觉像)大小不能相差太多,否则将产生恶心、头晕等不能忍受的症状。一般认为两眼相差0.5D的光焦度大小相差1%,若以最后耐受5%计算,两眼镜差不得超过2.50D。不同的人对物像大小不等的耐受能力不同,不必局限于双眼差2.50D这一点。

　　7. 试镜架的使用　常用的试镜架有万能试镜架和简易试镜架两种。镜箱中常备的是万能试镜架,其瞳距、鼻梁高度、镜腿长度及镜片轴位均可自由调节。由于镜片位于角膜顶点前12mm处时,其镜度即代表该患眼的屈光不正的程度,当镜片移至角膜表面(即接触镜)则此时之镜度就不能代表患眼的屈光不正的程度。所以在配接触镜时,可根据常规验光法,将验得的被检眼应戴的眼镜的镜度按换算公式折算为接触镜所需镜度,然后再对患眼的角膜半径及曲率半径进行确定,即可开具接触镜处方。

第 3 章

屈光不正的预防

　　远视与散光产生的原因前已述。除了眼外伤、炎症、手术、一过性药物中毒性等后天因素外，远视及散光绝大部分源于先天性，后天预防的可能性小。目前对于远视、散光的预防重点在于早筛查、早发现、早治疗，以避免弱视、斜视的发生。而屈光不正中的近视已成为中国的"国病"，儿童青少年近视呈现不断攀升，近视低龄化、重度化的趋势。2018 年教育部牵头，联合国家卫健委等八部门联合印发《综合防控儿童青少年近视实施方案》，近视防控上升为国家策略。希望通过家校、学生、医疗卫生机构、政府等各部门互相配合，共同呵护好孩子的眼睛。近视的预防也最能体现中医"治未病"的理论，在孩子未患近视之前，就采取预防保护措施，这是未病先防的最初意义。对于近视这种不可逆转的疾病，预防的意义十分重要，甚至预防重于治疗。

第一节　近视的影响因素

一、环境因素

　　环境因素对近视的形成有着显著的作用，文化特点、传统习惯、社会进步、技术发展都是近视增加的环境因素。近视的形成是多种理论综合作用的结果，但目前还没有某一种单独的理论可以完全解释。

　　1. 近距离工作　长时间的近距离学习、看书、使用电子产品的人群近视的患病率明显高于近距离用眼时长短的人群。一方面和调节学说有关：长时间近距离用眼，导致持续明显的调节滞后，物体成像于视网膜后，视网膜成像质量下降。机体通过眼轴增长来适应此远视离焦现象，从而产生近视。另一方面，也有学者认为近距离工作时睫状肌收缩，牵拉脉络膜向前、向内移动，从而导致巩膜周长变小、眼轴变长。长时间近距离用眼导致持续的调节紧张，并通过睫状肌-脉络膜-巩膜的机械性牵拉，导致眼轴增长，近视发生。此外，也认为长时间近距离工作会导致视功能异常，如高 AC/A，也容易导致近视的发生。

2. 户外活动　随着近年来青少年儿童户外活动时间的减少,近视的发病率也逐年增加。近来研究表明,户外活动是近视的独立保护因素,而且与户外是否运动无关。可能的原因是:①户外光照强度比室内高很多,即使是阴天,户外的光照度仍然是室内的几百倍。室内室外的光照度差距不是一个数量级的,户外使视网膜照明增加,多巴胺释放增加,作用于眼内多巴胺受体,从而抑制眼轴的增长。②室内外的光谱差异,室内光主要以长波长光为主,室外日光则以短波长为主,如蓝光、绿光等可见光以及紫外线等不可见光等。有研究表明,蓝光可延缓近视眼的发展,动物模型上也显示紫外线能够通过上调近视眼抑制基因 $EGR1$ 来有效抑制小鸡眼轴增长。③户外活动能增加皮肤源性的维生素 D,从而使血清内的维生素 D 水平上升。近年研究发现,维生素 D 升高可以有效抑制眼轴的增加,起到预防近视的作用。其机制可能是维生素 D 可以抑制黑色素细胞中 MMP-1 和 MMP-2 的表达,调节细胞外基质重塑,从而抑制巩膜重塑,起到延缓近视眼发展的作用。④户外光照强度大,同时,户外瞳孔缩小,景深增加,成像质量提高以及调节减少等因素都可能抑制近视的发生。也有研究表明,户外活动对预防近视效果明显,但一旦近视发生,其效用将明显下降。

3. 用眼环境

(1)不良的用眼环境,如照明不足、环境采光不足,光源闪烁都会加速近视发生。特别是如今各种电子产品(手机、ipad、电脑等)越来越多,这些近距离的闪烁光照都不利于儿童视觉发育,促进近视发生。

(2)不良的用眼习惯,看书、做作业姿势不正确也会导致近视。不良姿势使低头时间增加,从而导致眼内压力升高,眼轴增长,近视发生。

4. 营养与睡眠　现代生活水平升高以及饮食习惯的改变,膳食更易于吸收,摄取后体内血糖迅速升高,引起血液内胰岛素增加。近期动物实验中发现,胰岛素可导致实验性近视发展,而胰高血糖素通过影响眼部组织发育可延缓近视发展。原因可能是:胰岛素在消化糖分过程中会消耗钙、铬等离子。肾在排出糖的代谢产物的同时,相应地排出钙离子,长期累积会导致大量钙从尿中流失。由于钙、铬是构成眼球壁的材料之一,其不足时可使眼球壁的弹性降低,眼球前后径容易拉长而发生近视。国外也有研究表明,血糖水平高是高度近视的危险因素。

睡眠时长也对近视有很大影响。睡眠充足是中小学生视力的保护性因素。睡眠不足,可能导致近视。正常的昼夜节律对人眼发育有着重要作用。褪黑素作为调节昼夜节律的基本物质之一,其与视网膜上的褪黑素受体共同作用,完成视网膜调节眼球生长发育和昼夜节律的功能。睡眠紊乱可能会干扰或中断控制眼球正视化生长过程的调节机制,从而导致近视。

5. 其他学说　巩膜缺氧学说参与近视的形成。任何导致脉络膜变薄的因素,如持续的看近调节使得脉络膜变薄,通过视网膜-脉络膜-巩膜信号传导通路,诱导近视的视觉信息组分破坏视网膜多巴胺受体内稳态平衡,引起脉络膜血流量减少,而巩膜氧供由脉络膜提供,因而产生巩膜缺氧的现象。巩膜缺氧微循环诱导巩膜成纤维细胞向肌成纤维细胞分化,继发细胞外基质降解,导致细胞外基质重塑,也许是引发近视形成的关键因素。而这与环境因素中近距离用眼有很大关系,从而导致近视的发生和发展。

二、遗传因素

近视眼是一类复杂性遗传疾病,遗传因素和环境因素在疾病的发生和发展过程中共同发挥作用。随着基因检测技术的飞速发展,相关研究结果已明确了 25 个近视眼相关基因座和多个与高度近视眼相关的致病基因,其中包括常染色显性基因 BSG、$SCO2$、$ZNF644$、$CCD111$、$SLC39A$ 及 $P4HA2$,常染色体隐性基因 $LEPREL1$,$LRPAP1$ 及 $CTSII$,以及 X 染色体基因 $OPN1LW$ 和 $ARR3$。

通常认为,高度近视可能存在常染色体显性遗传,而中低度的近视为多因子遗传,并以环境因素的作用为主。临床上观察到近视存在一定的家族聚集性和易感性,父母中一方或双方患有近视,其子女的近视多提早发生,并且度数较其父母的更高。有调查发现:父母均不近视的孩子,7 岁时有 7.3% 发生了近视;父母单方近视的孩子,7 岁时有 26.2% 发生了近视;父母均近视的孩子,7 岁时有 45% 发生了近视。但这并不一定意味着近视存在遗传性。有近视父母的家庭,其生活习惯、环境都更易促进孩子的眼球向近视方向发育。例如,近视的父母可能更喜欢读书学习,更重视孩子的教育,因此,孩子读书学习的时间也可能较长;近视的父母对户外活动的兴趣可能相对较小,因此把孩子带到户外玩耍的机会也相对较少;近视父母家庭的饮食结构上更偏向精细高糖食物等。

第二节 近视预防的流程

对近视的预防的各个步骤进行梳理及建议,形成科学化的流程建议,对推进近视的预防工作有着重要的意义。

一、眼发育指标检查

如果能像孩子从出生就具有的身高、体重、头围的发育的档案一样,从孩子 3 岁起,通过一年两次的定期记录孩子的视力、屈光状态、眼轴、角膜曲率、眼压等来建立孩子的屈光发育档案,就可以及时发现近视的端倪,及时预防近视发生。

面向全国的儿童青少年的屈光发育档案建立依赖于视力普查工作的开展。标准化的儿童青少年视力普查工作流程包括:个人资料获取、视力检查和眼屈光度检测 3 个步骤。个人资料应由当地教育部门按标准格式提供的能够终生代表某一独特个体的信息,如姓名加身份证信息等;视力检查的内容需要右眼和左眼的裸眼视力,两眼分别进行,先右后左。每一行要辨别一半或以上的视标后继续自上而下逐行检查,要求受检者在 3 秒内告知视标的缺口方向;筛查时眼屈光度的检查可考虑使用电脑验光仪。在普查中发现的问题者,可以前往眼科或视光门诊进一步专业检查,实现精准诊疗。

进一步专业的屈光度数检查,也是明确远视储备量并准确建立屈光发育档案的关键一环。由于儿童的调节能力强,屈光度数的检查需要充分麻痹睫状肌。睫状肌麻痹药物的用法详见第 2 章。

近视预防中另一重要指标就是眼轴的长度。儿童期的眼球发育过程中,由于眼轴的不断增长,角膜与晶体屈光力也是不断变化的,远视储备度数是眼轴、角膜、晶体屈光力等参数间动态匹配的结果。角膜与晶体屈光力在学龄期后逐渐稳定,并趋向于成年状态,所以,眼轴长度是屈光档案中的重要数据,可显著提高儿童青少年近视眼预测的灵敏度。眼轴长度可作为儿童青少年近视防控工作中日常筛查和临床诊疗的常规检查指标。临床主要使用非接触眼生物测量仪测量眼轴长度,简便易行且精确度高。在婴幼儿等无法配合注视的情况下,可考虑采用 A 超进行测量。角膜曲率的测量方法较多,电脑验光仪和眼生物测量仪均可使用。晶体屈光力的检测,有专家建议使用前房深度进行判断,但无法获得精准数值。故目前多数医疗机构依赖非接触的生物测量仪,检查方便,幼龄儿童也可配合,可同时获得眼轴与角膜曲率数据。

二、近视的预测

近视预测的目的是及早发现近视的高危人群,及时进行行为干预和医学干预,延缓近视发病或减缓近视进展。近视的预测需要结合患儿近视家族史、屈光发育史及当次检查结果来对近视发病的可能性进行判断。

1. 视力发育的参考值　儿童视觉的发育是一个动态的过程,眼轴和视力是不断发育的,发育标准需要和儿童的年龄相匹配。儿童视觉发育是从胎儿期 22 天开始的,刚出生时只能看见 20cm 以内的物体,而且视野窄;到 3 个月的时候,视野明显增大,双眼也会追随家长的动作,也可以追视移动的小物体,此时的视力大约是 0.01～0.02;出生 6 个月时,儿童的黄斑中心凹发育完成,此时可以注视不同的方向,会看自己的手脚,伸手去摸看得到的物体,立体视觉开始建立,此时的视力大约是 0.02～0.08;出生 9 个月时,儿童可以盯着一个方向看,此时的视力大约是 0.1。3 岁时,视力约为 0.5,5 岁时视力约为 0.6,7 岁时视力约为 0.8,8 岁时视力就可以发育到 1.0。

2. 眼轴与屈光系统的发育标准参考值　眼轴的增长也是一个动态的过程,而且与远视储备度数呈负相关。眼轴在幼儿期迅速增长,而后增速放缓。刚出生时眼轴长度约为 16.5mm,出生 3 个月后为 19mm,9 月个龄时约为 20mm,眼轴在出生 3 岁内呈明显增长,可达 5mm,3—15 岁时增长缓慢,所以 3 岁前的不良用眼习惯对视觉的发育影响非常大。如果儿童在 3 岁前接触过多的电子产品,今后发育成近视,甚至是高度近视的可能性就极大。6 岁时眼轴长度约为 22.4mm,随后每年平均以较固定的速率增长,7—8 岁时有增长幅度小高峰。所以学龄前近视的儿童,近视容易增长,近视度数控制的难度越大。15—16 岁时,眼球基本如成年人大小:男性为(24.00±0.52)mm 左右,女性为(23.33±1.15)mm 左右,之后增长甚微。根据眼轴的长度,我们可灵敏地预测儿童近视,眼轴是儿童近视预防中的重要指标,因为近视的并发症,如黄斑新生血管、视网膜脱离、青光眼等,都可因为眼轴过度增长而引起。控制眼轴增长也是近视防控的关键。

眼轴在增长的同时,眼的形态也发生变化,使眼轴增长与屈光度匹配,来维持眼屈光系统的"正视化"。随着眼轴的变长,角膜、晶体也变平坦来降低屈光度,以补偿眼轴增长产生的近视,使光线始终聚集在视网膜上。学龄期后儿童的角膜曲率半径比较稳定,并与健康成年人的角膜曲率半径非常接近,此后是晶体的屈光补偿。

3. 远视储备量的参考　眼的远视储备在近视预防中意义重大。新生儿眼球前后径比较短,远处的物体经过眼球的屈光系统成像于视网膜的后方,为远视状态,屈光度数为+2.50~+3.00D,这种生理性的远视度数即为远视储备。随着年龄增长,眼轴逐渐变长,远视度数也逐渐降低,这个过程称为正视化。15 岁左右发育为正视眼,屈光度数为-0.50~+0.50D。通过眼的远视储备可以了解儿童在群体中远视储备所处的水平和状态及其消耗速度,针对性采取个性化近视预防,延缓近视的发生和发展。

如何理解远视储备在近视预防中的作用呢？比如两名视力为 1.0 的 8 岁儿童,其中一名为+1.50 D 的远视,而另一名为+0.50 D 的远视,后者未来发育成近视的概率就比前者大很多。尽早发现这种情况,可以提示医生和家长及时采取措施,预防近视的发生。远视储备也不是越多越好,过高的远视可能会导致弱视或斜视等,并需要戴远视眼镜进行矫正。未使用睫状机麻痹药的小瞳孔验光会导致远视储备值偏低,家长不要过于担心,可以到正规医疗机构进行睫状肌麻痹验光,以获取准确的远视储备值。各个年龄对应的远视储备并没有固定值,没有绝对的标准,根据年龄参照表 3-1,如明显小于该年龄相应的远视储备,需警惕近视的可能。

表 3-1 年龄对应的远视储备

年龄	远视储备
3 岁前	+3.00 D
4—5 岁	+2.00～+2.25 D
6—7 岁	+1.75～+2.00 D
8 岁	+1.50 D
9 岁	+1.25 D
10 岁	+1.00 D
11 岁	+0.75 D
12—13 岁	+0.50 D
14—15 岁	+0.25 D

三、干预近视风险人群

睫状肌麻痹下的远视储备值及眼轴长度为近视风险人群判定的重要指标。将远视储备及眼轴长度在正常范围内的儿童列为低风险近视人群;将远视储备不足、眼轴发育超前或者有高度近视家族史的儿童列为中风险近视人群;将假性近视的儿童列为高风险近视人群。处于低风险人群的儿童每 6 个月复查 1 次,处于中高风险区的儿童每 3 个月复查 1 次,并需制定近视防控干预方案,来延缓近视的发生与发展,降低高度近视的风险。处于中风险区的儿童,需加强家校联系,增强近视干预手段的实施。对于高风险区的儿童,需进一步进行视功能检查,有问题的儿童需进行视功能康复训练。酌情考虑视力矫正,保证儿童的清晰视觉。必要时使用药物干预,如 0.01％阿托品滴眼液,减缓近视进展,降低高度近视与并发症的发生率。

第三节　近视预防的手段

一、户外活动

现在越来越多的研究表明,每天 2～3 小时的户外活动时间可以非常有效地预防近视的发生。户外活动的时间与近视度数以及眼轴的长度呈显著相关,研究表明户外活动每增加 1 小时,减少近视度数增加 0.17D,延缓眼轴增长 0.06mm。户外时间少、近距离工作时间长的孩子近视发生率是户外时间长、近距离工作时间短孩子的 2.3 倍。

户外活动强调的是"户外",而非"活动",也就是说只要待在户外就可以起到预防近视的作用,活动则不是必需的。另外,研究也表明"间歇性"的户外活动比"连续性"户外起到更好的效果。比如工作日都极少暴露在户外,而集中在周末 14 小时的户外活动,这样的形式比每天累计 2 小时的户外活动效果差很多。0—6 岁是孩子视觉发育的关键期,家长应当尤其重视孩子早期视力保护与健康,避免学龄前就发展成近视。建议幼儿期户外活动时间应增至每天 3 小时,为孩子进入学龄期后预留更多的远视储备。

每天间断的户外活动也比每天连续活动效果更好,可以增加户外活动的频率以及形式。增加户外活动频率的方法建议:①增加白天的课外活动时间:可以鼓励学生走路上下学,并将作业移到晚间做,尽量利用放学后天亮的 1 小时的户外时间。②增加体育课时:严格落实国家体育与健康课程标准,确保中小学生在校时每天 1 小时以上体育活动时间,幼儿园可考虑每日增加一节户外活动课或提供更长的课间休息时间,鼓励儿童到户外活动。体育课户外活动的侧重点在于户外暴露,而非运动强度。③鼓励孩子户外上课、课间休息走出教室:比如鼓励幼儿园开展多姿多彩的"露天化"课程等。

户外活动的形式可以多种多样,比如打球,随着球的运动,双眼可以做远近调节运动,这样可以有效地锻炼睫状肌,避免睫状肌的痉挛,也能促进眼部血液循环。还有集体的做操和游戏,如跳绳、体操、舞蹈等,散步和静坐也是推荐的户外活动形式。家长应当鼓励并支持孩子参加各种形式的体育活动,使其掌握 1～2 项体育运动技能,引导孩子养成终身锻炼的习惯及保持户外活动的兴趣。

二、建立眼屈光发育档案

建立儿童眼屈光发育档案是预防近视的基础步骤。小学以及中学是近视的高发阶段,尤其是 6 岁之前儿童的屈光状态会随着眼球的发育而变化,通过定期检查、合理干预发展状态,建立屈光发育档案,记录儿童屈光发育过程,能够及早发现孩子的屈光异常及各种眼病,避免或降低成为高度近视的发病率,做到早监测、早发现、早预警、早干预。

一份完整的屈光发育档案有以下的优势:一是家长就可以及时、充分了解自己孩子的屈光状态,及早发现孩子的屈光异常,如高度远视、近视、散光和弱视等,及时干预;二是及早发现婴幼儿的眼部疾病。因为在屈光检查时,如果发现异常,医师会进一步检查孩子有无斜视、白内障、青光眼和先天性视网膜疾病等;三是在近视的预防中有着非凡的意义,是有利于近视眼的发现和防治的一项措施。通过孩子的屈光发育史可以充分了解近视发生发展的规律,在视力正常的儿童中,及早发现有"近视"苗头的孩子,医师也能根据其屈光状态,个体化地捕捉预防近视眼的有效时点,及时地提供预防近视眼的措施和屈光矫正服务,寻找确实有效的科学的防治措施。

建立规范化、系统化的儿童屈光发育档案,便于分享与查询儿童眼生物学参数,使儿童眼健康的受重视程度最大化。如何建立完善屈光发育档案,可以分成三步走。

第一步是确定年龄,第一次筛查可以从 3 岁开始,此时眼发育基本稳定,我们可以推测孩子的眼睛是否有发育过度,看出近视的"端倪",作为"预测"的时间起点。坚持每年 2 次的视力监测,直至 18 岁。以前我们总是在孩子出现眯眼,看东西喜欢靠近,歪头视物、斗鸡眼等明显症状时,才带孩子就诊。然而当上述情况出现时,往往近视度数已经比较高,甚至临床上有首次验光就发现高度近视的情况。单眼近视的儿童,如没有及时地监测度数,由于孩子另一只眼未近视并无视物不清的主诉,一般都是偶尔遮盖未近视眼时才发现,这时再检查,往往近视度数都大于−3.00D。若能从小建立屈光发育档案,可以及早发现异常,及时治疗。所以不管儿童的眼睛正常与否,家长、学校、医疗机构、政府部门都应共同协作,从 3 岁开始建立儿童眼屈光发育档案。

第二步是定期开展眼发育监测。屈光发育档案的检查指标包括视力、屈光度、眼轴、角膜曲率、眼压等。从幼儿园开始,学校严格落实学生健康体检制度和每学期 2 次视力监测制度,配合医疗卫生机构开展视力筛查,将视力异常的学生及时告知家长。家长应尽早带视力异常的儿童转诊至专业医疗机构做进一步诊疗。医疗机构对转诊的儿童需要采集患儿完整病史,按需要进行睫状肌麻痹下的验光,测量眼轴长度并评估眼健康。该部分儿童在检查后,由医疗机构负责建立屈光发育档案。同时学校及家长应掌握孩子的眼睛发育和视力健康状况,随时关注孩子视力异常迹象,如果孩子出现需要坐到教室前排才能看清黑板、看电视时凑近屏幕、抱怨头痛或眼睛疲劳、经常揉眼睛等迹象时,及时带其到医疗机构检查。家长需遵从医嘱进行科学的干预和近视矫治,避免不正确的矫治方法导致近视发生或加重。

第三步是保管好屈光档案,这需要家长的配合。最好每一次的检查结果都应记录在同一本册子上,家长应妥善保管孩子的档案。通过档案上的数据,医生能清晰地看到孩子的屈光发育情况,可根据最后一次的屈光检查结果及屈光发育史,提供个性化、针对性强的近视预防方案。

三、改善用眼习惯

1. 减少近距离用眼　众所周知,持续近距离用眼易诱导近视形成,距离越近,持续时间越长,近视的发生率越高。但是现代社会,长时间近距离用眼不可避免。从这一方面来说,近视其实是一种生物适应现象。当前多数青少年无论是学习、休息还是娱乐,大多在室内进行,大量的视觉活动也都是近距离的,特别是可移动电子产品使用越来越广泛,青少年意志力不够,容易造成用眼过度。于是我们的眼睛也发育成更适用于看近的近视眼了。所以提倡"节约用眼",减少近距离用眼,尤其是减少持续的近距离用眼时间可预防近视的发生和发展。

首先保持合理的用眼距离,避免用眼距离<1 尺(约 30cm)。做作业或阅读时,保持良好坐姿。做到双腿平放不耸肩;身体坐正头不歪,以及"一尺一拳一寸",即阅读距离一尺,身体距桌一拳,手距笔尖一寸。家庭和学校应根据学生的身高,配备高度适宜的桌椅板凳,课桌的高度可以调节,孩子学习过程中不再弯腰驼背,自觉控制阅读的距离,从而保护视力。

握笔姿势是良好坐姿的基础。很多家长都很苦恼,无论怎么提醒,总是无法纠正孩子歪头、低头、趴着写作业等不良姿势,这往往是因为握笔姿势不正确导致的。正确的握笔姿势应该是示指跟中指距离笔尖端 30mm 处,笔尾端靠于示指第三关节,拇指适当用力压住笔,环指与小指依次抵靠住中指,与拇指力道相抵,笔杆与纸面保持 60°倾斜,掌心虚圆,指关节略弯曲。正确的握笔姿势包括两方面,除了正确的握姿,还有正确的出力。而现在多数家长都不想孩子"输在起跑线上",过度早期教育,而写字主要是通过手指的小肌肉群以及各个手部关节的协调运动完成的,对于一个精细动作还没有发育完全的孩子来说非常不容易,为了可以完成写字过程,就只能扭曲握笔,久而久之,到了学龄期,这个习惯就难以纠正。不正确的握笔姿势,比如拇指过度弯曲,遮挡视线,势必造成孩子歪头写字。避免过早的近距离文字的书写,是近视预防的有力手段之一。

学龄初期的孩子很难注意自己的用眼姿势,家长应在学习之初及时纠正孩子不良的用眼习惯和姿势,避免从小养成不良的用眼习惯后,长大后难以纠正。并引导孩子避免在走路、吃饭、卧床时,以及在晃动的车厢内、光线暗弱或阳光直射等情况下用眼。

再者就是严格控制电子产品的使用,建议 2 岁以下孩子应当尽量避免接触电视,3－5 岁是孩子专注力养成的关键期,电视运用特效,以视觉、听觉的冲击来吸引孩子注意力,而书本相对枯燥。电视接触过多后,孩子就很难再专注阅读。建议此阶段手机、电脑、电视等电子产品娱乐性使用单次不宜超过 15 分钟,每天累计不宜超过 1 小时。年龄越小,连续使用电子产品的时间应越短。而且家长应有意识地帮助孩子选择有利于孩子成长的电视节目。近期由于疫情防控影响,学校需开展线上网课学习,学龄期儿童电子产品的使用不可避免。使用电子产品要注意以下几个方面。一是尽量选择屏幕大的电子产品。建议使用的次序为投影仪、电视、电脑、平板、手机。屏幕越大越好,最好是能调整屏幕亮度的液晶屏幕。二是远距离观看电子产品,使用投影仪时,观看距离应在 3m 以上;使用普通电视时,观看距离应在屏幕对角线距离的 4 倍以上;使用电脑时,观看距离应在 50cm 以上。三是电子设备屏幕亮度应与环境亮度相适应。当周围环境过亮的时候,需要将屏幕调亮,当周围环境过暗的时候,屏幕的亮度也需要适当调低。国家对学龄儿童青少年的线上学习时间规定,小学生每天累计＜2.5小时,每次＜20分钟,中学生每天累计＜4小时,每次＜30分钟。

2. 间歇性用眼　减少近距离用眼时间的同时,也提倡间歇性用眼,即连续用眼一段时间后,应休息几分钟。国外推荐"20-20-20"法则:即近距离工作20分钟,眼睛看至少20英尺(6m)远的地方,至少20秒。我们也可以做到近距离工作30分钟,休息5分钟。休息的时间内,应避免其他的近距离工作,如有些孩子在休息时间选择看课外书,玩乐高,甚至是玩电脑、手机等游戏。休息时间可以做家务,进行体育活动,如跳绳、打球、远眺绿色植物等。学校应重视课间户外活动对预防近视的发生的重要性。有研究发现,在课间关掉教室灯光、清空教室、鼓励学生到户外活动,与不做任何干涉相比,能够显著降低近视的发生率。家长和学校应当鼓励孩子在课间时间走出教室进行户外运动,放松紧张的眼睛。体育课、活动课等时间应当尽量在光线充足的户外环境中进行。

读书写字间隙做眼保健操是一个预防近视的好办法。眼保健操在我国中、小学校中非常普及,通过20多年的观察,发现其对保护视力和防治近视,起到了积极的作用。眼保健操是根据中医学的推拿、针灸、穴位、按摩原理,同时结合医疗体育编创而成的。眼保健操通过按摩眼部周围的穴位和皮肤肌肉,引起温柔的刺激,以活跃经络气血,增强眼部血液循环,松弛眼内肌,改善神经营养,解除眼轮匝肌和睫状肌的痉挛,消除眼疲劳,提高视力,是保护眼健康的简便易行又有一定疗效的好方法。中小学校要严格组织全体学生每天上、下午各做1次眼保健操,认真执行眼保健操流程,做眼保健操之前提醒学生注意保持手部清洁卫生。

3. 改善用眼环境　我们还需重视改善孩子学习的视觉环境。有研究表明,低照度水平会引起学生坐姿前倾,眼睛距书本更近。适当提高学校和家庭的室内光照亮度可以显著降低儿童近视眼的发生率,延缓近视发展和眼轴的进展。做家庭作业时,建议采用房顶的LED灯以及台灯两个光源。学校需采购符合标准的可调节课桌椅和坐姿矫正器,为学生提供符合用眼卫生要求的学习环境,落实符合标准的采光和照明要求,使用有利于视力健康的照明设备。根据学生座位的视角、教室采光照明状况和学生视力的变化情况,每月调整学生座位,每学期对学生课桌椅高度进行个性化调整,使其适应学生生长发育变化。

4. 改善不良的睡眠和饮食习惯　有研究发现,每天体育锻炼少、睡眠时间少和做作业时间长的中小学生中疑似近视者更多。在韩国,睡眠时间＞9个小时的青少年近视的患病率明显少于睡眠时间少于5个小时的青少年。预防近视,需保障孩子睡眠时间。确保小学生每天睡眠10个小时、初中生9个小时、高中阶段学生8个小时。

近视学生体内铜、锌等微量元素含量偏高,而钙的含量偏低。微量元素的缺乏使眼组织结构及视力功能下降,导致近视的发生。预防近视,日常饮食中多吃粗粮和蔬菜、水果,做到营养均衡。适当增加摄入鱼类、豆制品、奶制品、蛋、虾等富含钙的食物,以及芝麻、糯米等富含维生素 B_1 的食物,适当补充维生素 D,并控制甜食的摄入。

第4章

屈光不正的治疗

第一节 药物治疗

一、阿托品

阿托品是一种非选择性胆碱能受体(M受体)阻滞药。早在19世纪,欧洲及美国就已通过对近视眼患者使用阿托品眼药水来减缓近视的进展。

(一)阿托品控制近视的机制

阿托品治疗近视机制尚不明确,可能存在以下几种机制。

1. **麻痹睫状肌** 早期人们认为阿托品通过麻痹睫状肌从而使眼调节减少或者被阻断,进而减少近视发展中过度调节的作用。在之后的动物实验中发现,小鸡的睫状肌是横纹肌,受烟碱样(N样)受体调节支配,然而给小鸡使用了阿托品后也能显著抑制小鸡近视的形成和进展。这发现提示阿托品并非通过调节机制抑制近视进展,或者说麻痹睫状肌并非是阿托品控制近视的唯一靶点。

2. **阿托品对后极部的影响** 动物研究中将阿托品注射至玻璃体腔后,发现阿托品直接作用在视网膜和巩膜上,同时发现相较对照组,治疗组的眼轴无明显增长。小鸡的离焦诱导性近视(lens induced myopia, LIM)模型发现纤维层变薄、软骨层变厚。在玻璃体腔内注射阿托品后可逆转形觉剥夺引起的眼轴延长,并且还使得巩膜纤维层变厚,软骨层变薄。同时,研究还发现阿托品作用在视网膜色素上皮上,使脉络膜的厚度增加。

3. **阿托品与多巴胺的关系** 多巴胺受体在近视的发生发展过程中发挥着重要作用。动物实验发现,向小鸡的玻璃体腔内注射阿托品可以引起视网膜细胞贮存的多巴胺释放。阿托品可能通过增加多巴胺的释放而减缓近视的进展。

(二)不同浓度阿托品对在控制近视进展中的应用

动物实验和临床研究都揭示了阿托品眼药水对近视进展的控制是明确有效的。但阿托品眼药水也存在一定不良反应,特别高浓度的阿托品可能会造成畏光、看近模糊、眼压升高、心率加快等不良反应。

新加坡 ATOM1 课题组进行了为期 2 年的随机临床研究发现,相较于对照组,每日 1％的阿托品滴眼液可显著减少 77％的近视进展,以及延缓了眼轴生长。但是停药后,引起了部分反弹效应(实验组近视进展速度相较安慰剂组更快)。并且出现了因阿托品的散瞳作用引起的畏光,以及睫状肌麻痹作用引起的近视力下降等不良反应。这些不良反应严重阻碍了高浓度阿托品眼药水对控制近视的推广应用。

随后,ATOM2 课题组采用了低浓度阿托品眼药水 0.5％、0.1％和 0.01％来控制近视,其研究结果发现,相对低浓度的阿托品可分别有效地减少 75％、68％和 59％的近视进展,并且其不良反应更少,仅有 70％、61％和 6％的儿童需要渐进镜。此外,低浓度阿托品的反弹效应明显更小。鉴于 ATOM2 的研究结果,低浓度阿托品现已成为延缓近视进展的新趋势。香港 LAMP 课题组开展了 0.05％、0.025％和 0.01％的阿托品眼药水滴眼与安慰剂对照,研究结果发现这一区间的低浓度阿托品的浓度越高,控制近视的效果越好,而其相对应的不良反应如视近模糊和畏光却没有相应地增加。

二、其他药物

1. 哌仑西平　哌仑西平是一种选择性 M_1 受体拮抗药,在临床上多用于治疗消化性溃疡,但在眼科中发现也能有效地抑制近视的发展。与阿托品相比,哌仑西平没有瞳孔散大和麻痹睫状肌等不良反应,但其抑制近视的效果仍需进一步探索。

2. 多巴胺　多巴胺是视网膜的重要神经活动物质,主要存在于视网膜色素上皮细胞层。动物实验表明,多巴胺能改变视网膜信号,抑制近视眼的进展。其在临床中的应用需进一步研究。

第二节　光学矫正

一、镜片选择

屈光不正的最大特点,就是通过配戴眼镜可以得到矫正,眼镜由镜片与镜架组成,镜片是主件,起矫正视力的作用,而镜架是附件,主要起支撑和装饰作用,所以配镜一定要选择合适的镜片才能充分发挥眼镜的功能。

(一)镜界贵族——水晶镜片

眼镜片的材质主要为晶石、玻璃、塑胶三大类。晶石类为天然晶体,是一种方解石结晶,主要成分为二氧化硅,具有硬度大,折射率较高,并有双折射的特点,可分为天然与人造两大类,天然又分水晶与茶晶等品种,一般是用呈黑色、深褐色的天然墨晶（又称墨水晶、墨石英），或用无色的、略带色的工艺水晶（又名紫水晶），或用呈烟灰色带微黄、棕色的天然烟水晶（又称烟石英、茶晶、烟晶）石英晶体制作而成。我国眼镜的消费中，有的特别偏爱水晶眼镜，认为水晶眼镜隔热性能好，是养目镜。

水晶镜片的鉴别方法，除仪器鉴别外，还可用水晶折射的原理来鉴别，从外表上看是两片一定色度的镜片，经重合转换到一定的角度时，便不透光，只用水晶镜片，叠合才能透光。

水晶由于是天然所产，混有杂质，大部分有云雾状的绵，有"有绵不好，无绵不真"一说，绵的大小、深浅、形态、位置，是水晶镜片质量的重要标志，一般以绵小、色浅、不挡视线为佳品。也有少量无绵的质量更优。水晶有浪纹，形如油珠漂浮在水上那种不规则的波纹，平面水晶在偏光反射下，可以观察出来，但变形水晶片难以识别。

由于水晶硬度大，与日常接触到的东西摩擦，一般不产生丝痕。与同配的镜框比较，镜片的新旧不明显，加上化学性能稳定，没有透碱氧化产生的瘢痕，比较其他镜片耐用，这是水晶常用的原因之一。

水晶有双折射，将水晶镜片贴在牙齿上照镜子，会见到隐约的双层牙齿，在阳光下观察其焦点（水晶老光镜片），其亮点不圆不集中。水晶导热快，可以将镜片贴在脸上，觉得清凉一些。由于其坚硬，结构致密，所以敲打出声比较清脆。

水晶镜片由于折射率高，比同样度数的镜片可以稍薄一些，由于硬度大，不易磨损变形，在风沙多处易保持常新，配室内戴的老花镜比较适宜。但它对紫外线、红外线均无吸收本领，加之大多有绵阻挡视线，来源稀少，加工困难，价格昂贵，属于镜界中的贵族。水晶镜片中，还有少数带色，俗称"茶晶"，可当色镜配用。以色深、色匀、绵少为上等。

(二)镜界功臣——光学玻璃片

光学玻璃镜片，可称得上镜界的头领，在销售过程中，过去长期居于主导地位，它是若干无机原料经熔融压吹冷却后凝成的氧化物质。通常使用的玻璃，以隔热和挡风的性能为主要目的。而光学眼镜用玻璃则以其折射率、色散及光透性为主要性能。

1. 眼镜玻璃的主要特性

(1)光穿透性：一般透明玻璃的可见光透过率为 $80\% \sim 91.6\%$。

(2)折射率：光学玻璃的主折射率介于 $1.4453 \sim 1.9229$。眼镜玻璃所采用的折射率多为 $1.52 \sim 1.523$。

(3)色散：光学玻璃之色散系数 γ 越大则光学性质越佳，当使用两种不同的玻璃，必须特别注意它们的膨胀系数不能相差太大。

(4)转化点：也即退火温度（玻璃由液态变固态，冕玻璃的退火温度为 $421℃$，轻冕玻璃的退火温度为 $380℃$）。

2. 无色光学玻璃的分类　分类的依据主要是玻璃的折射率等光学常数。从总体来说可分成两大类，即冕玻璃(K)与火石玻璃(F)。前者又可分为冕牌(K)、轻冕(QK)、磷冕(PK)、钡冕(BaK)、重冕(ZK)、镧冕(LAK)。后者又可分为轻火石(QF)、钡火石(BaF)、重钡火石(zBaF)、重火石(ZF)及特重火石(IZF)等。还有一种叫冕火石(KF)的，我国无色光学玻璃共分为 17 类，有 167 个牌号。

3. 光学玻璃　其质料纯净，光洁透明，光学常数标准，能吸收有害射线等，是制造光学仪器必不可少的材料，常用的光学玻璃镜片如下。

(1)光学克罗克斯：它在日光下呈浅蓝色，在灯光下呈粉红色。

(2)光学克罗克赛：它在白纸上映出淡红色，侧向颜色加深，没有克司片的那种紫。

(3)光学托力克：它无色透明，过滤作用较前两种欠佳。

(4)青料：就是我们平常所见的玻璃，一般呈青绿色，侧视更为明显，其中含有氧化铁，是镜片玻璃中最低劣的一种，往往内含条纹、气泡、灰点，眼镜市场上不应销售。添加着色剂，则可制成色料。如加氧化铜，呈天蓝色；加氧化镍，呈蓝紫色；加氧化锰，呈紫红色；加三氧化二铁，呈绿色；由于配料不同。不仅色别不同，深浅色度也不同。

(5)敏性料俗称变色玻，内含卤化银的分子，在遇光时，从分子格中游离出来，达到变色，而阻挡部分光线的能力，对长期配戴眼镜，又需要调节光线强弱的人来说很有好处，配购者较多。

4. 按功能分类

(1)近视片：是一种凹形透镜，有分散光线的能力，用于近视眼。

(2)远视片：是一种凸形透镜，有集合光线的能力，用于远视眼，如用于老视眼。则称为老光片。

(3)散光片：是一种柱形透镜，在一个方位上有屈折光线的能力，分为分散光线的单纯近散片和集合光线的单纯远视散片两种，用于单纯性散光眼。

实际上单纯性散光较少，往往与近视，远视复合，又分为复合近视散光和复合远视散光，还有一种散光，彼此成直角的方位上屈光力恰巧相反，一向需集合光线，另一向需分散光线，为这种混合散光眼矫正视力的镜片，则称为混合散光片，以上矫正屈光的镜片，前两种市场有现货购买，散光片是由眼镜厂加工定制，由于种类繁多，散光度数不同，一般零售商店难以备齐，多需临时定磨。

(4)平光片：是一种平行平面片(平面平光成两面平行的曲面片)，它没有屈光能力，主要用于挡风沙、阻异物、保护眼睛、或用于装饰。

(5)色片：一般指含色的平光片，有阻挡吸收光线的功能，主要用于必要的生产、生活环境。如用于阳光下、雪地里、暗室和各种存在有害射线的地方。色别不同，作用也不同，如暗室人员用红色，航空人员用茶色，色变不同，用途不同，如汽车司机用 2～3 色,氧焊工人用 5～6 色,电焊工人则用 7～12 色,色片大都用作太阳镜和劳保眼镜,如镀上金属膜,则有反射光线的能力,效果更好。市场常见的是镀铬片。色片中近几年出现一种上深下浅的双色和多色镜片,适用于室外光线由上而下由强变弱的环境。

(6)镜片光度误差:平光柱镜±9,球镜±12。对平光片而言,绝对的平光是没有的,晃动平光片,则看出外景的轻微位移,或顺动,或逆动,顺动则含近光,逆动则含远光,外景愈远,晃动愈显。如含球镜,超过允许范围内,使人视物不清,甚至眼痛头胀,少数还内含柱镜,则位移程度随方向不同而不同,为劣品。对球镜而言,允许公差应与镜片度数成浮动的百分比,总的概念是度数越小,公差也要求越小,对柱镜而言,则要注意其度数和轴向两个公差。镜片的光学中心不一定与几何中心重合,用"十"字架法,可以找到镜片的光学中心。在检查镜片、安装镜架、调整成镜时都要考虑光学中心处于正确位置,在配镜时根据要求,人为地将光学中心定在相应位置上,这叫中心移位。

光学玻璃镜片在眼镜行业数百年历史中长期处于领头地位。随着科学技术的不断发展,新材料的不断开发利用,树脂片从 20 世纪 90 年代起,逐渐取代光学玻璃片,这是镜片发展的必然趋势。

(三)镜界主流——树脂镜片

树脂是一种来自多种植物,特别是松柏类植物的烃(碳氢化合物)类的分泌,因为它特殊的化学结构和可以作乳胶漆和胶剂使用而被重视。它是多种高分子化合物的混合物,所以有不同的熔点。树脂可分为天然树脂和合成树脂两种。树脂种类非常的多,应用广泛,如塑料、树脂眼镜、涂料等。树脂镜片就是用树脂为原材料化学加工合成打磨后的镜片。目前树脂镜片占有极高的市场销售率,这是因为树脂镜片轻且不易破裂,色彩丰富能满足消费者的需要。同时,其表面硬化处理或多层加膜技术已大有进展。

1. 树脂片的优缺点

(1)树脂镜片的优点

①重量轻:树脂镜片(CR39)和玻璃镜片比重比率为 1.32:2.54,实际上镜片经研磨加工后轻 30%～40%。

②不易破裂:树脂镜片的耐冲性约为玻璃的 23 倍,为经 FDA(美国食品药物管理局)试验后合格安全镜片,由于以 CR39 为材质的镜片有不易破裂的特性,所以这也就是我们一般在市面上看到的标榜所谓的"安全镜片"。

③可以变换色彩的种类很丰富,若为无膜镜片时均能自由染色,几乎可完全遮断波长 350mm 以下的紫外线。

④热传递率较玻璃低,因蒸汽等引起模糊不明的情形少,即使产生模糊,也会很快消失。

⑤轻薄、美观、工艺性能好,加工周期也比较短。国产与进口价格大相径庭,进口的树脂片,所用材料比较好,通常是国产树脂片的 5～7 倍。而同样品质的镜片,视近带散光因加工难度大一些,价格也要比纯近视镜片贵,超薄片比普通的贵,而度数不同,镜片价格也有所不同。

(2)树脂镜片的缺点

①容易擦伤,因为树脂镜片耐磨性较差,但可经由表面硬化处理改善。

②厚度比玻璃镜片厚,因屈折力差和物理性能程度不定之故。

③容易产生偏歪,装配于镜框时较玻璃镜片易受外力的影响。

2. 树脂镜片的特性

(1)光学特性

①表面光泽、平滑度绝不逊于一般玻璃镜片。

②折射率低于一般玻璃镜片,所以同度数的树脂镜片较厚。

③和一般玻璃镜片的色散性极为相近。

④光透率达 92% 以上,较低折射率 1.523 普通玻璃镜片高 2% 以上。

⑤表面反射较一般玻璃镜片为低,也较不刺眼,这是因其透光率较高,折射率较低所致。

⑥其双光镜片是整片构成,并非像一般玻璃双光镜片以熔合制成,因此,树脂双光镜片没有色差。

⑦光学性质极为稳定,无论在高温或低温中都不会产生变化。

(2)机械特性

①可铸成透明度高,而且符合光学要求的各种形状镜片。

②比一般玻璃镜片更易于车边装框。

③极易染色,可以视需要,染制成各种不同透光率的彩色镜片。

(3)物理特性

①质地轻,其重量仅为一般玻璃镜片的一半。

②抗撞击力特强。

③受到撞击发生碎裂时,碎片较少,破片面积大而边角钝,使眼部及脸部的受伤情形减至最低程度。

④长期使用,镜片表面也不容易发生破裂。

⑤对于温度高、体积小的物体有强力耐击性,这类物体撞击到树脂镜片时,会立即弹开,不会像一般玻璃镜片很容易造成凹痕和斑点。因此,在焊接或使用砂轮时,为防止眼睛受飞溅的火屑伤害,可采用树脂镜片以防御。

⑥因为树脂镜片的导热性较低,故其抗雾性较一般镜片良好。

(4)化学特性

①树脂镜片抗御化学品及化学溶剂的范围极广。以目前家庭用的化学药品及

化学溶剂,几乎都不会对树脂镜片造成伤害。

②树脂镜片的导热性低,受热时,抗热性极高,在一定限度的高温下,不容易产生扭曲变形的现象。

(5)折射率

①镜片的折射率是镜片一个重要的参数,一般有 1.49、1.56、1.60、1.67、1.74 等数字。这些数字代表镜片的光学折射率,即在镜片中心厚度相同的情况下,相同度数不同材料的镜片,折射率高的比折射率低的镜片边缘更薄,数字越大,镜片越薄,价格也就越高。

②目前市面上 1.49 的镜片已不多见,而且品种也不多,主要都是一些老年人购买老花镜居多。

③不同度数适合不同的镜片折射率。而近视在 500° 以内的人,国内一般选择折射率为 1.56 的多,这种镜片的种类齐全,功能众多,而且价格也适中。

④近视在 500° 以上的人士因要考虑到厚薄问题,所以在购买镜片时选择折射率在 1.56 非球面或 1.60 的折射率的镜片为佳。

3. 树脂镜片的分类

(1)按色泽分类

①灰色片:灰色镜片对任何色谱都能均衡吸收,因此观看景物只会变暗,但不会有明显色差,展现真实自然感觉。属于中性色系。

②茶色镜片:滤除大量蓝光,可以改善视觉对比度和清晰度,在空气污染严重或者多雾情况下佩戴效果较好。一般能挡住平滑光亮表面的反射光线,戴眼镜者仍可看清细微部分,是驾驶员的理想选择。

③绿色镜片:在吸收光线同时,最大限度地增加到达眼睛的绿色光,所以有令人凉爽舒适的感觉,适合眼睛容易疲劳的人使用。

④蓝灰镜片:与灰色镜片相似,同属于中性镜片,但颜色更深,可见光吸收率更高。

⑤水银镜片:镜片表面采用高密度的镜面镀膜。这样的镜片更多地吸收反射可见光,适合户外运动人士。

⑥黄色镜片:严格地说,此类镜片不属于太阳镜片,因为其几乎不减少可见光,又称为夜视镜。部分年轻人佩戴黄色镜片"太阳镜"作为装饰使用。

⑦浅蓝色、浅粉红等镜片:同样是装饰性多于实用性的镜片。

⑧墨绿色镜片:吸去热气,带来清凉感觉,但透光度及清晰度较低,适合晒太阳时佩戴,驾驶时不宜佩戴。

⑨蓝色镜片:海边沙滩游玩可戴蓝色镜片,蓝色能有效滤去海水及天空反射的浅蓝色。开车应避免使用蓝色镜片,因为它会使我们分辨不清交通信号灯的颜色。

(2)按工艺分类

①彩色树脂镜片:即染色树脂镜片,是在一般的树脂镜片上镀膜,染制成各种

不同透光率的彩色镜片。

②1.50 加硬树脂镜片：超强耐磨，在镜片的表面镀有特殊的超微粒加硬处理，增强镜片的抗磨损力，延长使用寿命。

③抗紫外线镜片：在镜片中加入了抗紫外线因子，有效切断波长 350～400nm 以下的紫外线，保护戴镜者的眼睛。

④未加硬镜片与加硬镜片的比较：加硬镜片是在镜片的表面镀有特殊的超微粒加硬处理，增强了镜片的抗磨损力，延长了使用寿命。

⑤1.56 加硬树脂镜片：在 1.49 加硬树脂镜片的特点上，1.56 加硬树脂镜片设计有效减少镜片的厚度。而且这种镜片因折射率比 1.49 大，所以镜片也较之更薄。1.56 加硬加膜树脂镜片不加膜与加膜对比：它能有效地防止水珠在镜片表面的贴浮；高效的减反射增透功能，确保镜片透光率高达 97％；不易老化，透光率高，超强的抗冲击和耐磨性能等；镀膜眼镜可以降低镜片表面的反射光，解决戴眼镜在强光下照相的难题，增加美感。

⑥1.56 加硬加膜抗辐射树脂镜片：这种镜片通过电脑设计，计算出最佳的曲率组合，让人的眼睛无论从哪个角度看上去，都达到最佳的视觉效果。弯度设计符合人眼球的旋转规律，视野较宽。而且，经过多层膜处理，减低镜面反光，拍照时不必摘下眼镜。更易清洗，透光率高。抗辐射镜片经过特殊电导体薄膜处理，使镜片具有抗电磁辐射性能，使用者能免除因低频辐射造成眼睛伤害。抗辐射树脂片特别适用于电脑工作者。

⑦1.56 加硬加膜非球面抗辐射树脂镜片的特点：多层膜消除反光，透光率高；耐磨：具有很高的表面硬度，使用保养更方便和耐用；属于抗辐射的健康镜片；非球面设计，修正了影像，减轻视觉歪曲的现象。

⑧1.60 加硬加膜抗辐射树脂非球面镜的特点：超薄体积，完美的透光性，视觉的超清晰；非球面与 1.60 完美结合，更轻更薄的镜片科技；先进的非球面设计；技术参数：1.60 折射率镜片光学品质更胜 1.56 折射率镜片一筹，厚度仅为 1.56 折射率镜片厚度的 75％。

⑨1.67 高折射率更超薄加硬加膜抗辐射非球面树脂镜片的特点：从大量的统计数字中发现，大多数患者佩戴的是中度数镜片。选用传统中低折射镜片，往往会给人"很厚"的感觉，特别是高度数的镜片。而 1.67 高折射树脂镜片比普通树脂镜片更轻、更薄。高折射率配合平弯非球面设计，纤薄美观，同时还能有效抵御紫外线及减少红外线，有效消除电脑、电视等辐射的干扰。由于它具有更大的密度，因此有更耐磨、更轻薄的特点，不容易划伤，且更轻盈。树脂镜片的分类不是一定的，随着科学技术的发展，人们在不断地发明新的镜片。

4. 树脂镜片的保养

(1)佩戴眼镜时，不要将镜片的凸面与硬物接触，最好放在盒内保存。

（2）树脂镜片要先用清水冲洗,再用树脂镜片专用清洁剂或少量洗涤灵清洗,最后用树脂镜片专用镜布吸干。

（3）应用树脂镜片专用镜布擦拭,由于普通镜布纤维疏松,容易夹杂沙粒,会使镜片磨损,所以最好是先将镜片用清水冲洗干净,然后再用专用镜布吸干。

（4）镀膜树脂镜片除应避免划、碰、高温外,亦应避免酸类油烟等侵蚀,如在日常生活中最好不要戴镜下厨,尤其是通风不好油烟大时。

（5）树脂镜片表面虽然经过特殊加硬处理,但比起玻璃来还是略逊一筹,因此,要避免和硬物摩擦,海滨游泳时尽量不要戴用。

5. 树脂镜片的清洗

（1）先用自来水冲洗,也可以使用中性清洁精或者专用清洁剂清洗,再用专用的眼镜布吸干水分。

（2）冲洗镜片,水流不要过猛,小一点就可以。镜片与水流成45°慢慢平移冲洗,尽量不要让水流到镜片的另一面。

（3）有很多眼镜店对眼镜都有这种免费清洗镜片的售后服务,如果自己处理不了,还是去眼镜店清洗更加放心。

树脂片在当今世界上很流行,它集矫正视力和美化装饰于一身,具有良好的功能,安全精确,舒适美观,透光率达98％以上,比重小,重量仅为玻璃片的50％,抗冲击能力强,非常安全,可任意染色,装饰性极佳,充分体现了现代眼镜的潮流。

（四）镜界花魁——变色镜片

变色镜片,也称为"感光镜片"。玻璃镜片添加的是卤化银,但是目前主流是树脂变色镜片,在亚克力树脂镜片上加入吡螺环等化学物质,让原本透明无色的镜片,遇上强光照射,就会变成有色镜片,所以适合于室内室外同时使用。根据光色互变可逆反应原理,在日光和紫外线照射下可迅速变暗,完全吸收紫外线,对可见光呈中性吸收,回到暗处,能快速恢复无色透明。变色镜片主要用于露天野外、雪地、室内强光源工作场所,防止阳光、紫外光、眩辉光对眼的伤害。

1. 变色镜片的特点

（1）变色镜片五彩缤纷,是20世纪60年代后期研制和发展起来的新型光学玻璃镜片。这种镜片中含有卤化银物质,能随着阳光中的紫外线和短波可见光的强弱,而自动调节着色的深浅,它能吸收阳光中的紫外线,又能防止强光对眼睛的辐射,因此,对眼睛有着特别重要的保护作用。盛夏,用它制作的太阳镜、近视镜、散光镜、老花镜、医疗镜及美容镜等,不仅能矫正视力,减少强光对眼睛的刺激,减少紫外线对眼睛的伤害,而且还为人们增添无限魅力,很受现代人的青睐。

（2）变色镜片对光线的响应,会受温度的影响。温度降低会改变光致变色反应的"活力",从而使复合反应——镜片恢复透光的反应变慢,延迟变色时间。因此,在温度较低的环境,变色眼镜受到光照射,变色会比较大,显得比较深黑。由于加入的卤化银已经与光学材料融为一体,所以变色眼镜能够反复变色,长期使用,既能保护眼睛免受强光刺激,又能起到矫正视力的作用。

(3)随着现代生活的需求,有色眼镜的作用已经不只是防护眼睛的作用,它还是艺术品。一副合适的有色眼镜,配上合适的服饰,可以衬托出一个人非凡的气质。

2. 变色镜片的种类　变色镜片还是一个大家族,有变灰、变茶、变蓝、变浅黄或橙黄,渐变色,液晶变色,变色双光等多种,现简介如下。

(1)变灰镜片:有变浅灰、中灰、深灰和黑灰多种。有无色透明的底色变灰,有浅灰色底色变深灰的。这种镜片玻璃是由氧化硅、硼酸、氢氧化铝、碳酸钠、氯化银、氧化铜等氧化物熔制而成。氧化铜或氯化亚铜是增感剂,没有它们,玻璃变不了色,有了它们,玻璃感光灵敏度可增加数百倍以至几千倍。这种镜片在没有紫外线和短波可见光的照射下,光的原始透过率达85%以上,经紫外线和短波可见光的照射后,光的透过率降低到25%～40%。停止紫外线和短波可见光的照射1分钟后,透过率增加20%以上,20分钟后透过率增到75%以上。这种眼镜能吸收波长为300～380nm的紫外线。灰色是色彩的中性色,是人们一般喜爱的色彩。灰色变色镜片适用于做太阳镜,特别适用于患有青光眼、结膜炎、角膜炎和老年人见光流泪等眼疾患者理想的医用镜,配这种眼镜在阳光下,尤其在炎热的夏天感到格外清凉舒适,不足的是,若变色过深过黑与面部色彩不够协调。

(2)变茶镜片:是由氧化硅、氧化铝、氧化硼、卤化银等氧化物,掺入着色剂钴、镍、锰等金属熔制成的。光的原始透过率约为85%,变色后的透过率为30%左右,茶变色有底色无色透明变茶色,有底色浅茶变深茶,茶变灰等色彩。还有一种茶色镜片,是在基础玻璃中添加了少量的钯合金。镜片色彩的深浅随着钯或金的掺入量的多少变化着。英国布尔顿公司还发明了一种加入二氧化锡,同样制得茶变色玻璃镜片。据报道,变色、褪色速度都很高,性能比较好,茶色是暖色,佩戴后给人以温暖的感觉。由于光的散射,又能给面部增添红的光彩,适宜春、秋、冬佩戴。

(3)变蓝镜片:是用二氧化硅、氢氧化铝、硼酸、氧化锆、硝酸银等物质加入氧化钴、氧化铈、氧化镍等多种添加剂熔制而成,底色为纯正蓝色,在紫外线照射下,变为深蓝色或蓝灰色。据国外专利介绍,制备蓝变色眼镜需要特殊的装备,需要氢气进行热处理。这种方法生产难度大,我国成都光明器材厂,没有用特殊的装备和氢气还原,而研制生产出蓝变色眼镜,经测定,这种眼镜退色快,效果好,对短波可见光、紫外线吸收好。变色前能吸收380～400nm波长的紫外线,变色后,对于400nm以下的紫外线都可以吸收,人们的视网膜上有一种专门感受蓝光的视锥细胞,对147nm的波长特别敏感。佩戴蓝色眼镜,容易消除眼睛的疲劳,它常被用来做太阳镜、近视镜、散光镜、老光镜等。

(4)变浅黄、橙黄镜片:主要成分是氧化硅、氧化硼、氧化锂、氧化钾、氧化锆、氧化钯、氯化银等氧化物质。加入氧化铝熔炼而成,玻璃经过氢化的热处理,形成了在银的微粒上生成薄膜,或与银生成合金,银粒能吸收450nm以下波长的紫外线,铝粒子在整个可见光谱区都能产生吸收,从而降低了可见光的透过率。这种变色眼镜适用于长时间在室外工作的交警、体育工作者,特别是运动员更喜爱佩戴,并称之为射手眼镜,也适用于视网膜炎患者佩戴。

(5)渐变变色镜片:其特点是紫外线、短波可见光照射后,镜片变色从上部到下部呈现出由深到浅的色彩,光线的透过率呈梯度形分布。其原理是镜片在热处理前,一种含有变色效应所需要的一切成分而无变色特性的"未成核"玻璃,把这种玻璃放在具有梯度温度炉内进行热处理后,玻璃内的卤化银晶粒则呈梯度形的分布,从而制得具有梯度形的变色眼镜。用渐变色玻璃制作的变色眼镜,最适用于各种车辆的驾驶员,他们在行车中,既要观看窗外明亮的标志和道路,又要不时地低头看车内光线微弱的仪表,长时间的行车,往往容易看错,若佩戴渐变色眼镜,就不会出现以上问题。

(6)液晶变色镜片:其特点是变色速度极快,一般的变色镜片变色达饱和状态需要几分钟,而液晶变色只需要几毫秒,在外界光的变化之下,能十分灵敏地适应光线强度的变化。液晶是一种有机化合物,又称为液态晶体,它既有液体的流动特性,又呈现出某些晶体的光学性质,如光学各向异性及双折射等特性,在电场和温度的作用下,能产生某些特殊的电光和热效应。可用来制作电焊、气焊工的护目镜,从而使以往使用电焊、气焊在点火前处于不透明状态的护目镜,变得在点火前后都始终保持透明,而且光线适度。此外,对患有怕强光的青光眼病的患者,具有很好的护目和医疗作用。

(7)变色双光镜片:是一种将远近两种屈光度同做在一只镜片上,两种不同焦距的眼镜,主镜片又称基片,面积约为镜片的3/4,下加片又称"弓形件",约占1/4。主镜可磨制成平光、老光、近视等屈光度,下加片可加工成老光、平光等屈光度,这种眼镜适用于45岁以上的眼功能开始转向老光的人使用,在室内看书写字作近距离地观看,外出又可以作太阳镜使用,具有一镜三用的功能。

(8)膜变色镜片:上面介绍的都是在镜片基片中加入变色因子,形成基片色变,随着科技的发展,人们将变色染料通过工艺涂抹在镜片表面(基片上方),使之形成变色层,变色层也是随着紫外线的强弱变色,相对于基片变色,膜变变色迅速,褪色也快。底色淡,变色均匀,特别对高度数来说,效果比较理想,当然,价格要高出不少。

3. 变色镜片的选购 选择变色眼镜时,主要从镜片的功能特点、眼镜的用途、个人对颜色的要求等方面来考虑。

(1)灰色镜片:可吸收红外线和98%的紫外线。灰色镜片最大的好处是不会使景物原来的颜色因镜片而改变,而最令人满意的是它可以非常有效地降低光线强度。灰色镜片对任何色谱都能均衡吸收,因此,观看景物只会变暗,但不会有明显色差,展现真实自然感觉。属于中性色系,符合所有人群使用。

(2)粉色镜片:这是非常普遍的颜色。它能吸收95％的紫外线。如果是作为矫正视力的眼镜,必须经常佩戴的女士最好选用淡红色的镜片,因为淡红色镜片对紫外线的吸收功能较好,而且能使整体光强降低,所以佩戴者感觉会比较舒服。

(3)浅紫色镜片和粉色镜片一样:因其色彩相对较深,更受成熟女性的欢迎。

(4)茶色镜片:能吸收100％的紫外线,茶色的镜片能滤除大量蓝光,可以改善视觉对比度和清晰度,因此,深受佩戴者欢迎。特别在空气污染严重或者多雾情况下佩戴效果较好。一般能挡住平滑光亮表面的反射光线,戴眼镜者仍可看清细微部分,是驾驶员的理想选择。对于中老年、600°以上高度视力患者,可以优先考虑。

(5)浅蓝色镜片:海边沙滩游玩可戴太阳蓝色镜片,蓝色能有效滤去海水及天空反射的浅蓝色。开车应避免使用蓝色镜片,因为它会使我们分辨不清交通信号灯的颜色。

(6)绿色镜片:绿色镜片和灰色镜片一样,可以有效地吸收红外线和99％的紫外线。在吸收光线同时,最大限度地增加到达眼睛的绿色光,所以有令人凉爽舒适的感觉,适合眼睛容易疲劳的人使用。

(7)黄色镜片:可吸收100％的紫外线,并且可让红外线和83％的可见光穿透镜片。黄色镜片最大的特点在于吸收了大部分的蓝光。因为太阳光照过大气层时,主要是以蓝光表现(这就可以说明为什么天空是蓝色的)。黄色镜片吸收了蓝光以后,可以使自然界的景物更清楚,因此,黄色镜片常用来当作"滤光镜",或是猎人们在打猎时使用。严格地说,此类镜片不属于太阳镜片,因为其几乎不减少可见光,但在多雾和黄昏时刻,黄色镜片可以提高对比度,提供更准确的视像,所以又称为夜视镜。部分年轻人佩戴黄色镜片"太阳镜"作为装饰使用,青光眼患者及需提高视觉明亮度的患者可选择。

4. 变色镜片的质量要求

(1)表面要求光洁:优质的变色眼镜镜片表面,无丝毫划痕、擦伤、毛面、麻点,将镜片斜向迎光观察,光洁度极高。镜片内部无斑点、结石、条纹、气泡、裂纹,透光明亮。

(2)变色要求均匀:两片镜片必须是同一色而无差异,不能呈现几种色彩,无"阴阳色";一见阳光,变色时间快,无阳光时,退色时间也快。劣质的镜片变色慢,退色快,或变色快,退色慢。最差的变色眼镜根本不变色。

(3)厚薄应该一致:两块镜片不能一厚一薄,否则,会影响视力、损害眼睛健康。单片厚薄也要均匀,如果是变色平光镜片,厚度在2mm左右为宜,边缘光洁。

(4)戴时感觉舒适:不头晕目胀,观察物体不模糊,不变形。购买时,手拿眼镜,单眼透过镜片,看远处物体,上下左右晃动镜片,远处物体不应该发生移动错觉。

(5)防护性能良好:优质的变色镜,能够100%阻挡紫外线A、紫外线B,为戴镜者提供最有效的紫外线防护。符合上述要求的变色镜才为上品。

(6)变色镜片:其根据阳光强度的变化自动变换颜色,以保护视力,提高美感,减少太阳光及紫外线对眼睛的刺激和伤害。在选购变色镜时,只选合适的颜色而不挑选优质的镜片是不行的。市场上卖劣质眼镜的很多,一副未经精密加工和检验合格的粗劣眼镜,戴上后会使你看物像歪曲失真、消耗视力、眼睛疲劳、诱发各类眼睛疾病。

(五)镜界宠儿——超薄镜片

不论是远视或近视,鼻梁上一副厚重的镜片,一直是高度数患者挥之不去的噩梦,隐形眼镜的发明,的确解决了不少人的困扰,然而对于那些不宜戴隐形眼镜的患者而言,问题仍然存在。因此,各种高折射率的镜片应运而生,并在今日的镜片市场上占有一席之地。

1. 超薄镜片的特点

(1)超薄镜片为高折射光学玻璃镜镜片的俗称,是指具有光学玻璃镜片所有光学和物理性能,折射率在1.6以上的镜片。它最初是在折射率1.523的冕牌玻璃(Crownglass)中加入一定比例的氧化铅(PBC)或氧化钡(BaO),借以提高玻璃的折射率,这就是所谓的火石玻璃及钡化冕牌玻璃,它们的折射率约为1.623,但它们同时也提高了玻璃本身的密度及光散现象,镜片变得更重,更不适合光学上使用。1973年,School首次以氧化钛取代铅及钡,溶入玻璃的成分中,而制造出一种高折射率但密度却相当低的镜片,它的厚度比普通玻璃片要薄许多,因此,很受中高度屈光不正患者的欢迎。

(2)超薄镜片有白片、红片两种,它比普通光学镜片约薄1/3,折射率高达1.70～1.80。除了玻璃之外,树脂镜片厂商也不甘示弱,纷纷推出比普通树脂镜片折射率高的超薄片,于是整个高度数镜片市场遂兴起一番重大的改革。谈到超薄片,就不免要提到折射率。我们知道光线在空气中是以直线前进,当光线由空气进入另外一种物质时,由于密度的改变,使得光线进行的速度也因而改变,这就造成了光线偏折的现象。

(3)当光线由空气进入镜片时,除了通过镜片的光学中心外,也同样会有偏折的现象,偏折的程度则依各种镜片本身的折射率及厚度而定,折射率愈高,镜片愈厚,则光线偏折的程度愈高。在光线偏折相同的情况下,高折射率镜片的厚度比低折射率者低。从外观而言,这的确相当吸引人。就重量而言,因镜片所使用的体积减小,相对的重量减轻很多,难怪高度数患者弃厚从薄,趋之若鹜。

2. 超薄镜片的弊端及使用注意事项 超薄镜片也不是每个人都能接受,由普通镜片换戴超薄片的人都会产生一个困扰,那就是镜片周围好像出现一圈光环,光环的形成叫作颜色像差,折射率愈高的镜片,颜色像差愈明显。由于白光是由 7 种颜色组成,波长各不相同,折射率而随之各异,当白光通过镜片后,7 种颜色的光波依其折射率的高低而彼此分散开来,颜色像差就随之发生。

超薄片的这种不良作用并非不可避免,只要配镜时验光度数准确,瞳距测量正确,再加上镜框及镜臂的调整,能尽量配合脸型并教导配戴者避免透过镜片的边缘来观物和阅读则这种副作用就能减至最低或完全消失。随着光学材料的不断研发,现在树脂镜片的折射率已做倒了 1.74。更薄、更轻、更清晰永远是我们追求的目标。

(六)镜界英豪——镀膜镜片

镀膜镜片也称加膜镜片,玻璃和树脂镜片都可以镀膜。镜片加膜主要有两种:一种是抗反射膜,即通过在镜片前表面镀上多层不同折射率与不同厚度的透明材料,利用光干涉的原理来减少镜片表面多余的反射光。镜片加了抗反射膜后,对光线的通透性会增加,佩戴者感觉眩光减少了,视物也更加真切和明亮。另一种是加硬膜,主要用于树脂镜片。它一般加在镜片前表面,使树脂镜片抗磨能力增强,同时光的通透性也有所加强。使用者在清洁加硬膜镜片时,应先用清水将镜片前后表面洗净,再用干净软布吸干,注意不要在镜片干燥时擦拭。如果普通的镜片可以看得很清楚,就不需要加膜,如果要加,树脂镜片可以加抗反射膜,也可以加硬膜,玻璃镜片一般只加抗反射膜。众所周知,加膜是镜片质量和特性的一个重要指标。

1. 镀膜的种类　对于眼用树脂镜片来说,主要的光学薄膜有加硬膜、减反射膜(增透膜)、抗污膜(防水膜)、抗辐射膜、抗偏振膜、防雾膜和分光膜等。现在简单介绍几种主要膜层的特点。

(1)镀耐磨损膜

①与玻璃眼镜片相比,有机材料制成的眼镜片表面易磨损,产生划痕。通过显微镜,我们可以观察到眼镜片表面产生的划痕,主要分为两种,一种为较小沙砾产生的划痕,浅而细小,戴镜者不容易察觉,但累积到一定程度,因小划痕引起的入射光线的散射现象会影响戴镜者的视觉;另一种是由较大沙砾产生的划痕,深且周边粗糙,如果正好位于眼镜片中央则会影响戴镜者的视力。

②现代耐磨损膜镀制技术主要采用浸泡法,即将清洗后树脂眼镜片泡在加硬液中;完成浸泡工序后,再将树脂眼镜片放置在烘箱中聚合,耐磨损膜的效果与加硬液的材料、黏度,聚合温度、时间及镀制膜层的厚度等因素有关。耐磨损膜的膜层厚度与浸泡时间、从加硬液中提取出的速度等因素有关。

(2)镀减反射膜

①与平面镜等一样,入射到眼镜片表面的光线也会产生反射。在某些环境下,反射强度可以通过在眼镜片表面镀减反射膜来消除。

②膜层的牢固性是一项重要的质量指标。目前,对于镀膜眼镜片的膜层牢固性的检测方法包括沸腾/冷盐水试验、去离子冷/热水试验、钢丝绒摩擦试验、橡胶摩擦试验、溶解试验、黏着试验、乙醇和其他溶剂的浸泡试验、温差试验和潮湿度试验等。

③表面镀有减反射膜的镜片,特别容易产生污渍,而污渍会破坏减反射膜的效果,减少光线的透射。在显微镜下观察减反射膜层呈孔状结构,油污容易浸润至减反射膜层。可以在减反射膜层上再镀一层具有抗油污和抗水性能的膜,这一膜层不会改变减反射膜的光学性能。

(3)镀抗污膜

①眼镜片表面镀减反射膜后,眼镜片特别容易产生污渍,污渍会破坏减反射膜的减反射效果。在显微镜下,我们可以发现减反射膜层呈微孔结构,所以油污特别容易浸润至减反射层。解决方法是在减反射膜层表面再镀一层抗油污的顶膜,而且为了不改变减反射膜的光学性能,必须是一层非常薄的膜层。抗污膜的材料以氟化物为主,可以采用浸泡法或者真空镀膜法,在完成减反射膜镀膜后,使用蒸发工艺将氟化物镀于减反射膜上。

②抗污膜可将多孔的减反射膜层覆盖起来,同时由于能够减少水、油与镜片的接触面积,故也称为防水膜。对于树脂眼镜片而言,理想的膜层是包括耐磨损膜、多层减反射膜和抗污膜的复合膜。

③复合膜的基本镀膜流程:首先,在树脂眼镜片材料上镀含有机硅的耐磨损膜;然后,用离子轰击进行镀减反射膜前的预清洗,清洗后采用高硬度的金属材料进行多层减反膜层的真空镀制;最后,再镀上使油和水滴与眼镜片表面呈一定接触角度的抗污膜。

④镀抗污膜多采用真空镀膜的方法。膜层较薄,为 $0.005 \sim 0.01 \mu m$。抗污膜的材料以氟化物为主,可将多孔的减反射膜层覆盖起来,并且能够减少水和油与镜片的接触面积,使油和水滴不易黏附于镜片表面,因此也称防水膜。

(4)抗辐射镜片:是根据电磁干扰遮蔽原理采用特殊镀膜工艺,经过特殊电导体薄膜处理,使镜片具有抗电磁辐射的功能。抗辐射物质是一种金属化合物,在镜片表面形成一种屏障,将低频辐射及微波进行反射和吸收,有效地滤除电磁辐射波。

(5)镀偏振膜:偏振镜片由偏振膜和普通镜片胶合而成。偏振膜是利用物质对两种互相垂直振动的偏振光的选择性吸收的特性而制成。自然光可以分解成矢量互相垂直、大小相等、相位无关联的水平和垂直的线偏振光。当自然光以特定角度(即布儒斯特角)入射到界面时,反射光成为光矢量垂直于入射面振动的线偏振光。由光滑界面反射的眩光就是偏振光。用偏振膜能很好地阻挡这些刺眼的眩光中较强的水平方向光分量。眼用镜片中的偏光膜分为两种,一种是胶合于镜片中间的厚度相对较厚的偏光膜,这样的镜片边缘呈现很明显的"三明治"状态。一种是贴附于镜片表面的厚度较薄的新型偏光膜,这样的镜片比较美观。

(6)镀功能性膜:在人们的工作和生活中,会有各种各样的有害光线环绕在人们周围,其中紫外线和有害蓝光对人们的伤害很大,紫外线易导致白内障的发生,还会造成角膜灼伤和视网膜损伤;而高能蓝光使脂褐素中的成分发生光毒反应,致视网膜细胞死亡。视网膜细胞中积累的脂褐素会促成玻璃膜疣的沉积,从而导致黄斑变性。对视力造成永久性的伤害。因此,人们在镜片前表面或前后两个表面镀上膜层,以达到 100% 的阻隔紫外线(波段为 400nm 左右)和阻隔大部分过剩的有害蓝光(415~455nm)的目的,从而有效地保护人们的眼睛不受到有害光线的伤害。

2. 镀膜镜片的分类

(1)镀于镜片的光学薄膜按结构可分为单层膜、双层膜、三层膜、多层膜等,按性能特点分为减反射膜(即增透膜)、反光膜、分光膜、保护膜等。根据反射干涉光的颜色,增透膜又有蓝膜、绿膜、红膜之分。

(2)光学薄膜的镀制方法可分为化学镀膜和物理镀膜两大类。

①化学镀膜:基于成膜物质在镜片表面上相互间化学反应而成膜的镀膜方法称为化学镀膜,化学镀膜根据其镀制工艺不同又分为酸蚀法、水解法、气相法、高温分解法、置换反应法等多种镀制方法。

②物理镀膜:一般又称为真空镀膜,是以物理为基础的镀膜方法,根据镀制工艺不同,又分蒸发法、溅射法、离子法等多种镀制方法。

3. 化学膜与物理膜的优缺点

(1)优点

①设备简单、成本低。膜层附着力强,本身牢固性好,在可见光短波区吸收。在镀膜中可以利用不同浓度溶液获得不同厚度的薄膜,其膜厚不受前几层积累误差的影响。所获得的薄膜的折射率在 1.44~2.2,可以用两种溶液的不同混合比任意选择。

②镜片表面镀上具有一定厚度和层数的光学薄膜,光学薄膜赋予镜片本身所不具有的光学、化学和机械性能,如使某个波段的光减少反射,增加透射,视物会更清晰,或使某个波段的光增加反射,减少透过,以保护眼睛不受损害;光学薄膜能保护镜片表面不受腐蚀和磨损,同时镀膜后镜片有悦目的色彩,增加美容效果。

(2)缺点

①手工操作多,不易实现机械化,受工作环境温度和湿度影响大,膜厚不能自动监控,膜层厚度差较大,镀多层膜极其困难。

②化学镀膜存在的缺点,在现代化大规模生产中,已为真空镀膜所取代。

4. 镀膜镜片的适应人群

(1)镜片表面经高温真空镀膜加工,牢固地镀有多层稀有金属防护膜后,除能提高可见光透过率外,而且对强阳光、强灯的反射可达 30% 以上,有明显的衰退作用,如微波衰减高达 90% 以上,并有明显的增视效果,能防止强光刺眼眩目,备感清晰舒适,使驾驶员长时间行车不至于眼睛感到疲劳。

(2)适合于从事冶炼、炉窑、电视荧屏、微机终端等作业场所人员使用。如再加钢化处理,可承受较强的外来冲击,镜片不易破碎,能防止镜片的外来冲击而造成眼外伤,更适合于机械切削、铸造、建设、电焊、爆破等场所的人员佩戴。

(3)目前市场上所出现的加膜镜片,一般都是进行过多层膜处理的,使其具有多种功能。在购买时注意查看镜片的详细说明。

(七)镜界珍品——染色镜片

染色眼镜片是具有固定透射等级的有色眼镜片。染色的目的在于减少可见光或不可见光的通过。染色眼镜片的应用广泛,可以吸收一定程度的可见光,使得强光下不刺眼;可以增加视物的对比度;可以增添戴镜者的美观性。戴镜者可以根据自己的喜好或者目的选择眼镜片的颜色及颜色浓度。

1. 染色性能

(1)光透过率:颜色浓度可以改变眼镜片对可见光的透过率。国际标准对镜片染色后的光透过分为 5 级,即 0~4 级。

(2)颜色选择:染色眼镜片的颜色取决于蓝、黄、红三原色的搭配。一般最常用的染色眼镜片是灰色、棕色和绿色。选择什么颜色主要取决于配镜者的个人喜好。有时也与视物的对比度有关,如淡黄色可以增加视物的对比度,适合于雾天行驶的驾驶员及某些低视力患者;在雪地行走灰色是理想的染色眼镜片,可以防止雪地反光,又可以增加视物的对比度。

2. 染色材料

(1)玻璃眼镜片染色:在玻璃材料中混合一些具有特殊吸收性质的金属氧化物后,会呈现着色效果。例如,加镍和钴(紫色)、钴和铜(蓝色)、铬(绿色)等。这些染色材料主要应用于大规模的平光太阳眼镜片或是防护眼镜片生产。一些具有特殊过滤性质的浅色材料(棕色、灰色、绿色或粉红色)也用于生产屈光矫正镜片,但现在对染色玻璃材料的需求不多,主要原因是由于近视或远视眼镜片的中心厚度与边缘厚度不同,而使眼镜片的颜色深浅不一致,屈光力越高,颜色差异越明显。

(2)树脂眼镜片染色:树脂材料的染色工艺是浸泡染色法,常用的染料有红、绿、黄、蓝、灰和棕色,根据需求可任意搭配,颜色深浅也可以控制。太阳眼镜片的加工,基本上都是在聚合前加入染料的,适合批量制造各色平光眼镜片,同时在材料中还可以添加可吸收紫外线的材质。有机材料的出现,解决了屈光不正者佩戴太阳眼镜的需求。

3. 染色方法

(1)玻璃眼镜片是通过在玻璃材料里添加不同的金属氧化物使得眼镜片着色。树脂眼镜片的染色方法主要采用热浸泡法,即将左右眼镜片安装在夹具上浸泡在溶有有机色素(染料)的热水中,待色素渗透入眼镜片的表层。

(2)树脂眼镜片选择未经镀膜处理的眼镜片,因为膜层不易吸收色素。眼镜片染色后,色素通常渗入眼镜片表层,所以日常使用中不会褪色。长时间的紫外线辐射,可能会使色素发生化学反应,但非常轻微。染色浓度取决于染料浓度、浸泡时间和眼镜片材料对色素的吸收速度。通常,浸泡时间越久,颜色越深,但所染颜色会因眼镜片屈光力及厚薄的差异而不同。

(3)对眼镜片的染色,可以将整片眼镜片染色成一种颜色(单色),也以染成逐渐变化的颜色,例如眼镜片上部深色,往下逐渐变浅,俗称双色或渐变色。

(八)镜界明星——多焦镜片

1. 多焦点镜的特点　人到中老年由于眼的调节幅度下降,看近处时需要戴近用镜。然而,使用单焦点的近用镜后,近点和远点向眼移近,眼前的物体能在视网膜上成清晰的像,即明视,而远处的物体却又不能明视而变得模糊,不得不换戴远用镜,这就是生活中常见中老年人备有两副眼镜,不时摘换的缘故。为了消除反复摘戴远用、近用镜的麻烦,可戴用多焦点镜,又称复光镜。它既能明视远处也能明视近处,使不能明视的范围减少或消除。

2. 多焦点镜的种类　多焦点镜的种类很多,有双焦点镜(即双光镜)、三焦点镜(即三光镜)、渐变多焦点镜(即复光镜)。后者可以消除双焦点镜及三焦点镜所不能明视的范围,使戴镜者对所有距离上的物体,有连续性视觉,最适于调节幅度极窄的老年人使用。

(1)双光镜片:双焦点镜发明于 18 世纪。又称双光镜片,该镜片含有两个屈光力不同的区域,即主区和子区,分为主镜片和子镜片。

双光镜片可以同时矫正远与近两者的视力,主要针对老花眼矫正时所需,一般双光镜片的分配为:镜片的上部为看远处,下部的镜片用来观看近点,至于近用范围的大小,则视近用工作的性质来定。一般平顶双光被使用的概率最高,他们仅有小的区域在镜片的底部以作为近点工作之用,至于镜片的周边与上部则用来注视远方与提供一个良好的周边视野。

传统的双光镜片为一线双光的镜片,镜片由中间分为上下两部分,也就是镜片的一半以下全部作为近点距离所用,它们提供比较好的宽的近点视野,针对较长时间于近点工作者有较佳的效果,建筑师、会计师、艺术家和其他工作性质相接近者,此种镜片可以降低头部摆动的机会。而弧形双光则更适合儿童及青少年学生使用,既能满足看近处的宽视野,又能满足看黑板的远视野频繁地看近看远转换需要。双光的镜片同时也可以使用于仅只是需用到近点阅读矫正的人,但在近点工作时却又不便将眼镜拿上拿下。

双焦镜片的制作方法主要有胶合、熔合、整体与塑胶4种。①胶合式双光镜片:是用树脂胶将子镜片粘贴在主镜片的内侧下方。②熔合式双光镜片:是将子镜片熔合在主镜片的凹陷处,其中主镜片的折射率约为1.523,子镜片的折射率约为1.654。子镜片的顶焦度根据其背面的曲率R得到。③整体式双光镜片:是在一个或几个玻璃毛坯上,用不同曲率R的模具分别在主区域或子区域磨出不同的顶焦度。这种镜片制作工艺复杂,不易脱胶,但顶焦度范围受限,并易产生色散。④塑胶式双光镜片:也是一种整体双光镜,基础主区和子区的顶焦度用模子模压铸成。其中子镜片突出于主镜片。双光镜的基本设计见图4-1。

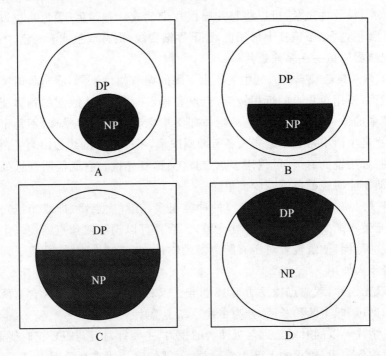

图4-1 双光镜的基本设计

戴双光眼镜,上下楼梯时,须低头,使用镜片上部,最初戴眼镜时,请先在室内使用,习惯后再戴到室外。

(2)三焦点镜片:将近用镜、中用镜和远用镜三者的顶焦度合在一个镜片上,即在同一镜片上有3个不同的光度,故称三光镜片。

①针对那些需要中距离视力的人,如同远与近一般,使用三焦点的镜片可以满足此需求,那些在电脑或收银机前工作的人,对于此一中距离的视力有特别的需

求,此种镜片可以满足工作上的视力需求。

②这些镜片的矫正效果也是包含多个范围,不同的是在每一片不同距离的镜片之间其分界线不明显,这些多焦点镜片的分界线,可能需要在很近之处,才可以看得到或经由手的触摸才可以感觉到,但是,当使用者在转换由近到远处时,眼睛仍然会有感觉到很大的突然变化。

③三光镜在制作上难度较大。其中近、中、远三者的顶焦度与位置必须由验光师决定。因为它与戴镜人本身的视力调节和职业有很大关系。中用镜的顶焦度一般为近用镜顶焦度的 50%～70%,使戴镜人可以基本看清由近点至一臂之远的物体。

④最早的三光镜是分离型三光镜,将分别矫正远、中、近距离的 3 个度数不同的独立眼镜片切割后装配在一个镜圈内,中近比可以根据需求任意设置,远、中、近光学中心也可以互相独立,这在其他的三光镜设计中无法实现。

⑤胶合型三光镜,将子片用胶粘贴到主片为双光镜的眼镜片上。双光镜的近附加作为三光镜的中间区和近用区,新子片粘贴在近用区,度数是三光镜近附加和中间附加的差值。这种三光镜设计也可以获得任意比值的中近比。理论上胶合三光镜的子片,可以任意形式和大小,但是为了让分线尽可能地不明显,子片形状通常为圆形(新月形),光学中心和几何中心相重合。

⑥熔合型三光镜,由 3 种不同玻璃材料组成,冕牌玻璃为主片,然后根据中近比,选择两种折射率较高的玻璃材料制作中间区和视近区。高折射率材料在高温下熔于主片上的凹槽中。眼镜片制作完后,眼镜片表面从视远区到视近区都是连续的,所以看不出分界线。中间附加和近附加的大小,由主片前表面屈光力、原凹槽屈光力和子片玻璃折射率决定。这种三光镜受眼镜片材料限制;中近比为 40%～70%,多为 50%。

⑦整体同心三光镜,用同一种眼镜片材料,通过改变眼镜片表面曲率获得中间区和视近区所需要的度数。树脂材料的三光镜都是整体形式,通常中近比为 50%。

⑧带状三光镜,中、近区域比较宽,是整体型的一种,材料可以是玻璃或树脂,通常采用减薄棱镜来控制眼镜片厚度,需要镀减反射膜来减少眼镜片内反射。

(3)渐变多焦点镜片:一部分的屈光度并没有一个很清楚的界线,渐变多焦点镜片使用逐渐累进屈光度的方式取代瞬间改变度数方式,此种设计可以避免"影像跳跃"的现象,如同当您使用双光或三光镜片时,如果您企图由远到近,或由近到远地去观察物体时即会有影像跳跃的现象,举例来说,在超级市场里,您可以轻易地经由渐变多焦点镜片,仔细地查看您的购物单,同时也可以很容易地在货架上寻找您所要的产品,首先,佩戴渐变多焦点镜片的初期需要一些训练与镜框的调整来配合,包括如何让头部维持于一个适当的位置来适应各种不同距离的目标。

①双焦点镜和三焦点镜的光焦度在不同区域是离散的。如果眼的调节力进一步变弱,就需要能够得到介于离散值之间的光焦度,这样才能明视所有距离。这是目前眼镜的另一个发展趋势,即渐变多焦点镜。它是一种对调节能力差的人进行视觉补偿的多焦点镜。

②渐变多焦点镜片能够使一块透镜上下方向的光焦度几乎连续变化,这种透镜不是中心对称的,而是以主子午线为对称轴的透镜。其曲率沿主子午线方向渐变,平滑而无交界线,对所有距离的物体均能成像于视网膜,而无像跳现象。

③渐变多焦点镜片是 20 世纪 60 年代以后出现的一种具有顶焦度渐变效应的镜片。这种镜片能使佩戴者对所有距离的物体有连续性的视觉,渐变焦镜片在整个镜片或镜片的过渡区域内具有渐变的顶焦度,由远光区、渐变区与近光区三部分组成。其中远光区在上部,渐变区在中部,近光区在下部。

④渐变多焦点镜片渐变区的顶焦度以等差级数向上递增,每下降 1mm,顶焦度增加若干正度数。这种镜片的缺点是视野相对双光镜片窄,在中、下部的两侧存在视觉模糊区。不适用于从事大范围近距离工作或眼球需经做水平方向转动的患者。

⑤渐变片的验配,必须提供两眼的瞳距和瞳高,然后,设计者利用了镜片上下的宽度,将镜片的上半部分设计成远用的光度,镜片的下半部设计成近用的光度,上下部分之间被设计为一个连续的加光部分。渐进片使得消费者能够从远处至近处都能有一个清晰的视野。

⑥戴渐进多焦点镜片,尽量不要使用镜片边缘看事物,因有歪曲模糊感,看远处用镜片的上部,看近处用镜片下部,适应方法也是先室内后室外。

(九)镜界新秀——非球镜片

非球镜片,即非球面镜片,该镜片的设计,最大限度地减少边缘像差,使成像更清晰自然,不同折射率的非球面镜片及不同的镀膜,更是大大地方便了大家的选择。沙克镜片除变色镜片外,全部采用黄绿膜,再加超硬膜设计,镜片具有强效的耐磨性和抗冲击性,不易损伤,高透光率使得镜片具有极好的清晰度,看事物清晰自然。既有防紫外线的镜片,也有防辐射镜片,还有加硬的、抗冲击性镜片等。

1. 非球镜片的特点

(1)传统的球面镜片周边看物体有扭曲的现象,限制了佩戴者的视野,在光学上不可避免地存在球面像差的视觉缺陷,而非球面镜片将镜片边缘像差减到最低。

(2)非球面镜片的基弯更平,重量更轻,看上去更为自然、美观。在屈光度高的情况下,能够减少眼镜的变形,对于视力度数高的消费者,选择非球面镜片可能更加合适。

(3)非球面镜片它的表面弧度与普通球面镜片不同,为了追求镜片薄度就需要改变镜片的曲面,以往采用球面设计,使得像差和变形增大,结果出现明显的影像不清,视界歪曲、视野狭小等不良现象。非球面的设计,修正了影像,解决视界歪曲等问题,同时,使镜片更轻、更薄、更平。

(4)保持优异的抗冲击性能,使佩戴者安全使用。扭曲的现象,限制了佩戴者的视野,在科技不断进步的时代,非球面设计这一光学奇迹,将镜片边缘像差减到最低,使它宽阔视野可以满足顾客的需求。

(5)非球面镜片的基弯更平,重量更轻,看上去更为自然、美观。在屈光度高的情况下,能够减少眼睛的变形,对于视力度数高的消费者,选择非球面镜片可能更加合适。

(6)非球面镜用以消除球差与耀光,尽量矫正像面弯曲、歪曲像差,由于一枚非球面镜的矫正能力等于多枚球面镜片,因此,镜头中使用非球面镜片可以达到轻量化。

(7)非球面的缺陷为非球面镜片边缘屈光度与中心区域差距较大,佩戴时如果斜视会有边缘模糊不清的现象。

2. 非球面镜片的优点 表面弧度是非球面设计的,这种设计比起球面设计镜片的优点如下。

(1)更清晰:经过特有的镀膜处理的非球面镜片更拥有完美的视觉表现,呈现更清晰、舒适的视觉效果。

(2)更轻松:戴上非球面镜片后几乎感觉不到它的存在,为眼睛减肥,尽情享受它带给您轻松随意。

(3)更自然:非球面的设计,更自然,视觉变形少,视物更逼真。

(4)像质好:该镜片从镜片中心到周边,曲率半径逐渐增加(镜片表面逐渐平坦)。像散 0.10D,像质很好。

3. 非球面镜片的鉴别方法

(1)近视镜看镜片里的日光灯管像:球面镜片的灯管像为笔直一条,而-2.25D 以上非球面镜片的外表面,反射日光灯管像呈中间鼓起,两边逐渐变窄的木桶状;光度越高的镜片越明显。

(2)对于-2.25D 以内的低光度镜片,直接看外表面灯管像与球面镜区别很小,此时应从内表面来看外表面的反射灯管像,非球面镜同样呈中间鼓起的木桶状或明显的马鞍状变形且像大而略显模糊,球面镜则依然是笔直一条。

(3)老花镜看网格线:非球面老花镜的灯管像与球面镜的灯管像不易区分,我们可以看网格线的方法来区分球面和非球面。一般情况下,+2.00D 以上的老花镜,如果是球面的话,将其凸面朝下置于网格纸上方 10cm 处可以发现网格线出现中间洼陷的枕状变形(即光学中所谓的"枕形畸变"),而非球面镜的网格效果是经校正成笔直的。度数越大,这一差异越明显。

(4)此检验方法也适用于−3.00D以上的近视镜片,不同之处在于球面近视镜的网格效果呈中间鼓出的桶状变形(即光学中所谓的"桶形畸变"),且相对来说不如老花镜那么明显,要仔细对比同光度的非球面才能看得出来。

(5)将非球面镜片侧向置于日光灯光源透射光下,可以发现镜片表面出现旋涡状效果,光度越高此效果越明显。该检验方法同时适用于较高光度的近视和老花镜片。

(6)普通焦度计检测:此检测方法适用于所有非球面镜片的鉴别检测,尤其是在其他直观方法不易检验的低光度非球面镜片情况下。即先在测度仪上测准镜片的中心光度,再将镜片逐步向边缘移,测量镜片由光学中心向边缘去的屈光度变化趋势。球面镜的球镜度数变化往往呈不变甚至增大的趋势,高度老花镜片的增大趋势尤其明显;而非球面镜则呈从中到边球镜光度逐渐下降趋势,柱镜度数则增大,光度越高,该趋势越明显。

4. 非球面眼镜的量度和调整

(1)测量单眼 PD 水平要求:眼必须水平对准非球面镜片光心(同心圆的圆心)。

(2)瞳高及垂直要求:要在镜架的模板上点出瞳孔高度(瞳高)。瞳高的起始点与镜架的前倾角(眼镜前框与镜腿的夹角)有关,前倾角每倾斜 2°(前倾角 12.5°),瞳高起始点下降 1mm,最多不超过 5mm。

(3)调整镜架:预先调整好眼镜架,使镜架平整,挂耳长度恰当,伏贴,舒适。前倾角 10°~12.5°。

(4)点瞳高方法:除镜架前倾角补偿外,还可以令患者头部略后仰,使眼镜前框与地面垂直,用防水笔对准瞳孔中心直接点在镜架寸板上。

5. 非球面镜片的设计

(1)对于球面镜片而言,无法借助组合的透镜矫正像差。只能在镜片的几个变量中找出减少像差、提高清晰度的方法。如缩小后顶点距离(VD),减少放大率的干扰;镜片尽可能薄;选择最佳基弯等方法,将像差控制在较小范围内。

(2)现代眼镜片已采用电脑设计,通过计算机能够做出非常准确的光路追迹,找出镜片的最佳形式。19 世纪已能用手工计算出这种最佳弯形的眼镜片。最佳片形的镜片称为点焦镜片。1904 年伟大的视光学专家车尔宁(Tscherning),根据像差的三阶理论计算出各种不同镜度的最佳镜片形式。根据车尔宁的计算,这一系列不同镜度的最佳弯形数字组成一个椭圆。这椭圆虽不是车尔宁提出,但后人为了纪念他,仍称为 Tscherning 椭圆。根据车尔宁的设计,镜片也达不到完全消除像差的目的。根据车尔宁椭圆设计的镜片,有两个缺点:

①根据车尔宁椭圆设计的镜片,能够形成点焦镜片,减少像差。其范围在＋7.00～－22.00D,可以控制像差。超出此范围则无能为力。必须采用非球面的设计方法,才能消除像差。

②根据车尔宁最佳弯形设计的镜片,其曲率较大,也就是镜片基弧较陡峭。从外观看起来,镜片较厚不美观。如:＋3.00D 镜片的最佳基弯是＋8.83D。不能满足患者对眼镜片轻而薄的要求。

(3)一些镜片设计者,为了迎合患者的喜好,尝试对眼镜片基弧采用非常平的设计。较平的镜片看起来虽然较薄、较美观,但避免不了光学缺陷,使某些像差超出范围,影响视物清晰和舒适。这样的镜片有可能在 30°注视范围内视力尚可,30°注视范围以外,则使戴镜者周边视力和动态视力明显受到影响。为了使镜片既平,又能获得清晰的像质,研究员采用了能将镜片光学缺陷减到最小的最优化镜片——非球面镜片。

(4)非球面镜片设计的目的和优点:为了减少光学矫正镜片的像差,并使镜片更平,减少镜片放大率。获得更清晰、更薄、更轻的优质镜片。减少了镜片的像差,视物更清晰了。高光度也可获得清晰像:球面的点焦镜片,虽经最佳基弧设计,但＋7.00D～－22.00D 以外的光度不在车尔宁椭圆范围内,无法消除像差。只有用非球面设计才可获得较好像质。

(5)可以使镜片更平、更薄、更美。球面镜片的镜度愈高,外观愈差。非球面镜片可以选基弧较平的设计,不但使外观漂亮,而且减少周边放大率。使别人看戴镜者的眼睛,不会大小改变许多。

6. 非球面镜片与球面镜片的区别

(1)非球面镜片的表面弧度与普通球面镜片不同,球面镜片,使像差和变形增大,结果出现明显的影像不清,视界歪曲、视野狭小等不良现象。现在非球面的设计,修正了影像,解决视界歪曲等问题,同时,使镜片更轻、更薄、更平。而且,还保持优异的抗冲击性能。

(2)在当今的眼镜行业,对细薄轻巧镜片的追求可谓登峰造极。非球面镜片既能顺应时尚潮流的需要,又具有卓越的光学性能。

(3)与传统的正球面镜片相比,非球面镜片正面的表面形状更为复杂,曲线是从镜片的中心一直弯曲至镜片的边缘。对于加倍非球面镜片来说,镜片正面的表面朝着镜片的边缘逐渐变平;而对于减倍非球面来说,表面则是朝着镜片的边缘逐渐变陡。这种逐渐变化的表面具有许多重要优点。其中最重要的优点(也是最成功的"买点")就是其美观及卓越的光学性能。

(4)同一材料、同一度数的球面与非球面相比,非球面镜片更平、更薄、视物更逼真、更自然舒适。传统的球面镜片,镜片周边看物体有扭曲的现象,限制了配戴者的视野,非球面镜片边缘像差减到最低,宽阔视野可以满足用户的需求。

(5)在非球面的基础上,对非球面镜片的抗冲击性做了全面的升级,是普通镜片抗压的 5.5 倍,同时 16 层镀膜,更耐磨损。是第一个将非球面镜片从材质、功能、膜层三大角度出发进行二次创新。非球面镜片从膜层上分,有全季深色变色非球面镜片和全季膜层变色非球面镜片。

7. 非球面镜片的鉴别

(1)鉴别非球面镜片:要想鉴别非球面的眼镜其实很简单。因为非球面不代表就应该是一个平面,它也会有一定的弧度。从侧面看非球面比球面的外表面要平、弯度要小得多。用手从镜片中间往边上捋过,手感上会很平,如果试过后有以上发现和感觉就应该是非球面的眼镜。同等度数下的眼镜,如同样－5.00D,非球面镜片比球面镜片轻 26%。

(2)双非球面镜片和单非球面镜片的区别:该镜片从镜片中心到周边,曲率半径逐渐增加(镜片表面逐渐平坦)。为了使眼镜外观漂亮,像质很好;如果改用较平的＋2.00D 基弯,30°的场曲 0.55D,像散 0.71D,成像清晰度下降,像质就比较糟糕。

(3)非球面镜的边缘:第一次配戴眼镜的人士,特别是学生和上班一族,戴上非球面镜片,大大减少了刚戴眼镜时的种种不适感,使用隐形眼镜的人士,在家里时可用非球面镜片代替球面镜片作为备用眼镜使用。戴非球面镜片更接近人的自然视力,这一点与隐形眼镜是相同的。希望不让别人知道自己"度数很高"的人士,希望戴上近视眼镜后眼不会变得太小的人士,希望减轻镜片负担的人士,两眼有屈光差异者,都可以使用非球面镜片。

(4)经常换戴球面镜与非球面镜对眼睛的影响:如果不一致那就不能交换佩戴,即便是一致最好也不要交替使用,佩戴非球面镜会不会造成死鱼眼。变化明显,必然会感觉大一些。眼镜度数越大,感觉越明显。而非球面镜就能解决相差的问题。

(5)造成死鱼眼的原因:戴上近视眼镜后,凹透镜片缩小了眼球影像,看上去眼球小一些,看惯了,形成视觉标准。摘下眼镜,看到真实的眼球,变化明显。近视,尤其是中高度近视以后,眼轴变长了,眼球变大了。不论是否戴眼镜,眼球已经比不近视的时候凸出了。近视 3.00°,眼球凸出 1mm。

(6)单非和双非:说简单点就是一个单面非球面一个双面非球面的区别。凡是折射面不是球面的镜片,就是非球面镜片。包括柱镜、渐变多焦点镜片、顶周非球面镜片都在其中。现代出现的消除像差非球面镜片,实际是指顶周非球面镜片。该镜片从镜片中心到周边,曲率半径逐渐增加(镜片表面逐渐平坦)。镜片折射面,根据所选基弧,计算完善的接近理想的非球面曲线。其非球面曲线接近椭圆面或抛物线。平行光线入射镜片,不论近轴光线还是远轴光线都可以汇聚为一点。

(7)设计:为了使眼镜外观漂亮,非球面镜片尽可能设计为基弧较平。但过平的镜片,即使用非球面设计,其光学性能会迅速下降。如用 n＝1.6 树脂片,非球面设计,+1.5D 的镜片,基弯+3.25D。视场张角 30°,其场曲为 0.02D,像散 0.10D,像质很好。如果改用较平的+2.00D 基弯,30°的场曲 0.55D,像散,0.71D,成像清晰度下降,像质就比较糟糕。

(8)镜片视野开阔:边缘处没有弧形,影像像差减到最低,影像十分自然。非球面镜片比球面镜片的硬度要高 3 倍,更适合年轻人佩戴。同样−5.00D,非球面镜片比球面镜片轻 26%。非球面镜片表面较为平整,看外界无论远近,都非常自然不变形,长时间不会感到疲劳。

(9)平薄外观:可以使中折射率镜片有高折射率镜片一样的平薄外观,将镜片边缘像差减至最低,使它的宽阔视野可以满足所有顾客的需求。

(10)弧度球面镜是镜片两面弧度一致,如果屈光度较大会出现球面相差,而非球面镜片两面的弧度是经过光学设计,不是一致的,因此,球面相差会减少或消除,但只是微观的,关键是球面镜片和非球面镜片是否屈光度一致,如果一致可以交替佩戴,如果不一致那就不能交换佩戴,即便是一致最好也不要交替使用。

(十)镜界奇葩——偏光镜片

偏光片的全称应该是偏振光片,学过物理的应该知道什么是偏振光,液晶显示器的成像必须依靠偏振光,所有的液晶都有前后两片偏振光片紧贴在液晶玻璃,组成总厚度 1mm 左右的液晶片。如果少了任何一张偏光片,液晶片都是不能显示图像的。

偏振光片之所以换掉偏光,是因为普通液晶显示器面对眼睛的那张偏光片是磨砂处理的,以消散表面反光,并且把光散射以增加液晶显示器的视角。对于投影机来说,任何散射都会造成光线的损失,投影机用的液晶片理想状态应该是 0°视角,即偏离垂直方向看液晶片,就没有光线了。当然,这是不可能实现的,但越接近 0°视角,光的利用率越高,所以用平光的偏光片换掉那个磨砂的偏光片后,投影机到墙上的亮度会大幅度提高,大概能提高 50%～80%,这就是为什么要换偏光片的理由。

1. 偏振光的特性

(1)来自太阳甚至灯泡等人工光源的光波,都在各个方向上振动和传播。无论光线是被传播、反射、发散或折射,当光线都朝一个或多个平面方向振动时,我们就说光线偏振了。偏光过程可以是自然发生的,也可以是人工激发的。您每次观察湖面时看到的眩光就是一个自然偏振的例子。从湖面反射的眩光是没能穿过湖水"滤光器"的光线,这也是为什么即使湖水非常清澈也不能够看到湖面下物体的原因。

(2)偏振滤光器一般是通过将一层化学薄膜镀在透明的塑料或玻璃表面上来

制成的。通常,所使用的化合物里的分子相互之间是自然平行排列的。当将它们均匀地涂在镜片上时,这些分子形成了微小的透镜,能够吸收所有与它们的排列方向相同的光。

(3)迫使您必须戴上太阳镜的绝大多数眩光都来自水平表面,例如水面和高速公路。当光线到达一个表面时,反射的光就会偏振,方向与表面的角度相同。因而,一个反射度高的水平表面(如湖面),能产生大量的水平偏振光。因此,太阳镜的偏光镜片固定在一个角度,使得只有垂直偏振光才能透过镜片。您可以通过下面的方法来观察这一原理:戴上偏光太阳镜,然后观察一个水平表面,如汽车的引擎罩。缓慢地将头向左或向右倾斜,您会发现来自这个表面的眩光会随着您视线角度的调节变得明亮。

(4)在购买前,您可以通过做一个简单的测试来辨别其真伪。找一个反射面,然后拿着太阳镜,通过一个镜片来观察这个表面。缓慢地将太阳镜旋转 90°,观察反射眩光是否减少或增加。如果太阳镜是偏光太阳镜,那么您将会看到眩光明显减少。

(5)偏光镜片是全球公认最适合驾驶的镜片。光由物体表面反射时已被偏振产生眩光。眩光的反面作用能增强亮度、减弱色彩饱和度;使物体轮廓变得模糊不清,使眼睛疲劳不适。偏光片是根据光线的偏振原理制成的,具有消除眩光的特殊功能,令驾驶者改进视觉,增添驾乘乐趣。

2. 偏振镜片的分类　可分为碘系偏光片、染料系偏光片两种。其中碘系偏光片容易获得高透过率、高偏振度的光学特性,但耐高温高湿的能力较差。染料系偏光片不容易获得高透过率、高偏振度的光学特性,但耐高温高湿的能力较好。

3. 偏振镜片的结构

(1)偏光片的基本结构包括最中间的 PVA(聚乙烯醇),两层 TAC(三醋酸纤维素),PSA film(压敏胶),Release film(离型膜)和 Protective film(保护膜)。其中,起到偏振作用的是 PVA 层,但是 PVA 极易水解,为了保护偏光膜的物理特性,因此,在 PVA 的两侧各复合一层具有高光透过率、耐水性好又有一定机械强度的(TAC)薄膜进行防护,这就形成了偏光片原板。

(2)在普通 TN 型 LCD 偏光片生产中,根据不同的使用要求,需要在偏光片原板的一侧涂覆一定厚度的 PSA,并复合上对 PSA 进行保护的隔离膜;而在另一侧要根据产品类型,分别复合保护膜、反射膜、半透半反胶层膜,由此形成偏光片成品。

(3)对 STN 型 LCD 偏光片产品,还要在 PSA 层一侧,根据客户的不同需要,按一定的补偿角度复合具有一定位相差补偿值的位相差膜和保护膜,由此形成STN 型 LCD 偏光片产品,这就是 LCD 偏光片的基本结构和作用原理。

(4)使用的压敏胶为耐高温防潮压敏胶,并对 PVA 进行特殊浸胶处理(染料系列产品),所制成的偏光片即为宽温类型偏光片;在使用的压敏胶中加入阻止紫外线通过的成分,则可制成防紫外线偏光片;在透射原片上再复合上双折射光学补偿膜,则可制成 STN 用偏光片;在透射原片上再复合上光线转向膜,则可制成宽视角偏光片或窄视角偏光片;对使用的压敏胶、PVA 膜或 TAC 膜着色,即为彩色偏光片。实际上随着新型的液晶显示器产品不断开发出来,偏光片的类型也愈来愈多。

4. 偏振镜片的选用规则

(1)A 级产品的镜片:原则上选用原厂整张偏光片,部分产品可用 TFT 无旋光三角料;底片原则上选用原厂整张偏光片。

(2)A 规产品的镜片:一般选用原厂等级整张偏光片,TFT 无旋光三角料,或是库存量较多 TFT 边角料偏光片;或者是以后是采购主要渠道供应商的 TFT 边角料偏光片,底片用原厂等级整张偏光片或复合底片。

(3)B 级产品的镜片:尽量使用库存量较少 TFT 边角料偏光片、碎料片,或者是以后不再是采购主要渠道供应商的 TFT 边角料偏光片;底片用复合底片。客户有特殊要求时,按客户要求选用特殊偏光片。

5. 使用方法　轻拿轻放,不能用硬物在表面上推划。取放时不能折叠。对等级片和边角料片在投入生产前要进行分色筛选。贴片时,一定要让 LCD 表面上残留的清洁液完全挥发干净后,才能贴上偏光片。超宽温偏光片分切时一定要胶水面朝下放置。

(十一)镜界极品——太空镜片

太空镜片,又称宇宙镜片,也称 PC 镜片。化学名称为聚碳酸酯(poly carbonate,PC),是热塑性材料。一般的树脂镜片,都是热固性材料,即原料为液态,加热后形成固态镜片。但 PC 片的原料为固态,经加热后塑形为镜片,所以这种镜片成品后受热过度也会变形,不适于高湿热场合。但有着极强韧性,不破碎(2cm 可用于防弹玻璃),故又称安全镜片。比重每立方厘米仅为 2g,是目前用于镜片的最轻材料。

太空镜片虽然是用聚碳酸酯制造的镜片,但和普通的树脂(CR-39)镜片有本质上的差别。PC 的俗称就是防弹玻璃,因此 PC 镜片秉承了原材料超级抗冲击力的优良特性,并且由于折射率高和比重轻,大大地减轻了镜片的重量,还有更多的优势,比如说:100%防紫外线,3～5 年之内不会发黄。如果在工艺上没有问题的话,重量比普通树脂片轻 37%,抗冲击力更是高达普通树脂的 12 倍。是目前用于镜片的最轻材料。PC 镜片的制造商全球首推依视路,其优势体现在镜片非球面处理和加硬处理。

首次用 PC 材料制造成眼镜镜片是在 20 世纪 80 年代初的美国,其特点是安全美观。安全体现在超高的抗破碎性和 100%阻挡紫外线,美观体现在镜片薄、透亮,舒适体现在镜片重量轻。自推出市场来,各生产厂家十分看好 PC 镜片的发展前景,他们在镜片的设计、制造、研究方面,不断地采用新工艺、新技术,使 PC 镜片继续朝着最轻、最薄、最硬、最安全的方向发展。随着科技的日新月异,高科技、多功能、多用途的 PC 镜片不断推出,以满足消费者的生理上、防护、装饰的综合需要。最值得一提的是各种带偏光或变色的非球面 PC 近视镜片产品。因此,我们有理由相信,未来 PC 镜片一定会成为眼镜行业中的主导产品之一。

(十二)镜界美人——太阳镜片

太阳镜,也称遮阳镜,作遮阳之用。人在阳光下通常要靠调节瞳孔大小来调节光通量,当光线强度超过人眼调节能力,就会对人眼造成伤害。所以在户外活动场所,特别是在夏天,需要用遮阳镜来遮挡阳光,以减轻眼睛调节造成的疲劳或强光刺激造成的伤害。有色眼镜能有选择地吸收组成太阳光线的部分波段,是因为它借助了很细的金属粉末(铁、铜、镍等)。当光线照到镜片上时,基于所谓"相消干涉"过程,光线就被削弱了。当某些波长的光线(指的是紫外线 A、紫外线 B,还有红外线)穿过镜片时,在镜片内侧即朝向眼睛的方向,它们就会相互抵消。相消干涉现象取决于镜片的折射系数(即光线从空气中穿过不同物质时发生偏离的程度),还取决于镜片的厚度。一般来讲,镜片的厚度变化不大,而镜片的折射系数则根据化学成分的差异而不同。

1. 太阳镜的光调节原理　优质的太阳镜是非常有效的光调节器。为了更好地理解太阳镜的调节光的机制,必须先了解一些关于光的知识。

(1)一束光波有一定的电磁能:波的大小是以波长来度量的。可见光的波长范围为 400~700nm。光波的能量与波长成反比,波长越短,能量越高。在可见光中,紫光能量最大,红光能量最小,而在可见光频谱之上的是紫外线。事实上,自然光中含有大量的紫外线。由于紫外线的高能量,紫外线能对人的角膜和视网膜产生损害。

(2)光的亮度或强度的度量单位是流明(lm):例如,在室内,大多数人造光的强度为 400~600lm。如果在阳光明媚的户外,亮度会在很大范围内浮动,阴凉处的亮度为 1000lm,而在像高速公路等有大片水泥地的地方,亮度为 6000lm。

(3)可见光是人眼能察觉到的光:我们看到的由太阳发出的可见光看上去是无色的,也就是我们常说的白光。事实上,它是由多种频率的有色光混合而成。在可见光的频谱范围内的所有有色光混合而成的光线是无色的,即白色。

(4)我们有两种看到颜色的基本方式:其中一种方式就是一个物体本身能发出一定频率的光,如霓虹灯就是这样显示颜色的;另外一种方式就是物体吸收其他所有频率的光,而只反射一定频率的光,或反射多种频率的光,这些光波混合而被感知一种颜色的光,如涂有油漆的物体就是这样显示颜色的。例如,要看到黄光,一种方式就是物体直接发出黄色频率的光;另外一种方式就是吸收光谱中蓝色部分的光,反射红色和绿色部分的光,这两种光混合后被人眼感知为黄光。

(5)谈及与太阳镜有关的光线时,以下 3 种类型的光很重要:直射光——直射光是从光源(如太阳)直接射到您眼睛的光。过多的直射光会使周围环境的细节显得模糊不清,而且还会使您很难集中视线。反射光——反射光往往是以眩光的形式存在。反射光是从一个反射物体上反射回眼睛的光。同直射光一样,强烈的反射光使人们很难感知细节或直视一个物体。雪地、水面、玻璃和白色沙地都是很好的反射面。漫射光——漫射光是经过反弹而朝很多方向分散的光,因而看起来这种光没有一个特定的光源。漫射光的一个典型例子是大城市上空的辉光。我们很难为其确定单个光源。在没有直接光源时,我们还能看到东西,这就是漫射光的功劳。优质太阳镜能消除频谱中的紫外线,减少直射光,使人们感到舒适,另外还能消除或减少反射光(取决于反射面)。光的一个有趣的特性是偏光。当从某些表面反射时(如水面),光会偏振。由于反射光的偏光特性,偏光太阳镜能消除从水面或类似的反射面反射出来的光。

2. 太阳镜镜面的反射原理

(1)反光太阳镜的镜片能像镜子那样反光。镜片上涂有一层非常稀薄的反光涂料——由于这层涂料非常稀疏,所以它被称为半镀银表面。“半镀银”这一术语源于镜片上面的反射分子非常稀疏,其数量大约只有使镜片成为不透明反射镜时分子数的一半。在分子级别上,反射分子均匀地分散在镜片的表面,形成一层均匀的薄膜,但镜片只有一半的面积被该薄膜覆盖。这一半镀银面可以反射大约一半到达其表面的光线,而让另一半光线直接透过。

(2)镜面涂料是渐变的,涂料的颜色深度从上到下逐渐改变。这能够加强太阳镜对来自上方的光线的抵御能力,同时让更多的光线从下方和水平方向射入。这意味着当你在驾驶时,太阳镜在遮挡太阳光线的同时,还能够让您看清仪表板。有时候,涂料是双渐变的,镜片的上部和下部的颜色深度最高,而镜片中间是清晰的。

(3)反光太阳镜的关键问题在于涂料很容易被刮伤。显然,如今太阳镜制造商还没能够成功的在反射薄膜表面镀上防刮伤层。因而,防刮伤层是涂在镜片表面的,而反射薄膜又是涂在防刮伤层之上的。

(4)防刮伤保护层:玻璃是天然防刮伤的,但绝大多数的塑料都不是。为了解决这一问题,制造商研发出了一系列的方法,在镜片的表面镀一层透明而又坚固的薄膜。这类薄膜是由类钻碳膜和多晶钻石烧结体等物质组成的。通过电离工艺,在镜片表面上形成一层很薄但非常耐磨的薄膜。

(5)抗反射涂层:太阳镜一个普遍问题是出现回眩光,回眩光是光射到镜片的背面后,又反射到您的眼睛里而产生的。抗反光防护涂层的作用在于减少镜片对光的这种反射。同防刮伤保护层一样,抗反射涂层是镜片上的一层很坚固、很薄的膜层。抗反射涂层物质的折射率介于空气和玻璃之间。这使得薄膜内表面和外表面反射光的强度几乎是相等的。当薄膜的厚度约为光波波长的 1/4 时,从薄膜内外表面分别反射出的光线会通过相消干扰互相抵消,从而最大限度地减少你看到的眩光。抗反射涂层也被涂在屈光隐形眼镜和一些太阳镜的前表面,以消除镜片反射强光所产生的"热点"。

(6)防紫外线涂层:一些最严重的眼睛疾病的致病原因之一是紫外线。根据频率和波长不同,紫外线被分为两类:紫外线 A 和紫外线 B。作为一种天然的眼睛保护机制,人们眼睛的角膜能吸收所有的紫外线 B 和绝大部分的紫外线 A。然而,还是有一部分紫外线 A 会到达眼睛的晶状体。长时间地吸收紫外线 A 可能导致白内障,少量穿过角膜到达视网膜的紫外线 A 能导致视网膜黄斑变性,而黄斑变性是致使 65 岁以上老年人失明的主要原因。长期暴露在强烈的紫外线下会导致眼睛癌症或光化性角膜炎,也就是视网膜的灼伤。这种情况经常发生在冬天下雪后晴天的户外,雪面反射太阳眩光,因而通常被称为雪盲。太阳镜有一个好的防紫外线涂层,可以消除紫外线辐射,您必须确保您的太阳镜能够百分之百地滤去两种紫外线。在太阳镜的标签上应该标明了该太阳镜能提供何种程度的紫外线保护,而你所需要的是 100% 的保护。

3. 太阳镜的技术指标

(1)顶焦度偏差:太阳镜的标准顶焦度值应为 0.00D,镜片制造时的偏差或镜片与镜架的装配不符,都有可能产生顶焦度的偏差(即带有或正或负的顶焦度),若超出一定范围,佩戴者可能会感到视物变形,严重的则会影响佩戴者的视力健康。对应于 GB 10810.1《眼镜镜片第 1 部分:单光和多焦点镜片》国家标准表 1 要求,其球镜顶焦度允差为 ±0.12D;柱镜顶焦度允差为 ±0.09D。

(2)棱镜度:太阳镜的棱镜度应为 0.00△,若镜片具有棱镜度,则会产生物移焦,若超过标准允许的范围,则可能导致双眼视物不能合一,或产生高低不平衡感,加剧佩戴者的眼肌及视神经无序地调节,严重的还会导致神经调节紊乱或产生斜视等。根据 GB 10810.1 表 4 要求,其棱镜度允差为 0.25△。

(3)光透射比(τV):对于浅色太阳镜,其光透射比应＞40%;对于遮阳镜,其光透射比的范围为 8% ～40%。光透射比项目是反映太阳镜功能的一个重要指标。中国现行标准按此功能将太阳镜分为 3 类:遮阳镜、浅色太阳镜和特殊用途太阳镜,而细分则将其分为 5 类(0、1、2、3、4)。类别不同,太阳镜的用途截然不同。如果用浅色太阳镜作遮阳之用,佩戴者将无法获得遮阳的良好效果,如长时间在阳光较强的户外活动,佩戴者仍会因受到较强光的刺激而感到疲劳。浅色太阳镜一般起装饰作用,或用在阳光并不强烈的室内等。反之,在室内或并不需要遮挡强烈阳光的场所佩戴遮阳镜,则会因瞳孔过度放大而产生不适、易疲劳等。在遮阳镜中,透射比较小的产品不太适合骑车人或驾车者佩戴,因为骑车人或驾车者的行进速度要比行人快,透射比太低会影响他们的反应能力。

(4)太阳镜和太阳镜片透射比要求(表 4-1)

表 4-1　太阳镜和太阳镜片透射比要求

镜片类别	镜片分类号	要求			
		紫外光谱		可见光谱	红外光谱*
		太阳紫外 B 波段透射比最大值,γ_{SUVB} 280～315nm	太阳紫外 A 波段透射比最大值,γ_{SUVA} 315～380nm	光透射比,τ_V	太阳红外光谱透射比最大值,τ_{SIR}
浅色太阳镜	0	$0.05\tau_V$		$\tau_V > 80\%$	
	1	$0.05\tau_V$		$43\% < \tau_V \leqslant 80\%$	
遮阳镜	2	$\leqslant 1.0\%$ 或 $0.05\tau_V$ (以较大值为准)	$0.5\tau_V$	$18\% < \tau_V \leqslant 43\%$	
	3	$\leqslant 1.0\%$	$0.5\tau_V$	$8\% < \tau_V \leqslant 18\%$	
特殊用途太阳镜	4	$\leqslant 1.0\%$	$\leqslant 1.0\%$ 或 $0.25\tau_V$ (以较大值为准)	$1\% < \tau_V \leqslant 8\%$	
* 仅适用于生产厂家明示具有红外辐射防护功能的太阳镜和太阳镜片。					

4. **太阳镜的用途**　太阳镜按用途一般可分为遮阳太阳镜、浅色太阳镜和特殊用途太阳镜三类。不同的人群,根据不同的喜好和不同的用途来选择太阳镜,但最基本的原则是要能保障配戴者的安全及视力不受到损伤。减少强光刺激、视物清晰不变形、防紫外线、对颜色识别不失真、准确辨识交通信号,应是太阳镜的基本功能。若是上述功能有缺陷,轻则失去太阳镜的作用,重则会产生头晕、眼睛酸胀等自觉不适应症状,有时还会产生反应迟钝、辨色错觉及走路视物不平等症状及引发交通事故等。所以选择太阳镜不能只注重款式而忽视其内在质量。

(1)遮阳太阳镜:顾名思义是作遮阳之用,人在阳光下通常要靠调节瞳孔大小来调节光通量,当光线强度超过人眼调节能力,就会对人眼造成伤害。所以在户外活动场所,特别是在夏天,许多人都采用遮阳镜来遮挡阳光,以减轻眼睛调节造成的疲劳或强光刺激造成的伤害。

(2)浅色太阳镜:对太阳光的阻挡作用不如遮阳镜,但其色彩丰富,适合与各类服饰搭配使用,有很强的装饰作用。浅色太阳镜由于其色彩丰富、款式多样,受到了年轻一族的青睐,时尚女性对其更是宠爱有加。

(3)特殊用途太阳镜:具有很强的遮挡太阳光的功能,常用于海滩、滑雪、爬山、高尔夫等太阳光较强烈的野外,其抗紫外线性能等指标有较高的要求。

5. **太阳镜镜片的功能分类**　太阳镜镜片的种类大致分为:抗反光防护镜片、

彩色镜片、涂色镜片、偏光镜片和变色镜片等7种。

(1)抗反光防护镜片:这种镜片是在表面涂上一层薄薄的氟化镁,以防止强光反射,让你看东西更加清晰且不受强光干扰。要检测你的太阳镜是否真的采用抗反光防护镜片,可将眼镜对准光源,若你看到紫色或绿色的反光,那就表示镜片上确实有涂上防反射的保护膜。

(2)彩色镜片:也称作"染色镜片",就是在镜片制作过程中,加上一些化学物质,让镜片呈现色彩,用以吸收特定波长的光线。这是太阳眼镜最常使用的镜片类型。

(3)涂色镜片:这种镜片呈现的效果与彩色镜片相同,仅制成的方式不同,它是将颜色涂在镜片表面,最为大家熟知的就是"渐层式的涂色镜片",颜色是上面最深,然后往下渐浅。一般有度数的太阳眼镜多是以涂色方式处理镜片。

(4)偏光镜片:为了过滤太阳照在水面、陆地或雪地上的平等方向的刺眼光线,在镜片上加入垂直向的特殊涂料,就称为偏光镜片。最适合户外运动(例如海上活动、滑雪或钓鱼)时使用。

(5)变色镜片:也有人称为"感光镜片"。因为在镜片上加入卤化银的化学物质,让原本透明无色的镜片,遇上强光照射,就会变成有色镜片,来做防护,所以是适合于室内室外同时使用。

(6)太阳镜夹片:太阳镜夹片是专为近视人群设计的偏光太阳镜,有效防眩光、防紫外线。特别适合驾驶、户外、钓鱼等户外运动项目。采用偏光镜片技术,视像解析力大幅提升。消除99%的反射光和散射光,使您的视野更清晰柔顺。镜片特别加膜强化处理,有效程度的耐磨损,耐刮,抗冲击。

(7)夜晚驾驶镜片:夜晚驾驶镜片应能阻挡对方汽车强光80%以上,同时主镜片透光率必须>75%,观察道路不受影响,夜间佩戴一副好的驾驶夜视镜,开车族不但可以看清行车路面,而且可以有效减弱对方汽车大灯射来的刺眼强光眩光及其他有害光线,在挡强光的同时可以正常看清路面,从而保证您的行车安全。

6. 太阳镜的色彩分类

(1)黄色镜片:此类镜片不属于太阳镜片,因为其几乎不减少可见光,但在多雾和黄昏时刻,黄色镜片可以提高对比度,提供更准确的视像,所以又称为夜视镜。部分年轻人佩戴黄色镜片多作为装饰使用。

(2)茶色镜片:滤除大量蓝光,可以改善视觉对比度和清晰度,在空气污染严重或者多雾情况下佩戴效果较好。一般能挡住平滑光亮表面的反射光线,戴眼镜者仍可看清细微部分,是驾驶员的理想选择。

(3)蓝色镜片:海边沙滩游玩可戴太阳蓝色镜片,蓝色能有效滤去海水及天空反射的浅蓝色。开车应避免使用蓝色镜片,因为它会使我们分辨不清交通信号的颜色。

（4）灰色镜片：灰色镜片对任何色谱都能均衡吸收，因此观看景物只会变暗，但不会有明显色差，展现真实自然感觉。属于中性色系。

（5）绿色镜片：在吸收光线同时，最大限度地增加到达眼睛的绿色光，所以有令人凉爽舒适的感觉，适合眼睛容易疲劳的人使用。

（6）水银镜片：镜片表面采用高密度的镜面镀膜。这样的镜片可更多地吸收反射可见光，适合户外运动人士。

（7）墨绿色镜片：吸去热气，带来清凉感觉，但透光度及清晰度较低，适合晒太阳时佩戴，驾驶时不宜佩戴。

（8）蓝灰镜片：与灰色镜片相似，同属于中性镜片，但颜色更深，可见光吸收率更高。

（9）浅蓝色、浅粉红镜片：同样是装饰性多于实用性的镜片。

7. 太阳镜结构分类　很多太阳镜制造商采用一种叫作恒定密度的工艺来给镜片染色。这是最为陈旧的太阳镜制造工艺，整个玻璃或聚碳酸酯混合物材料都有同样的颜色。因而这样在制造镜片的过程中，颜色是在镜片里面的。将一层吸收光线的分子镀在纯聚碳酸酯的表面，也是一种染色方法。给聚碳酸酯镜片染色最常用的方法是将镜片浸泡在一种含有染色物质的特殊液体里，这样染色物质会慢慢的被塑料吸收。如果要使颜色更深一些，只需延长镜片浸泡在液体里的时间。

（1）黄色或金色镜片能减少蓝光，同时还能允许更多其他频率的光穿过镜片。因为蓝光能反弹和分散很多光线，因而能够产生一种被称为蓝霾的眩光效应。事实上，黄色能消除光谱的蓝色部分，这样使得所有物体显得明亮而又清晰。这也是为什么防雪盲的墨镜一般是黄色的原因。这类色彩会使颜色感知有点失真，因而这类颜色的太阳镜不适合那些需要准确辨认颜色的活动。

（2）琥珀色和褐色也是很好的通用颜色，它们能减少眩光效应，除了紫外线以外，其独特分子还可以吸收更高频率的颜色，如蓝色。有研究表明，长期接受近紫外线光（如蓝色和紫色）照射，是白内障的致病因素之一。这类太阳镜同黄色镜片一样会造成颜色失真，但会增加对比度和清晰度。

（3）绿色镜片能滤去部分蓝光，还能减少眩光效应。在所有颜色的镜片中，绿色镜片能提供最高的对比度和最大的视锐度，所以备受欢迎。在绿色或蓝色背景下，紫色和玫瑰色镜片能提供最好的物体对比度。因而它们是打猎和滑水的好选择。

（4）灰色是很好的通用颜色，在减少光亮度的同时，它的颜色失真最小。灰色镜片能提供眩光防护，使得它成为驾驶和一般用途的理想之选。

（5）染色镜片，太阳镜镜片的色彩决定了镜片能吸收光谱中哪些部分的光。制造商使用不同的颜色来产生特定的使用效果。

8. 太阳镜的脸型修饰

（1）圆形脸：需要直线型或棱角的镜架来弱化您的轮廓，请选用深沉、含蓄颜色的镜片减少肥胖感,让脸部看起来玲珑。

(2)三角形脸:尽量避免用大镜框、方形框架,因为这样更会显得脸型上宽下窄,使用细镜框、圆形镜框,颜色鲜亮为最好。

(3)长方形脸:最适合的是大框架的太阳镜,这样可以弥补脸长的小缺点,让脸型看起来更秀气,颜色也以深色为主。

(4)椭圆形脸:很适合戴太阳镜,不管什么款式都非常适合您,注意一下大小比例就可以了。

(5)方形脸:与圆形脸相反,需要有些圆角、流线型的镜框来衬托您不羁的非凡气质。

9. **太阳镜的功能**　有防紫外线功能的太阳镜,一般有以下几种明示方式。

(1)标注"UV400":这表示镜片对紫外线的截止波长为 400nm,即其在波长(λ)为 400nm 以下的光谱透射比的最大值 $\tau_{max}(\lambda)$ 不大于 2%。

(2)标注"UV""防紫外线":这表示镜片对紫外线的截止波长为 380nm,即其在波长(λ)为 380nm 以下的光谱透射比的最大值 $\tau_{max}(\lambda)$ 不大于 2%。

(3)标注"100%UV 吸收":这表示镜片对紫外线具有 100% 吸收的功能,即其在紫外区间的平均透射比不大于 0.5%。

达到上述要求的太阳镜,才是真正意义上对紫外线有防护功能的太阳镜。防紫外性能是太阳镜的一项重要指标,一副太阳镜是否具有防紫外线的功能,我们无法用肉眼辨别。中国现行的产品标准对防紫外性能只有基本要求,即对佩戴者无害。防护功能主要由生产企业作出明示承诺,但并不是所有的太阳镜产品都有防紫外功能,作为消费者要识别产品是否具有防紫外线功能,只能把厂方对产品的明示承诺作为唯一的参考。

10. **太阳镜的优缺点**

(1)优点

①装饰美观。

②遮挡眼部缺陷。

③可以减轻眼睛的睫状肌在强光下的调节负担。

④遮挡有害光线。

⑤保护眼睛不受伤害。

⑥戴太阳眼镜,看起来脸会瘦。这个理论是奥尔森姊妹花所提出的,她的理论很简单,爱美、爱瘦的女人,总会"处心积虑"让自己看起来更小、更瘦,鼻梁上戴的太阳眼镜愈大,会让自己的脸看起来愈小,从而营造出瘦脸的视觉效果。

(2)缺点

①质量不好的镜片易对眼睛造成伤害,不能抗辐射、抗 UV 及不偏光起不到帮助人的效果。

②久戴会在鼻梁下留下瘢痕。

③给耳朵增加了负重。

11. 太阳镜的使用常识

(1)太阳镜佩戴不当易患眼疾,阴天、室内等光线暗的情况下没有必要戴太阳镜。有些人不分场合,不论太阳光强弱,甚至在黄昏、傍晚及在看电影、电视时也戴着太阳镜,这必然会加重眼睛调节的负担,引起眼肌紧张和疲劳,使视力减退、视物模糊,严重时会出现头晕眼花等症状。对于视觉系统发育尚不完善的婴儿、儿童等不宜配戴太阳镜。除了玻璃片的太阳镜外,其他的太阳镜镜片材料耐磨性不高,使用者应经常注意太阳镜的表面情况,当磨损影响清晰度时,应及时更换。

(2)炫丽的太阳眼镜让您活跃在阳光下好自由,其实太阳眼镜挡得住阳光,却挡不住污染损伤,所以要细心呵护。

(3)保养太阳眼镜的方法就像保养一般眼镜,清洗、收叠、存放都要养成习惯。只不过太阳眼镜经常摘摘戴戴,一不小心就会划伤,所以有一些小细节要特别提醒您:太阳眼镜有污点黏附时,可别用指甲去抠,很容易就会刮伤表面的。

(4)太阳眼镜不戴时,许多人会顺手挂在头上、衣领或是口袋上,此时身体的动作幅度可别太大,以免扯断或撞坏。或者有人会放进手提包内,建议您还是先放进硬质的眼镜盒后,再放进手提袋,以免钥匙、铜板等小东西磨损镜片,或沾染到口红等化妆品,请勿碰撞尖锐的物品。

(5)开车族所戴的太阳眼镜,不戴时常会顺手放在仪表盘上或座位上,这是非常不好的习惯,炎热的天气会将太阳眼镜烘烤变形,尤其是塑料镜框,最好是带下车,或者收藏在眼镜置放箱中。

12. 太阳镜的保护措施

(1)镜面朝上:不论太阳眼镜收藏于何处,务必记得镜面要朝上,以免镜面磨损。

(2)依次折叠:在镜框的设计上,通常是由左边镜腿先折叠然后是右边的。应依次进行。

(3)双手摘戴:在操作的时候,要用双手操作,拿住镜腿沿着脸颊平行方向摘戴,以免镜架变形。

(4)合理放置:避免与各种化学品、化妆品、药品等接触。更要避免阳光直射和高温。若是长时间放置,则用眼镜布包好放入眼镜盒中。

(5)定期调整:在佩戴一段时间后,镜架可能会变形,给鼻子和耳朵造成负担,而且镜片也容易松脱。可以自己固定或者是到店里进行调整。

(6)保持清洁:用专用的眼镜布来擦拭。不过不建议干擦,这样容易磨花镜片。最好是用清水冲洗,然后用纸巾吸干水分再使用眼镜布来擦拭。在擦拭的过程中用手托住然后擦拭镜的一侧。动作要轻,否则容易损害镜片和镜框。

13. 太阳镜的选购指南

(1)首先要检查镜片质量,看看镜片表面是否光滑,有无翘曲、磨痕、气泡。镜片翘曲会造成视线偏离,凹凸不平或有痕迹、气泡,会引起头晕等不适。还要注意的是,镜片不能太薄,否则高温变形同样也会引起头晕。

(2)可将太阳镜拿到距眼睛 45cm 处,透过眼镜观察周围的垂直线和水平线,比如窗户框或门框等,再将眼镜上下前后移动。如果直线歪曲或摆动,说明该镜片变形,不宜购买。

(3)太阳镜还有一项重要的指标光透射比,是透过镜片的光通量与入射光通量之比,也是一项强制性标准规定的重要性能指标。如果用浅色太阳镜作遮阳之用,佩戴者将无法获得遮阳的效果。用遮阳镜作浅色太阳镜之用,影响佩戴者视觉的清晰。

(4)将太阳镜置于眼前,透过镜片观察远处目标,如窗框或门框等,再将眼镜上下前后移动,目标不应有摆动及波浪形变形。也可以在日光灯下观察太阳镜镜片表面的灯管影像,转动太阳镜使灯管影像出现在镜片的不同部位,灯管影像不变形为最佳。市场上的偏光太阳镜,部分产品使用厚度为 0.7mm 的树脂偏光镜片,由于镜片薄,在装配中很容易产生变形,选购时应特别注意。

(5)镜片的颜色不能偏,应使周围环境的颜色不失真。在没有佩戴太阳镜前,先观察红、绿、黄等颜色的物体,然后戴上太阳镜,观察同样的物体,两次观察的颜色不能偏色,否则会降低识别交通信号灯的能力。对于镜片为彩色,特别是色彩鲜艳的太阳镜应注意此项的鉴别。

(6)必须能滤除阳光中 99% 以上的紫外线。再者是阻挡强光功能,尤其重要的是深色的镜片,不能造成"视差"和"色差"。"视差"是戴上眼镜之后看物走路、物体被扭曲、上下楼梯台阶误判。"色差"严重时,红灯、绿灯都会看不清楚,造成了危险。镜片的表面处理,屈光、弯弧度和安全强化程度也是太阳眼镜养眼和护眼的要件。

14. 谨防太阳镜综合征

(1)夏天戴太阳镜的人多了起来,有的把近视眼镜也换上了变色镜片,一天到晚戴在眼上。更有一些年轻人为了追求时髦,把太阳镜作为一种装饰品,不分场合,眼不离镜,久而久之就会使视力下降,视物模糊,严重时会产生头痛、头晕、眼花和不能久视等症状。医学专家将上述症状称为"太阳镜综合征"。这种病症体现为多种不适感觉,如早期在眼睛靠近鼻子周围的部位有明显的麻木感和刺痛感,呼吸时症状更加明显,很像感冒,还有人感到像有小虫子在脸上爬走,上颌牙龈麻木,上门齿感觉不适,局部血液循环不畅引起皮肤炎症,眼睛酸胀,视力减退。

(2)生理解剖表明在眼睛下方有一个小孔,叫眶下孔,此孔内有一条重要的神经分支,即三叉神经的眶下神经。它分布于口裂眼裂之间的皮肤及鼻部,主管感觉功能。由于太阳镜的重量及镜圈着力点压迫眶下神经,就会导致神经分布区域的不适,多在戴太阳镜的 2~3 周后出现。

(3)由质量问题引发的头晕。如果太阳镜戴上去有晕的感觉,有可能是镜脚板太紧,鼻托部位不适而产生的压迫感,或者镜片本身球面度、棱镜度等参数不对等造成的。镜片的五彩现象,原则上与头晕无关,但可能造成视觉效果不好。发生五彩的原因可能是镜片工艺的问题或镀液的问题。鼻托的角度大都可调,头晕也极有可能是太阳镜不合格,应停止佩戴。

(4)非质量问题引发的头晕。首次戴太阳镜的朋友,会有个别人出现头晕的现象,一般戴一段时间之后就能适应了,这主要是与眼睛的敏感程度有关系;大镜框、大弧度的太阳镜戴上头晕,这是因为太阳镜存在一定的度数,弧度越大,度数相对越大,有度数就会有光学中心,大镜框光学中心距离大于人眼的瞳距时,有些人戴上就会发生头晕现象。还有就是青光眼戴太阳镜也会头晕,这里就不做详细的解释了,具体原因可以向当地医生咨询。光线暗的时候戴太阳镜,太阳镜本身具有减弱光线的作用,这时候戴太阳镜,会造成眼压升高,进而发生头晕现象。6 岁以下儿童也不适宜长时间戴太阳镜,因为他们的视觉功能发育未达到成人水平,长时间戴太阳镜可能会形成弱视。

(5)预防太阳镜综合征,首先要正确选择和合理使用太阳镜。不要选择大框架眼镜。因为此种镜架多是进口的,是根据外国人脸型设计的,而中国成年人双瞳孔的距离多数小于进口的大框架眼镜的光学中心距离,佩戴这种眼镜会大大增加眼球调节功能的负担,损害视力。至于街摊上出售的廉价太阳镜,制作十分粗糙,镜片厚薄不一,颜色也不均匀,光学性能很差,戴上后易引起头痛、眼痛、疲劳等不适感,经常戴这种劣质太阳镜,极易导致视力下降。其次,尽可能不戴大型太阳镜。必须戴时要缩短戴镜时间,摘镜后用手掌沿眼眶、鼻部两侧按摩 10~20 次,一旦出现了太阳镜综合征时,应停止戴用。

15. 购戴太阳镜的健康知识

(1)黄色镜片:过滤 100% 的紫外线,允许红外线和 83% 的可见光穿透镜片。它最大的特点是,可以过滤太阳下晃眼的大部分蓝光。太阳光穿过大气层后,大多表现为蓝光,这就是为什么你看见天空是蓝色的。黄色镜片过滤蓝光后,自然界景物可以看得更清楚。因此,驾车时戴黄色镜片太阳镜,你能更清晰地看清来往车辆。

(2)绿色镜片:时髦的绿色镜片和灰色镜片一样,可以过滤红外线光,还能过滤 99% 的紫外线。但绿色镜片会改变某些景物颜色,阻隔光线的效果也略逊于灰色镜片。好在绿色是天然镇定剂,可以让你的心情变舒畅。如果你想做一次"爱心大使",不妨戴上绿色镜片太阳镜,让周围的繁杂吵闹因你而安静。

(3)灰色镜片:灰色镜片太阳镜对太阳光中各色光的过滤量几乎相等,而且能过滤红外线和98％的紫外线。戴上灰色镜片太阳镜,景物原有颜色不会因镜片而改变,还能最大限度遮挡强光。在炎热的马来西亚,灰色镜片更被当地专家夸赞为"最舒服的太阳镜"。夏季户外活动时,戴上灰色镜片太阳镜,不但遮光,还能看到最原色的美景。

(4)粉红色镜片:粉红色镜片太阳镜,可以过滤95％的紫外线和一些波长较短的可见光。实际上,粉红色镜片与一般未着色镜片差不多,并没有比一般镜片的防护效果更好。但心理研究发现,65％的女人戴上粉色镜片太阳镜后,自信度比平时高一成半。粉色太阳镜是你的心理安慰剂,可以在心情烦闷或紫外线不怎么强的阴雨天戴。

(5)注意事项:选错太阳镜,除了眼睛会遭殃,连身体都有可能会失调。如果你的身体出现如下症状,说明你应该立刻换一副太阳镜了。

(6)太阳镜的重量一旦超过45g,就会过度压迫太阳穴,让脑神经变紧张,导致间歇性头痛,这是"太阳镜综合征"中最常见的一种。如果你感觉头痛总在戴太阳镜时出现,摘掉后30分钟内又自动消失,最好立刻更换一副轻盈小巧的太阳镜。

(7)太阳镜戴久了,如果感觉上颌牙龈麻木、上门牙酸痛,很可能是两个镜片托夹得太紧。快去眼镜店请人把镜片托调松些,或换一副舒适的宽边眼镜。德国眼科专家调查发现,镜片托过紧的最初表现是,眼眶或两颊间有轻度麻木,呼吸时鼻部不适,经过2小时甚至更长时间,痛感会渐渐蔓延至口腔,让你牙痛不已。

(8)镜片颜色过深,眼睛超疲劳。英国眼科疾病研究协会发现,13％的视力衰退都与太阳镜镜片颜色过深有关。如果你的眼睛是深黑色,比浅棕色、蓝褐色眼睛的人,有更好的抗紫外线能力。这时你选择深紫色或纯黑色太阳镜,眼睛就会过度疲劳,长久下去会造成视力衰退。韩国眼科专家说,最适合东方女性深色眼睛的镜片色是浅灰色和淡红色。

16. 戴太阳镜的保养常识

(1)在戴摘太阳眼镜时,请双手抓住镜脚,正面向外摘下,单手一边戴摘眼镜,容易造成变形、松脱现象。

(2)不用时用擦镜布包好,镜片朝上并置于专用袋内,谨防镜片与镜框被硬物划伤。

(3)镜框或镜片沾染了灰尘、汗水、油脂、化妆品等请用中性洗涤剂温水清洁,再用软布吸干。

(4)禁止长时间沾水、泡水和放置于固定处受阳光曝晒;禁止长时间置于电流、金属边。

(5)收镜时请先折左边镜脚。

(6)眼镜架歪曲、下垂,再使用时,会造成镜片清晰度受影响,请速到销售店进行调整。

（7）板材太阳镜使用一段时间后有可能稍有变形,这是正常现象,可到销售店调整即可。

（8）感光变色镜请不要长时间搁置在强光直射的地方,否则会缩短变色效果的使用时间,一旦感光变色因长期佩戴而渐渐失效也不会改变偏光效果,请放心使用。

17. 不宜戴太阳镜的人群

（1）青光眼:当戴上太阳镜后,进入眼内的可见光减少,瞳孔会自然开大。瞳孔的这种变化对健康人没有什么影响,但对青光眼患者来说,却更增加了眼内房水循环的障碍,容易诱发青光眼急性发作,出现眼红、眼痛、头痛、恶心、呕吐、视力急剧下降等症状。所以,青光眼患者或疑似青光眼者,不要戴太阳镜。

（2）色盲:全色盲者戴太阳镜没有太大影响。但部分色盲患者因只对几种颜色缺乏辨别能力当戴上太阳镜后就更加不能辨别颜色了。

（3）夜盲症:夜盲症是因缺乏维生素 A,导致在昏暗的光线下,视觉会受到影响。所以太阳镜会影响夜盲症患者的视觉。

（4）视神经视网膜炎:戴太阳镜会加剧视神经视网膜炎患者的视神经传导障碍,影响病情的恢复。

（5）儿童:6 岁以下的儿童视觉功能还没有发育到正常水平。新视界眼科医院表示若长时间戴太阳镜,会影响儿童的视觉发育,甚至还可能导致弱视。

（十三）镜界卫士——防护镜片

防护眼镜是一种起特殊作用的眼镜,因使用的场合不同需求的眼镜也不同。防护眼镜种类很多,广义的防护镜片,凡能防紫外线、防辐射的都包括在内,如前面介绍的镀膜镜片、染色镜片、偏振光镜片、太阳镜片、太空镜片都有不同程度的防护功能。狭义的防护眼镜,一般是指防尘眼镜、防冲击眼镜、防化学眼镜和防光辐射眼镜等多种。防护眼镜又称劳保眼镜,分为安全眼镜和防护面罩两大类,作用主要是防护眼睛和面部免受紫外线、红外线和微波等电磁波的辐射,防护粉尘、烟尘、金属和砂石碎屑及化学溶液溅射的损伤。

化学防护眼罩、化学安全防护眼镜产品描述:透明镜框,透明镜片,人体工学设计,佩戴舒适的外罩式眼镜,通气性侧翼,镜片镜框整体设计,镜框镜腿集两侧防护片、眉位护架于一体,侧翼防护和眉棱防护,无金属配件,优良侧面视野,视野开阔,UV400 防紫外线,可佩戴在矫正眼镜外使用,可作为参观眼镜使用。

安全眼镜在作业中长期佩戴才能起到最大防护,佩戴不舒适是造成作业者抗拒使用的最主要原因。最舒适和典型设计相结合是说服人们长时间使用安全眼镜的最佳理由。

1. 防护眼镜的种类与用途

（1）防固碎屑眼镜:主要用于防御金属或砂石碎屑等对眼睛的机械损伤。眼镜片和眼镜架应结构坚固,抗打击。框架周围装有遮边,其上应有通风孔。防护镜片可选用钢化玻璃、胶质黏合玻璃或铜丝网防护镜。防化学液眼镜主要用于防御有刺激或腐蚀溶液对眼睛的化学损伤。可选用普通平光镜片,镜框应有遮盖,以防溶液溅入。

通常用于实验室、医院等场所,一般医用眼镜即可通用(图4-2)。

(2)防弧光辐射眼镜:从事电焊、气焊、炼钢、吹玻璃的作业工人应戴防弧光辐射眼镜。但是,防弧光辐射眼镜的镜片颜色有深有浅,这是根据不同要求设计的,选择时应根据作业时弧光的强弱而恰当选择。弧光强、颜色要深;反之,应选浅色镜片。如果弧光强戴浅色防护镜,则部分红外线会透过镜片刺激和损伤眼睛,长期下去会患职业性白内障;反之弧光弱而长期戴深色安全防护眼镜,则会使视力大幅度下降。

(3)防尘眼镜:在尘埃较多的环境下使用,一般镜片牢度要求不高,不管眼罩式还是平镜式,都采用一般平光玻璃镜片制作(图4-3)。

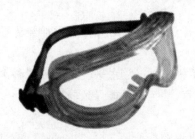

图4-2　防化学液眼镜

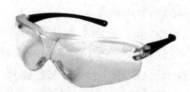

图4-3　防尘眼镜

(4)防冲击眼镜:防冲击眼镜是用于防飞射出来的小颗粒穿击眼睛用,其镜片要求耐冲击,如车工、磨砂工、打石工都应戴防冲击眼镜,如果这些工人戴一般防尘眼镜,那么铁砂与碎石飞击,眼镜被击碎,眼就会受到更大损害。

(5)防化学眼镜:防化学眼镜的镜片耐酸碱,耐腐蚀,这是其他眼镜所不具备的。因此,每一个需戴防护镜作业的工人,都应了解自己作业环境的有害因素,佩戴合适的安全防护眼镜(图4-4),不可乱戴一通。

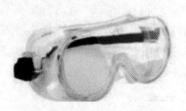

图4-4　防化学眼镜

(6)防微波眼镜:防微波眼镜是保护眼睛免受微波伤害的专用眼镜。镜片用透明玻璃制成,内侧沉积有二氧化锡薄膜,既可透光,又可反射微波;宽脚边镜框用对微波有吸收作用的塑料制作,内镶嵌细铜丝网,可以反射侧面来的微波。锡膜和铜丝网都是良好导电体,对 3～5cm 波段的微波有良好反射效果。

(7)防放射线眼镜:采用先进的生产工艺和光学检验手段,材料选用高铅含量的光学玻璃加工而成。内材清洁,透明度好,铅当量大的特点,具有很强的防辐射能力,阻挡 X 线、[60] 钴射线及同位素扫描等,是保障医务工作者身体的必备用品。

X 线对生物细胞有一定的杀伤破坏作用,会造成人体部分机体细胞受到损害,受损细胞如果不能自我修复,就会残存于体内,人体在免疫力低下或促癌因素存在的情况下,就极有可能迅速复制,出现一个癌症病灶。过量照射后,还会造成组织破坏,影响生理功能,甚至会造成生命危险。如果长时间、大剂量地受到射线辐射,有可能导致白内障、绝育、生长发育迟缓,甚至诱发恶性肿瘤或白血病。有关专家指出,成年人 1 年可接受的 X 线照射量为 5mSv,胸透 1 次的照射量约为 5mSv,而CT 每次的照射量约 30mSv。所以建议一个成年人 X 线照射每年最好不要超过 1次,17 岁以下的青少年常规体检不能照 X 线。

防护外照射的一般方法:当 X 线机工作时,机器周围就成为具有一定照射量的辐射场。场内人员所接受的剂量大小,除取决于辐射场本身的性质外,尚与受照时间、离源的远近及屏蔽的程度有关。欲减少场内人员所受的照射,可尽量缩短受照时间、尽量增大与 X 线源的距离,在人和 X 线源之间加屏蔽等方法。因此把时间、距离、屏蔽称为防护外照射的基本方法。

①缩短受照时间:个人累积剂量与受照时间有关,所受照射的时间愈长,个人累积的剂量就愈大。在某些情况下,常常通过缩短受照射的时间,来限制个人所接受的剂量。因此,一切人员应尽可能减少在 X 线场内停留的时间。

②增大与 X 线源的距离:当人员与 X 线管焦点之间的距离大于焦点大小时,可将 X 线管焦点视为点光源。若忽略空气对 X 线的吸收,则可认为照射量与距离平方成反比。因此,若距离增加 1 倍,则照射量减少到原来的 1/4 倍。所以,当 X 线机工作时,应使一切人员(除被检查外)尽量远离 X 线源。

③屏蔽防护:需穿戴铅防护用品。为减少照射,应对非受照部位,特别是性腺、甲状腺等对 X 线反应敏感的部位进行防护,穿戴铅防护用品(如铅裙、铅帽、铅颈套、铅背心),利用屏蔽防护。屏蔽就是在 X 线源与人员之间放置一种能有效吸收X 线的屏蔽物,从而减弱或消除 X 线对人体的危害。如 X 线机荧光屏内的铅玻璃,X 线机房墙壁,放射科医生使用的铅橡皮手套、铅橡皮围裙、铅玻璃眼镜、铅防护椅等防护用品,以及隔室透视、隔室照像等防护设施。

2. 防护眼镜的特点

(1)防屑末和化学溶液溅入眼及损伤面部的面罩,用轻质透明塑料制作,多用聚碳酸酯等塑料,罩面两侧及下端分别向两耳和下颏下端朝颈部延伸,使面罩能更全面地包覆面部,以增强防护效果。

(2)防热面罩也可用单层或双层铝箔金属网制成,但以双层为好,可使部分辐射被遮挡而在空气中散热。如能镀铬或镍,则可增强反射防热作用,并能防止生锈。

(3)金属网面罩也能防微波辐射。

(4)电焊工用面罩是用一定的厚度的硬纸纤维制成,质轻,并具有良好的防热电绝缘性面罩。

防辐射的防护眼镜用于防御过强的紫外线等辐射线对眼睛的危害。镜片采用能反射或吸收辐射线,但能透过一定可见光的特殊玻璃制成。镜片镀有光亮的铬、镍、汞或银等金属薄膜,可以反射辐射线;蓝色镜片吸收红外线,黄绿镜片同时吸收紫外线和红外线,无色含铅镜片吸收 X 线和 γ 射线。如常见的电焊眼镜,对镜片的透光率要求相对很低,所以镜片颜色多以墨色为主;激光防护眼镜,顾名思义,就是能防止激光对眼镜的辐射,所以对镜片要求很高,如对光源的选择、衰减率、光反应时间、光密度、透光效果等,不同纳米(nm)的激光就需要用不同波段的镜片。

3. 防护眼镜的注意事项

(1)选用的护目镜要选用经产品检验机构检验合格的产品。

(2)护目镜的宽窄和大小要适合使用者的脸型。

(3)镜片磨损粗糙、镜架损坏,会影响操作人员的视力,应及时调换。

(4)护目镜要专人使用,防止传染眼病。

(5)焊接护目镜的滤光片和保护片要按规定作业需要选用和更换。

(6)防止重摔重压,防止坚硬的物体摩擦镜片和面罩。

(7)暂时性放置眼镜,请将眼镜的凸面朝上;若将凸面朝下摆放眼镜,会磨花镜片。

(8)使用清洁的专用拭镜布,注意务必用手托住擦拭镜一侧的镜框边丝,轻轻拭擦该镜片。避免用力过度造成镜框或镜片的损伤。

(9)镜片沾灰尘或脏东西时,干擦容易磨花镜片,建议清水冲洗再用纸巾吸干水分后用专用眼镜布擦干。镜片很脏时建议用低浓度的中性洗剂清洗,然后用清水冲洗擦干。

(10)不戴眼镜时,请用眼镜布包好放入眼镜盒。保存时请避免与防虫剂、洁厕用品、化妆品、发胶、药品等腐蚀性物品接触,否则会引起镜片、镜架劣化、变质、变色。

(11)镜架变形时会给鼻子或耳朵造成负担,镜片也容易松脱。建议定期到专业店进行整形调整。

(12)请勿在激烈运动时使用。树脂镜片受到强烈冲击有破碎的可能,易造成眼睛和面部损伤,建议不要在剧烈运动时使用。

(13)建议不要使用已出现划痕、污点、裂纹等情况的镜片,否则会因光线散色导致看东西不清楚,引起视力下降。

(14)不要直视太阳。即使镜片有颜色的浓淡之差,也不要直视太阳或强烈光线,否则会伤到眼睛。

(15)应当在完全习惯戴眼镜看东西才进行驾驶及操作。因镜片的棱镜关系,刚购买的眼镜很难把握距离感,未完全习惯之前请勿驾驶及操作。

(16)眼镜不应在高温下(60℃以上)长期放置。高温容易导致镜片变形或表面的膜层容易出现裂纹,请不要放在驾驶室前窗等阳光直射或高温的地方。

(17)镜片弄湿请擦干,如果等自然干,水垢就会变成污点难以擦拭干净而且看东西不清楚。

(18)洗净汗迹、化妆品痕迹并擦干。当镜片附上汗迹、果汁、喷发剂(胶)、化妆品等,请马上用水清洗擦干。不及时处理会引起脱膜。

(19)金属镜架应避免接触化学物品,防止被镀层脱落变色。

①擦镜片应用专用拭镜布。

②镜片受雨淋或被汗水浸湿时,请立即用拭镜布顺一个方向擦干净。

③请勿将眼镜放置于潮湿环境中和直射阳光下,以免损伤镜片。

④双手摘镜,轻拿轻放,放置时镜片向上,不用时最好放入镜盒中保存。

⑤镜架松紧不适或螺丝松动,应及时调整。

⑥镀膜镜片清晰度高,不能接触有机溶剂、油、汗酸、高温和化学物品及硬性物否则易损伤镜片膜层,影响清晰度及美观。

⑦每天用完眼镜后请及时用净水冲洗,并用专用拭镜布将水珠擦干净,以延长眼镜寿命。

(十四)镜界神奇——离焦镜片

随着人类科学技术的发展,人们对用眼有越来越多的需求,特别是儿童青少年群体,处在身体发育阶段,用眼过度,易形成儿童青少年近视发生。据央视新闻(2019-04-29)报道:目前中国近视人口有近6亿,青少年近视率高居世界第一,其中6岁儿童近视人群占比为14.5%,小学生近视人群占比36%,初中生近视人群占比71.6%,高中生近视人群占比81%,儿童青少年近视人群占比为53.6%,超半数儿童青少年有近视问题,未受近视困扰的高中生不到20%。而我国绝大部分近视是轴性近视,是不可逆的,当前的医学科技无法将近视医治好,形势严峻。有鉴于此,早在2018年8月28日习近平总书记就提出:共同呵护好孩子的眼睛,让他们拥有一个光明的未来。这是我们全社会都要重点关注的方向。我们目前能做的只是让儿童青少年如何更好地预防近视。而一旦形成了近视,我们能做的只能是如何让近视增长慢一点,再慢一点。目前对于儿童青少年延缓近视的各种治疗方案有很多,相对比较有疗效的主要有 OK 镜、阿托品眼药水、功能性框架眼镜等。其中功能性框架眼镜中效果最好的就是离焦镜片。

1. **什么是离焦** 离焦是指我们人眼看物体时焦点没有成像在视网膜上造成的模糊不清。

(1)正常眼球:中央和周边的图像都投影在视网膜上,形成清晰的物像(图 4-5)。

(2)近视眼:由于眼球伸长,图像投影在视网膜前方,形成近视性离焦,视物模糊(图 4-6)。

(3)远视眼:由于眼轴偏短,图像投影在视网膜后方,形成远视性离焦,视物模糊(图 4-7)。

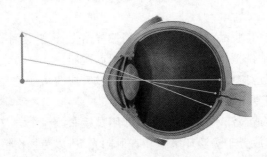

图 4-5 正视眼

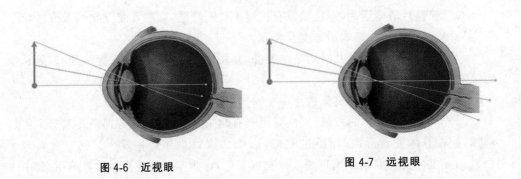

图 4-6 近视眼   图 4-7 远视眼

2. **离焦现象对眼睛造成的影响** 早期人们在鸡的眼睛上做实验,一只眼戴凸透镜,另一只眼戴凹透镜,让鸡正常生活,通过干扰动物的正常视觉,观察动物眼球形成屈光不正的过程,发现在动物眼球内形成不同种类的离焦刺激,会对动物眼睛的生长起到截然相反的诱导作用,戴凹透镜鸡眼的眼轴增长了不少,而戴凸透镜的鸡眼的眼轴没怎么增长或增长很小。后来,因恒河猴和人类的基因相似度达97.5%,且恒河猴和人类相似都存在黄斑区,在对恒河猴的动物模型研究实验中,通过保留恒河猴黄斑区的中央视力,周边视网膜给予负镜片,人为构建周边远视性离焦,可以诱导眼轴的生长和近视的形成。眼球是通过视觉反馈信号来控制其生长和屈光发育的。离焦是一个很重要的视觉反馈信号,它可以改变眼球的生长方式,视网膜会向着光学离焦的方向生长。虽然人眼主要用视网膜中央的黄斑区来视物,但周边视网膜比中央视网膜范围更大,存在更多的神经元,所以周边离焦比中央离焦对眼球的生长和屈光发育过程中的影响更大。特别是周边远视性离焦,可以刺激眼球的生长,导致中央近视的形成,是近视发生发展的危险因素,眼轴每增长1mm,近视度数增加300°。由此可见,周边离焦在近视的发生和发展过程中起到了非常重要的推动作用。

3. 离焦镜片的诞生 由世界著名近视眼研究专家、美国休斯顿大学视光学院院长 Earl Smith 教授,澳大利亚新南威尔士大学视力矫正研究中心 Brien Holden 教授与中山眼科中心等组成的视觉合作研究中心(Vision CRC),对近视控制进行了深入的研究。他们发现:人的眼球是椭球形的,普通的单焦点镜片只有一个光度,通过镜片看到的物体可以清晰地成像在视网膜上,但通过镜片的周边看物体却成像在视网膜的后面,我们称为周边远视性离焦。

传统单光镜片如何矫正近视:单光镜片矫正后的近视眼,中心视力处的物像投影在视网膜上,但其外围却投影到了视网膜后方(图 4-8)。

学生的用眼特点:在学校,通过镜片不同的位置来实现一会要看远(黑板),一会看近(做笔记)的用眼习惯;在家里,主要是通过镜片下部分的位置看近——做作业。孩子们的眼睛长期处在远视离焦状态,由于人眼有"看清物体"的自制机制,为了消除周边远视性离焦而导致眼球向后拉长,以达到周边成像在视网膜上,结果形成了近视加深。

如果可以通过镜片使周边成像在视网膜上或者在视网膜前,我们称为聚焦或周边近视性离焦,就切断了眼球拉长的原动力,达到抑制近视加深的目的。

中心视力处图像投影至视网膜上,其外围投影到视网膜上或前方(图 4-9)。

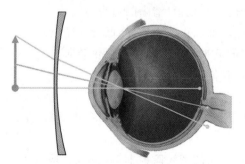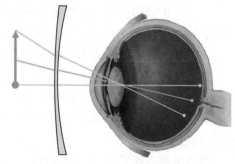

图 4-8 周边远视性离焦　　　　图 4-9 周边近视性离焦

在这个理念的指引下,研究小组设计了一款镜片,后来由蔡司光学于2010年4月投入市场,并且命名为成长乐 MyoVision™ 镜片,这是世界上第一款离焦镜片(周边离焦)。

2012年,香港理工大学与豪雅光学(HOYA Vision Care)决定以近视离焦理论为核心,将研发多区正向光学离焦(defocus incorporated multiple segments, DIMS)镜片的合作提上日程。2014年,香港理工大学开始招募佩戴者开展临床试验。一期临床试验一共开展了24个月,试验结果表明,与佩戴普通单焦点镜片的试验对象相比,DIMS 镜片对延缓近视度数增长的效果达59%,延缓眼轴变长的效果达60%,这一结果已于2017年9月在英国召开的国际近视研究大会(IMC, International Myopia Conference)上由香港理工大学公布。在2018年获得瑞士日内瓦第四十六届国际发明展金奖。这就是豪雅新乐学,名称为新乐学™ 多点™ 近视离焦镜片。产品于2018年7月10日在香港地区首次对全球公开亮相,2018年7月27日推向中国市场。

4. 离焦镜片的原理和分类　　离焦镜片的设计方向有很多,目前主流是周边离焦设计和多点离焦设计,都是围绕解决远视性离焦进行设计的,这些镜片,设计有些区别,但基本原理是一样的:就是把中央光线焦点往后推,聚焦到视网膜上(解决近视眼视远模糊),而周边光线往前拉,聚焦到视网膜之前(对抗远视离焦),从而控制眼轴增长。

离焦镜片有两个区域:矫正区域(中心物像区域)与离焦区域(周围物像区域),矫正区域能矫正孩子视力、使孩子清晰地看到远景,离焦区域在矫正区域的周边,通过镜片的设计,将周围物像聚焦在视网膜之前,产生近视性离焦,从而有效抑制眼轴增长,使孩子的近视度数趋于稳定。

我们来看看周边离焦镜片的设计。

周边离焦镜片为非球面单光镜片,有以下特点:

——为矫正中央和周边视觉而设计的独特单视镜。

——镜片中间部分的设计旨在实现清晰的中心视力(清晰的远视力)。

——镜片周边存在相对正屈光度(周边区域增加正屈光度,降低近视度数)。

——正屈光度能纠正标准负镜片和典型的近视眼所存在的远视化倾向。

能有效减少周边离焦现象,减缓眼轴增长性近视(图4-10)。

我们再来看看多点离焦镜片的设计。

多点近视离焦镜片因为镜片表面有若干特定角度肉眼可见的微小透镜,呈点状分布,因此得名。

多点近视离焦镜片是一种2018年才被公布的近视防控框架眼镜,它是由两个区域组成,一个是用来矫正屈光不正(近视、远视和散光)的中心光学区,另一个是中心延续到镜片周边的多区域近视离焦区。在多点离焦区域中,小凸透镜与小凸

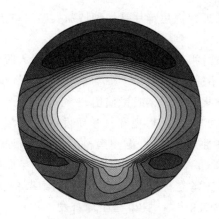

图 4-10 平均球镜度等高线图——静态眼

透镜之间有一定的间距,两个小凸透镜之间的区域具有远用处方度数。

看近时,佩戴者瞳孔转到多点离焦区域,瞳孔范围内会同时存在小凸透镜和远用处方度数区域,会在眼内形成近视离焦与屈光矫正共存的状态;这就是"离焦控制原理"(图 4-11)。

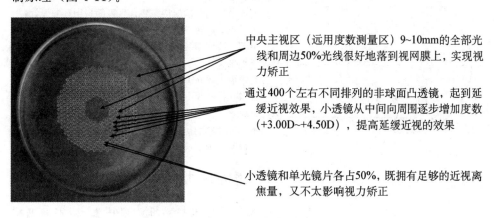

中央主视区(远用度数测量区)9~10mm的全部光线和周边50%光线很好地落到视网膜上,实现视力矫正

通过400个左右不同排列的非球面凸透镜,起到延缓近视效果,小透镜从中间向周围逐步增加度数(+3.00D~+4.50D),提高延缓近视的效果

小透镜和单光镜片各占50%,既拥有足够的近视离焦量,又不太影响视力矫正

图 4-11 离焦控制原理

配戴者看不同距离的物体时,多点近视离焦镜片可以同时提供清晰的视力及近视离焦,在矫正视力的同时能够防控近视增长。

其原理是利用眼睛的自然回馈机制——正视化现象,使眼睛的视力、视觉发育和视网膜影像最接近正视眼的视觉效果。

优点:

(1)对延缓近视度数增加效果明显:对近视度数增长的延缓效果高达 59%,眼轴增长的延缓效果高达 67%(厂家不同,公布的数据不同)。

（2）验配简单：多点近视离焦镜片是一种特殊类型的单焦点镜片，验配简单（足矫）。

（3）舒适度高：多点近视离焦镜片无像散区、不接触人眼、不像角膜接触镜会接触角膜，所以不会产生不适感。

（4）使用简单：按常规光学框架眼镜使用。

随着人们对近视防控的不断重视和科学研发的投入，多点离焦设计已发展到了用柱镜环来形成近视性离焦阶段，温州医科大学附属眼视光医院研发部的厉以宇博士发明了环带柱镜 C. A. R. E. 专利技术，于 2020 年取得专利，并由蔡司光学实现产品工程化过程，从建立标准和检测手段，到细节的优化方向，最终形成产品——蔡司小乐园，于 2022 年 4 月 30 号全球首发。

蔡司小乐园镜片通过采用划时代的 C. A. R. E. 技术（cylindrical annular refractive element：同心环带微柱镜技术），让框架眼镜镜片也能达到角膜塑形镜的同样的医疗效果。该设计原理，在于径向周期性的环带微柱镜经过精密计算以同心圆形式分布在镜片上，实现从点到线的延展，为全视野提供动态光信号刺激，在视网膜周边视场引入高阶像差，能安全、有效地管理近视发展（图 4-12）。

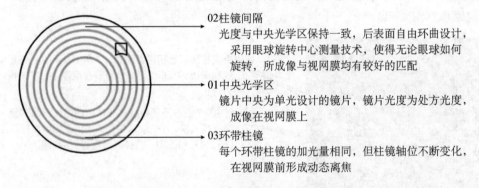

02柱镜间隔
光度与中央光学区保持一致，后表面自由环曲设计，采用眼球旋转中心测量技术，使得无论眼球如何旋转，所成像与视网膜均有较好的匹配

01中央光学区
镜片中央为单光设计的镜片，镜片光度为处方光度，成像在视网膜上

03环带柱镜
每个环带柱镜的加光量相同，但柱镜轴位不断变化，在视网膜前形成动态离焦

图 4-12　同心环带微柱镜设计原理

蔡司小乐园镜片，汇聚了尖端的精密加工技术与精准测量技术，精密加工技术，能让亚米级结构的同心环带微柱镜技术能加载在镜片表面上；而精准测量技术，确保了每个环带微柱镜的高度、宽度、加光量均保持一致，且镜片环带微柱镜排布及填充率达到 50%，确保镜片在具备优秀的近视管理功效的同时，还能有舒适的佩戴体验。在镜片的后表面，使用了自由环面设计，通过自用眼球旋转中心测量技术，在保证光信号刺激量的同时，能让所形成的清晰像与视网膜更匹配，视线切换更平滑。这一设计充分考虑了中国青少年的长时间、近距离的用眼特点，提供全视野的清晰视觉体验，保证孩子们在佩戴眼镜的过程中能保持良好的读写姿势。

随着人们对近视防控的不断重视，会有越来越多的新的设计和技术呈现在我们的眼前,我们相信,在不久的将来,在全社会的大力关爱下,孩子们的明天,将会更加的美好。

二、镜架选择

眼镜作为面容上的装饰品,或作为时装的搭配物。要想充分发挥眼镜的装饰美容功能,还须在眼部的美化上下一番功夫,使之与自己所佩戴的眼镜更好地融汇在一起,以增添美感。

配购眼镜如何选择镜架? 就存在着美学上的许多具体问题。眼镜架虽然是固定镜片的支架,但因为它被安置在最引人注目的面孔上,往往能起到装饰品的作用。镜架选择得当,可以弥补或抵消面部的某些缺陷,收到良好的美容效果,如果选择不好,不但不能增加美观,反而影响面部的线条结构。所以既要根据脸型,又要考虑年龄、性别、肤色、屈光度数等条件,才能实现美学的要求。

眼镜架按经贸和产地可分为进口与国产两大类;按制作材料可分为塑胶与金属两大类;在塑胶架中,按生产工艺可分为注塑料与铣型架两大类;在金属架中,可分为镀金与包金两类;按镜架的框边可分为有框与无框两大类;按框架的档次可分为富豪与大众两类;按镜架的大小可分大框与小框两类;按框架的形状可分方形与圆形两类;按镜架的颜色可分为正色与杂色两大类;按镜架的质量可分为合格与伪劣两类。

(一)镜架的规格、式样

1. 规格 镜架的规格是按一般人的面型设计的,常见型号有 40、42、44、46、48 5 种。所谓型号,实际上是指镜片的宽度。镜片宽度一般为 40~48mm,镜片的宽度与镜架要协调一致。目前流行安装大镜片的镜架,镜片越大,视野越宽。因此,各种设计新颖的大镜架随之大量上市,有塑料的,也有金属的,其结构特点,是把镜片加高,加高的重点又在于上半部。这种镜架,只适宜平光或屈光度数低的眼镜。一般来说,5°(俗称 500°)以上的近视和 3°以上的远视就不大适合了。因为屈光度的深度与镜片的厚度、重量成正比,屈光度数越深,镜片就越厚越重,镜片大了,整个眼镜就会超重,三棱镜的反作用也会越大,使戴镜者难以耐受。好在现已研制出超薄片、超超薄片,使镜片的厚度比普通光学镜片,分别要薄 1/3 和 1/2 以下,为屈光度数偏高的人选用大镜架提供了条件,但价格倍增。总之,选择镜架,原则以舒适、轻巧、坚固、美观大方,与脸型协调,又不遮蔽视野为好。

2. 式样 镜架的样式琳琅满目,有进口架,有国产架。进口架样式新颖,轻巧美观,但价格昂贵,少则几百元,多则几千元。国产架不断推陈出新,经济实惠,尤其是仿进口产品深受欢迎。制镜架的原料,主要是塑纤和金属,由塑料制成的赛璐珞镜架,易燃,易褪色,脆性大,价格便宜;由醋酸纤维制成的各种镜架,坚韧牢固,价格稍高;由金属制成的各种镜架,轻巧舒适,美观耐用,价格较高。金属架的表面常镀铬、镀金或加膜以抗腐蚀、抗磨损。铬是白色的,化学性能很稳定,在常温下放在空气中或浸在水中,都不易生锈褪色,镜架上镀上一层铬,不仅美观,而且能防锈,所镀的铬层越薄,越能贴在金属的表面不易脱掉。黄金的化学性能非常稳定,即使放在盐酸、硫酸或硝酸里,仍是金光闪闪,安然无恙,只是硬度不太高,抗磨损的能力反不如铬,而且价格较镀铬为高。加膜镜架是一种新产品,加膜的方法有多种,其中以静电处理珐琅加膜为优,能防止镜架表面氧化褪色,与物品接触不起化学作用,具有良好抗腐蚀、抗磨损、抗过敏的特点。

镜架的颜色五彩缤纷,无色透明、淡红、淡黄、暗红、紫色、黑色、咖啡色,应有尽有。镜架上沿,分平坦与上翘两种,后者适用于女性,镜架下沿无底框者也多为女性使用。镜架内框有方形、圆形和介于方圆之间的混合形,方形多为男式,圆形多为女式,混合形则男女通用。镜架的附件,主要有镜架臂和鼻托。镜架臂的宽度,以及镜架与镜架臂交点的高低,应与正面脸型相称。一般情况下,镜架臂愈宽,愈能缩短脸型,镜架与镜架臂交点愈高,愈能拉长脸型。镜架臂的长度,应与侧面脸型相称,侧面脸型宽的,镜架臂要适当延长,侧面脸型窄的,镜架臂要适当缩短,眼镜才能从两侧的支点,不松不紧地挂戴在外耳轮上。鼻托又称鼻垫,是金属架从中间支托镜架的一个重要组成部分,统称鼻架。鼻架的宽度,一般为 18mm、20mm、22mm,如果要使眼镜的镜片光学中心与瞳孔距离相等,必须是镜片与鼻架两个宽度之和。如瞳孔距离为 60mm,可以选择镜片为 40mm,鼻架为 20mm 的架。如果脸型宽大而瞳孔距离偏小的,应选镜片宽度为 44mm 以上的镜架,靠内移镜片的光学中心来解决脸型与瞳孔距离不相称的矛盾。鼻托的高低,也要根据鼻梁的高度和宽度进行适当调整。鼻梁高而宽的,应将鼻托适当压低或向两侧拉开一点,或选无鼻托的塑纤镜架;鼻梁低和塌鼻,应将鼻托适当提高或向内挤压一点,使镜片与眼球表面的距离保持在 12mm 左右,镜片向下的倾斜度,与颧骨保持在 5°左右,因为眼睛经常是平视或稍向下方看东西,这种倾斜有利于工作和学习。

3. 镜架对铰链的要求

(1)在眼镜架的组成部件中,连接镜身与镜腿的铰链,其外形尺寸虽小,但在整个眼镜架中所起的作用却十分重要,它的质量好坏,直接影响一副眼镜架的使用寿命。

(2)从使用的角度来看,一副眼镜在使用过程中,镜腿经常要张开和收折,也即镜腿向内的往复摆动,而镜腿和镜身是通过铰链相连接的,因此,这就对铰链的质量提出了要求,即铰链应具有一定的耐疲劳性。合格的眼镜架,在每分钟摆动 60次的情况下,镜腿向内往复摆动 200 次后,当镜腿和镜身之间的张开角为 60°时,镜腿应不自由落下。但在实际的测试中,往往有许多眼镜架达不到这一要求。这里主要有以下 3 种情况。第一种情况是当摆动 200 次后,铰链中间的连接螺丝出现松动,从而导致铰链出现松动。第二种情况是当摆动 200 次后,铰链由于不断的摩擦,使材料出现磨损从而产生间隙,导致铰链出现松动。第三种情况是在摆动的测试过程中,铰链由于摩擦产生热量,使材料出现热膨胀,导致铰链发生咬死现象,使摆动试验无法进行下去。

(3)产生第一种情况的原因主要是因为铰链中间的间隙太小,仅靠拧紧中间的连接螺丝来使铰链达到一定的配合间隙,一旦螺丝出现松动,间隙就变大,使铰链变松。第二种情况是制造铰链的材料硬度太低,一旦进行摩擦,材料就出现磨损,使铰链中间的间隙变大,从而导致铰链出现松动。第三种情况是由于制造铰链的材料的热膨胀系数太大,一旦进行摩擦,产生热量,就会使材料产生热膨胀,从而使铰链出现咬死的情况。

(4)综合上述的 3 种情况,对铰链的质量要求:①铰链中间的配合间隙要松紧适度;②制造铰链选用的材料应具有一定的硬度,以增强耐磨性;③制造铰链选用的材料应具有较小的热膨胀系数,以免出现摩擦导致的热膨胀。

(二)镜架的种类及质量

1. 塑胶架与金属架

(1)塑胶架:塑料有两大类,即热塑料和热固性塑料,硝酸纤维素属热塑性塑料,我国大多数镜架均由它制成。

①赛璐珞:它以硝酸纤维素作为主要材料与樟脑和软化剂制成,是一种加热成型的原分子有机化合物。其特性是,密度为 1.35~1.4,吸水率低。可塑性好,易加工成形。外观漂亮,着色性好,但易褪色。硬度较大,不易扭弯。摩擦时有樟脑味。易受酸性物质侵蚀,溶于丙酮,对人体皮肤基本不起作用。易燃且快,火焰强,爆炸温度 170℃,成形温度 80~120℃,软化在 65℃。因此,赛璐珞应冷藏,不能接近高温及火焰,易老化发黄变脆。

②醋酸纤维素树脂:它是以精制棉籽油或木浆料中的天然纤维素与醋酸进行化学反应后再添加可塑剂和稳定剂而成。主要原料为醋酸纤维素。其特点是:透明性好,易着色。易抛光,手感良好,成型加工性良好,抗曝性良好,几乎不会老化,难燃烧,无有害气体产生,比重为 1.23~1.32,吸水性 2%~3%。变形温度较赛璐珞低,为 60℃开始变形,耐汽油性能较好,但易为酮、醋、烷基类及高浓度酸、碱侵蚀。由于醋酸纤维素酯的优良性能及特别美丽的外观,使它已逐渐取代赛璐珞而成为镜架的主要原料,我国目前已广泛应用,其在眼镜行业的前途将是大有可为的。

③环氧树脂:是 1968 年研制成的一种新型镜架材料,它是由环氧树脂加适当固化剂反应而成的一种材料。这种材料强度大,比重小,仅是醋酸纤维比重的 30%,硬度大,耐刮擦,不易碎、弹性好、不变形、耐温性好,短时间可耐 350℃ 的高温,因塑性好,所以在加工过程中可不再加增塑剂,在使用过程中无溶剂渗出现象。这种材料还有一个最大特点,就是具有记忆功能,即把已浇铸成型的零件加热到

80～100℃时,施以外力就会产生弹性变形,在外力作用下冷却后就能保持这种新的形状,当再把其加热到80℃左右时,产品能自动恢复到原来浇铸成型后的形状,这种材料是目前比较理想的镜架材料。

④聚碳酸酯:凡以芳香族二羟基化合物与碳酸为基础的聚酯树脂皆称为碳酸酯,属于热塑性塑料。根据碳酸酯结构中所带酯基种类的不同,可分为脂肪类、脂环族、芳香族等多种类型,在工程塑料上,目前多为芳香族聚碳酸酯。聚碳酸酯抗冲击强度大,耐蠕变性在热塑性塑料中是相当好的,优于聚甲醛和尼龙,所以它的尺寸稳定性好,耐温性能也相当好,可以在－100℃至140℃范围内使用;抗张、抗弯强度较高,并且有较高的伸长率和刚性,有良好的成型加工性能,可用注塑或挤压等方法加工成型,它不但可作为镜架材料且是制作镜片的一种材料,不足的是硬度和耐磨性能不太理想。

⑤聚酰胺:又叫尼龙,是一种塑性材料,具有韧性大、强度高、耐磨、耐溶剂和吸水性低的特点。特别适合于运动员和青年学生镜架的制作,在无机酸中溶解后逐渐分解,对有机烃类、氢化烃类及油,一般溶剂耐蚀,对热酸、浓酸和氧化性酸不稳定,在酸、热甲酰胺、甲酸、乙酸和苯胺中可溶,分解温度为260～300℃,不易燃烧。

⑥丙烯酸酯:又称亚克力,它是丙烯酸树脂酯衍生物中的一种。其特性是坚而脆,不变形,不受人的皮肤或身体分泌物的影响而变化。它的密度为1.8,不易老化,但软化点较高。

(2)金属架:用来做镜架的金属种类非常多,目前比较常见的材质则有下列几种。

①不锈钢:耐蚀性佳,不需电镀,但因主要成分是铁,会生锈,与塑胶材料接触时会产生化学变化,且加工困难。

②青铜:成分为铜94%,锡6%,呈红黄色,延展性及弹性俱佳,易加工,但易受侵蚀,容易变形、断裂,多用于低价太阳眼镜,或使用于鼻托、脚架等部位。

③白铜:A. 铜65%,镍12%,黄白色;B. 铜62%,镍18%,锡20%,白色;C. 铜61%,镍23%,锌2%,锡14%,白色。这3种材料都属于白铜,目前低价位的鸟丝边、古铜架都属于这种材质,一般而言,白铜架镍占的比例越高,耐蚀性和延展性就越好,焊接、加工都很方便,只是不太适用海洋性潮湿气候,会生锈发霉,通常用在镜架的铰链、镜片栓、脚架、鼻梁、镜架框面和鼻托等部位。

④蒙乃尔合金:铜30%,镍68%,铁1%,锰1%,灰白色,铜比例降低,镍成分提高,主要是增加材质硬度及耐蚀性。也容易焊接加工,多用在脚架、鼻梁及镜架框面等。青铜、白铜、蒙乃尔制成镜架后,尚需电镀,否则极易褪色。且易受氧化侵蚀,使这类材质价位较为低廉。

⑤镍铬合金,又称新合金:镍89%,铬10%,铜1%,白色,这是其中一个组合举例,该材料因生产厂商众多,组成成分略有差异,但均以镍铬为主;特性为伸张性、

切削性、焊接性俱佳,硬度高,不易变形,耐蚀性亦优于其他金属。但弹性略差,偶而会因外力过大而断裂。

⑥包金:通常以白铜或蒙乃尔为底,外面再包一层 K 金,经由压力、热处理,使其互相结合再制成型。包金架与前述镀金架最大不同在于镀金架是整支成型后,经电解使外表镀成金色,包金则将金箔包在未成型的镜架上。

⑦K 金:纯金为 24K,但纯金太软,打造成形后容易变形,为增加实用效果,通常加入其他金属以增加硬度,此时合成金属中纯金占的分量即以 K 表示。如 12K 就是 12 份纯金比 12 份其他金属。以 K 金制成就是 K 金架,经久耐用,又能保值。

⑧钛:比重约为铁的 60%,硬度比得上钢,耐蚀性和白金不相上下,耐热性优于铝,不生锈,不褪色,兼具各方优点于一身,钛制镜架唯一的缺点是制作技术困难,生产成本过高,售价难以压低。

2. **注塑架与铣型架**　在塑胶架中,由于加工工艺不同,可分为注塑架与铣型架两大类。

(1)注塑架:注塑眼镜架是用醋酸纤维素胶粒,通过烘箱加至一定温度后,经注塑机熔化,注入模具一次成型。不需铣型床加工的眼镜架简称注塑架。注塑架分为普通工艺型和特制工艺型。

①普通工艺型注塑架的特点:皮子是在注塑圈成型后,用手工贴上去的。有的鼻托是用手工贴的。有的是注塑成型时,从模具中自带鼻托的。装镜片槽深浅、宽窄不均匀。花色、皮子镜架,经过粗抛后,颜色变淡和有掉色现象。镜架易变型,受拉、压强度低。

②特制工艺型注塑架:分两种镜架。一种是用两台以上的注塑机同时注入一个模具中一次成型的带花色镜圈,称特制带花色注塑架。这种镜架目前生产厂家很少。另一种是用注塑机注入模具中的镜圈,从模具取出后,就有装片槽的镜架,称带槽注塑架。这样的槽很光滑,不同铣型架槽。这类用于劳保镜、太阳镜的较多。

(2)铣型眼镜架

①材料的加工:铣型眼镜架是用醋酸纤维素胶板加工而成的。胶板是用醋酸纤维素胶粒,通过烘箱加至一定温度后,经过板材机熔化,挤压再经定型模具组合,最后用滚筒拉出,压光厚度为 10～30mm,宽度和长度自定的板材。

②加工工艺:用胶板依照眼镜设计图的尺寸或镜架样品下料,通过铣型机床进行内车、铣槽、外车、车花式、定型等加工造型。

③铣型架的特点:皮子是在胶板成型前加工的,同基料层熔为一体;装镜片槽的深浅、宽窄均匀;鼻托有手工贴的,有铣床车的,其中铣床车的鼻托端部不带曲线,这种用铣床直接车出鼻托的镜架在国内较少采用;带皮子及花色镜架经过粗抛后,颜色不变淡,不掉色;镜架的弯曲程度较好,变型较少,受拉、压强度高。

④铣型架：又称胶板架或板材架。板材架是一种高级醋酸纤维或碳酸纤维板料，经过精密的加工而成的，具有长期佩戴不变形，不褪色，耐磨，耐高温，耐寒，皮肤不过敏等特点，是其他眼镜架不能比拟的。近年来，板材架被越来越多地为人们所认识，并受到顾客的喜爱，现在我国的北京、深圳等地均有生产，且款式新颖、品种繁多、色泽鲜艳，在我国各大中城市的销路均已铺开。特别是在北京、上海、广州、武汉、重庆等各大中城市的销售量，一直保持逐年上升趋势。

近年来，随着人们生活水平的提高，眼镜市场日益兴旺起来，在这琳琅满目的眼镜世界中，较高档的铣型镜架，已得到广大用户的青睐，因为从使用性、美观性及款式这几个方面来看，铣型架比注塑架有着无比的优越性。这样一来注塑架就被慢慢地淘汰了。然而个别眼镜生产厂家为获得更高的"利润"，开始生产假冒铣型架，也就是用注塑架来仿造，他们仿造的眼镜架能以假乱真，乱真的程度达到连本行业的工作人员都难以辨清，广大用户就更不用说了。

通常人们辨认铣型架的方法是看镜架的鼻托，受力强度及材料是否有皮子，生产厂家在仿造铣型架时，就是抓住这种鉴别方法的弱点，将用注塑机注塑出没有鼻托的眼镜圈，沾上鼻托、贴上皮子，或进行油色，内外喷花加工等方法伪造。

3. 加金架与合金架　金属镜架比起塑胶镜架受顾客欢迎，探索原因不外乎色泽亮丽、质感优雅、质量轻巧、弹性良好（尤其开发"超弹性"镜架质材更具此特色）。目前市面上，最受上班族欢迎的产品即"金框眼镜"。因近年来镀金技术不断精进的结果，金的合金的质材有"金、银、铜合金""金、镍、铜合金"等多种。而其他近似"白金"丰润光泽的金属材料尚有铂、钯、铑、铱、锇、钛等。它以光泽耀眼，不易褪色、美观耐用而备受消费者青睐。

(1)加金架：金属加金架包括镜架表面镀金与包金两种。

①镀金眼镜架上刻有 GP 字样，同时标有含金量。它是用化学电镀法将金镀在镜架表面的。镜架上刻有多少 K，是表示用多少 K 金镶上去的，而不是镜架本身含有多少 K 的金。比方 14KGP，即表示镀有一层 14K 金，其余类推。

识别金属加金眼镜架时，应当特别细心。市场上有用镀黄镜架冒充镀金架的。镀黄镜架与镀金镜架比较起来，显得黯淡无光泽，且使用两三个月后，色泽就完全褪色，同时镀黄镜架绝对不会用好的材质。

如果您需要购买金属加金眼镜架，千万不要被镜架上标多少 K 所迷惑，必须到信得过的眼镜店选购正规厂家生产的产品。另外，镀金镜在使用时，不要与有毒气体接触，不要烟熏，不要让汗水遗留在镜架上，要经常擦拭。使用得当，一副镀金眼镜架至少使用 3 年以上。

②包金架是在眼镜架上刻有 GF 字样，并包有金的含量。它是用数片薄金片熔接在基本材料上，轧制成型为眼镜架用材，再制成眼镜架的。目前，这种包金镜架市场上销售不多，且价格昂贵，还具有一定的保值和实用意义。包金的表示方法

有两种:1/10,12K 就是镜架重要的 1/10 为 12K 金;另一种是以成品中所含纯金量来表示。

(2)合金架

①金合金架:依纯度不同,其色泽也会略有偏色现象,如在"金、银、铜"合金中黄金纯度高,而银与铜含量相当,其和质在 10%～20% 互相抵消,色泽偏黄;若以 18K 金(黄金纯度为 75%)为例,而银在 20%～25%,铜质在 0～5% 含量,其合金偏绿黄;若 18K 金中,含铜在 20%～25%,银质在 0～5%,则合金色泽偏红黄。

②在"金、银、铜"合金中加入少量锌,可使合金色泽变淡,并降低合金熔点及硬度。若加入少量钴,则使金属晶体生长率降低。加入镍则加减淡金属色泽,可增加固溶体硬度功能。

③在"金、镍、铜"合金中,通俗称为"白金""K 白金"。其质料并非"铂",只是可取代"铂"的代用金属。纯度高的"白金",其中黄金含量在 80% 左右,在工业用途上,适度加入铜可使合金韧性增加,减少加热时产生轻度金属晶体变形现象。但由于合金中镍含量减少使白金色度降低,通常会再加入锌成分为中介。

④初期加工工序:如用镍铜合金为底金属之镜框电镀,主要是镀上镍层,镍、底金及面金镀层为主,镜框之抗蚀性能主要取决于钯镍镀层及面金镜层之厚薄,而底金的作用主要是令面金镀层附着性能得到更佳的效果,避免镜框因弯折时面金镀层容易剥落,目前合金电镀技术已可令钯镍层及金镀层厚度轻易得到高达 $10\mu m$ 以上的效果。确保镜框有高质素的外观及极高耐腐蚀性能。除了贵金属的电镀外,镜框电镀因市场需要而发展得更为丰富,除了传统的金、银、黑色外,更可做到不同变化的古董色,或用它涂漆可做到更加丰富复杂的颜色。令金属眼镜框的设计更能追上潮流。

⑤后期加工工序:经过电镀的制品,进入后期装配,主要包括涂色过胶,令镜框达到更美的外观,继而装配叶子、肢套及包装,经检查及调校,一副金属镜框始能推出市场销售。

(三)镜架的样式结构

1. 有框镜架与无框镜架

(1)有框架:结构由架面与镜脚组成。

①架面:由梁架、框缘、庄头、铰链及鼻托组成。梁架又分普通梁、鞍式梁、托鼻梁和钥孔式 4 种。铰链有传统型和无钉铰链两类,前者又可分为金属接头、斜接头及弯接头 3 种,现代有弹力接头出现,其目的除可保持镜脚与头部间压力,防止其滑落外,不可抵偿戴镜人用一只手取下眼镜时所产生的镜脚被外张时的压力。无钉链从正面看不出铰链的痕迹。

②镜脚:式样有多种,如斜尾式、直挂式、加强式、弯曲式、鹅颈式、曲棍球棒式,其外形尺寸虽小,但在整个眼镜架中所起的作用却十分重要,它的质量好坏直接影

响一副眼镜架的使用寿命。从使用的角度来看,一副眼镜架在使用过程中,镜腿经常要张开和收折,也即镜腿向内的往复摆动,而镜腿和镜身是通过铰链相连接的,因此,这就对铰链的质量提出了要求,即铰链应具有一定的耐疲劳性。

　　③有框架主要有双拼架、混合材料架、金属架、半框架(图 4-13)、眉条架(图 4-14)等厚片材料多为透明的(或能透光的色料)。国外也有三层或多层架。"三叠层"是在一张厚片的两面分别贴上 2 块薄层塑料,中层厚片多为白色,此种镜架多采用挤出式醋酸纤维素树脂制成。在国内,大量生产的双拼架有全塑(赛璐珞制)双拼(颜色多为紫红)、透明双拼及黑灰透明双拼架等。

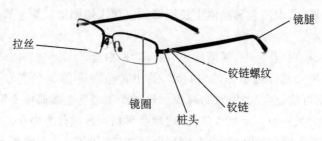

图 4-13　半框架

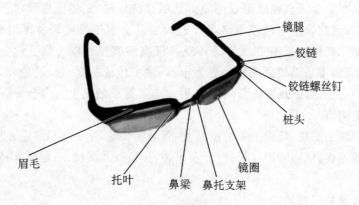

图 14-14　眉条式架

　　(2)无框架:无框边眼镜,是由无框边的新型镜架和树脂镜片装配而成(图 4-15)。于 20 世纪 80 年代初开始在国外流行,近几年在国内市场也畅销起来。这种眼镜特别轻巧舒适,所以又称轻型或享受型眼镜,其与众不同的结构,更受到不少追求个性化、新潮流者的青睐。

　　①这种眼镜的结构确实特殊,突破固有的镜框模式,没有框架作支撑和依托,而是由镜脚、鼻梁、鼻托、托叶、叶梗、桩头等配件,选取镜片两端合适的位置钻孔打桩固定。由于玻璃镜片钻孔时容易钻破,也难保证孔眼周围光滑平整,因此不好装

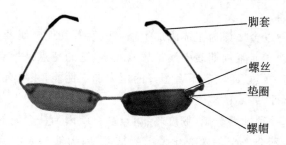

脚套

螺丝
垫圈

螺帽

图 4-15　无框架

配。而树脂镜片却与此相反,既容易穿孔,又能抗冲击,而且重量轻,比同类型玻璃镜片要轻一半。还有一种镀膜镜片,兼具防紫外线、抗微波辐射、防视力疲劳等多方面的功能,对眼睛起保护作用。进口镜片的质量很好,只是价格比国产的要高好几倍。由于这种眼镜着重于素雅利落的线条,避免烦琐细节的装饰,使人显得清新秀逸、简洁大方,颇具强烈的现代感。没有框边,视野不受限制,几乎与裸眼相等,形态也容易调整,因此在配镜时提供了更大的弹性空间。

②这种眼镜不论男女老少均可佩戴,更是中、青年女性的最佳选择。戴上这种眼镜,再搭配相应的服饰,更显高雅华丽,展现迷人的魅力。近年来美国推出了一种新潮无框太阳镜,这种产品在推出之际,因为具有轻盈、视野开阔、现代感强烈的优点而引起轰动,受到消费者的肯定和喜爱,颇有取代有框眼镜之势。这种眼镜还可以任意选择各种颜色,一些爱时髦的女士大都购上几种款式来搭配不同颜色的衣服。

2. 富豪架与大众架　眼镜是生活必需品,我国戴镜人口约占总人口的 25%,不少于 3 亿人,按平均每 3 年更换一副眼镜,每年的需求量在 1 亿副以上。所以眼镜业的发展前景极为广阔,因此被喻为 21 世纪的朝阳行业之一。

过去较长时间受消费水平的限制,国内销售的眼镜以中低产品为主,近几年眼镜价格放开了,多数眼镜店,除了销售普通平价品外,并积极销售高档眼镜,在全国各地的超市和一些高档商厦和眼镜店一般一副眼镜的价格在 100 元至几百元之间,但万元一副的眼镜也常有买主。高档眼镜销售的,使商业利润大大提高,从而提高了眼镜经营者的积极性。所以眼镜架按品位和配镜对象可分为富豪架与大众架两大类。

(1)富豪架:富豪架又称老板架,在高档镜架中,占有显赫的地位,除上面介绍的加金架外,蒙乃尔合金架、钛金架、金合金架、玳瑁架、镶饰架均在可供选择之列。

①蒙乃尔合金架:蒙乃尔合金是被眼镜界普遍采用生产中高档眼镜架的原材料,它主要是被用作镜圈、过梁和其支撑部位,其优点是强度高、弹性好、机械加工性能好,可承受加工变形量大,耐腐蚀、焊接、电镀性能好、成形零件表面光洁度与

国际通用标准相当。

蒙乃尔是一种以金属镍为主体添加了铜、铁、锰等其他金属经过熔炼及压力加工而成的合金。镍在元素周期表中属第Ⅷ族元素,它的特点是熔点高(1455℃),耐腐蚀、机械性能高,在热、冷状态下有很好的压力加工性能,并且有特殊的物理性能如铁磁性、磁伸缩性,较高的电真空性能。

②钛架:钛是一种钝性金属,韧度高、熔点高。就因为钛金属的"钝",所以物质和它接触的时候,不会产生化学变化。也就是说,因为钛金属的耐酸碱性,稳定性高,使它在和人体长期接触后也不会影响其本质,所以不会造成人体过敏,成为替代镍金属的主要特征。

至于将钛金属材料运用在镜框的框线中,更是最近的流行趋势,预计钛金属在未来的金属眼镜架市场,将扮演举足轻重的角色。 一般来说,钛金属不具有磁性反应,所以要测知是否为纯钛所制成之眼镜,最简单的方法就是用磁铁来测试,有磁性反应的就绝非纯钛金属制成,或者虽是钝纯金属但表面另加有其他金属成分,在选购上即需特别注意。

眼镜业者在装配纯钛眼镜时应注意的事项:使用胶片会比玻璃片效果更佳;镜片研磨尺寸不可过大,使用玻璃片时,更须特别注意;焊接过的眼镜,请务必检查镜片,并修改至适中之后再予装回。

纯钛眼镜架轻便舒适,其材质是眼镜材质中最轻的,硬度很好,镜架不易变形,耐腐蚀,不生锈,不引起皮肤过敏,较为耐用。纯钛,是指钛纯度达到89%以上的钛金属材料,熔点高,材料轻,抗腐蚀能力强,电镀层牢固。纯钛具有特殊的电流特性,可引导出电子波动而产生离子,使电流趋向离子化,而正负离子能快速调整电磁波引起身体生物电流混乱造成的不良影响,对人体产生有益的生理作用。其缺点是材料偏软,不能将眼镜架做得更细巧,只有把线条做得比较粗,才能保证镜架的稳定性和强度。

分类:

全纯钛:镜架除了螺丝及塑料脚套外,金属部分全部由钛材质所制成。

镍包钛:框线为钛材质,表面使用包镍材质,而现在此种镜架已不复存在。

拼装钛:由于生产镍包钛成本较高而且需要更新设备,故在未更新前,拼装钛镜架应势而生,然而此种产品很危险,因为每一种金属都有不同的熔点,硬是将其组合在一起便会非常脆弱。早期镍包钛镜架经过压平角度时,它的框线分布无法像工厂原先生产的那么平均,所以在使用后,镍和钛包覆的那一层会断裂掉而没办法再焊接修理,包括拼装钛也有此种情形。

镀镍钛:为了降低成本,让生产上更方便,也有工厂研究出用钛金属镀上镍金属。如此便可用传统的焊接技术处理。

因客户需求,有纯钛镜架、β钛架和半钛镜架,半钛镜架又分为钛合金架,如记忆钛、生物钛等;钛金组合,即纯钛或 β 钛与金属的组合架,如纯钛用于镜腿,金属用于镜框、β 钛用于镜框,金属用于镜腿等;钛胶组合,即纯钛或 β 钛与板材或 TR 材料的组合架,如纯钛用于镜腿,板材用于镜框、β 钛用于镜框,TR 用于镜腿等。

鉴别:纯钛眼镜架越来越受到消费者的欢迎,以其重量轻、耐腐蚀、抗过敏、抗疲劳、强度高等优点,被越来越多的大学生、白领、精英作为时尚消费的首选。随着钛材料的研发和加工工艺的日益成熟,市场上先后出现了纯钛、β 钛、记忆钛等多种以钛金属为主的镜架。我们该如何鉴别纯钛眼镜架呢? 以下介绍几种简便易行的鉴别纯钛眼镜架的方法。

手感掂量:通常合金架的比重约为 $8.9g/cm^3$,纯钛架的比重为 $4.5g/cm^3$,由于钛材料的分量相当于合金架的一半,用手掂起来比较轻。这是区分钛架和非钛架的最简单的方法之一。

铰链结合:纯钛镜架在铰链部位不宜使钛与钛直接接触,否则易出现接合处发皱、镜腿张合不畅的现象。通常在纯钛镜的铰链部位镶嵌 2 枚薄薄的垫片,将上下铰链分割开来。因此,检查铰链处有无垫片,也是鉴别是否是纯钛镜架的很好方法。从镜架内侧观察铰链结合处,会发现有一小凹槽,这是便于将垫片取出的专门设计。

铰链焊接点:纯钛材料的焊接为无氧碰焊,焊痕为"台阶"状;合金材料的焊接为点焊,焊痕为"坡"状,这是区分钛架和非钛架、全钛和非全钛架的有效方法之一。

焊点磁性反应:将镜架铰链尽量拧松,在自由活动状态下用磁石去吸引,如镜腿在磁石的吸引下晃动,说明此镜架并非纯钛材料,反之则说明该镜架可能是钛架。以上是用简单的方法来鉴别纯钛眼镜架,我们如果单纯地从标识上判断镜架材料是否为纯钛是不够的,还要结合以上几种方法进行综合评定,这样才能鉴定纯钛镜架的真伪。

防止以钛合金架充当纯钛架:消费者可以参考以下产品介绍进行鉴别。钛制眼镜架,根据钛的种类使用部位,分别用缩写形式刻印于镜架上,一般在镜脚上,大家只要细心留意,就很容易分清。一般而言,纯钛镜架用 100% TITANIUM 或 PURE TITANIUM 在镜腿或镜片上标识;β 钛架用 βTitanium 标识,不同厂家在写法上略有差别。

③金合金架:被喻为 21 世纪科技产品的"金合金"材质来自南非,由多种金属合成,经过高科技的电镀处理后,整支镜架为实心的 18K 金色,具有特别眼镜架所需要的不褪色,弹性好,焊接容易,佩戴舒适等优越条件。

金合金直到最近才被允许局部开放(这在世界上是有专利权的),主要是因为以前顾虑到与黄金十分相似的金合金会充斥市场,扰乱黄金行情,因此加以限制。金合金大部分用于眼镜的镜框,手表的表带或表壳,饰品如项链、耳环等,金合金因其独有黄金般的色泽,闪亮耀眼的外表,所以较受东方民族的青睐。

多项特色深具潜力。不褪色：经过电镀处理的金合金，为实心 18K 金色，不怕褪色，即使用旧了，经刨光后跟新的一样。不腐蚀：有非常好的抗蚀性去抵抗汗酸，以及其他一般会腐蚀镜框的元素。比一般金合金轻 20%，对于度数深的佩戴者而言，减轻负担，增添气质。弹性比合金镜架优 50%，金合金的高弹性可避免可能产生的不适及疼痛，适合每种脸型，佩戴舒适。焊接容易，不留痕迹。因金合金不易气化，不须在真空状态中即可进行焊接修护，且不留焊接痕迹。

④玳瑁架：由玳瑁甲壳制成。其甲壳花纹晶莹剔透，高贵典雅，是装饰收藏之极品。

玳瑁有剧毒不能食用，但作药用，其清热解毒的功效堪比犀角，是名贵中药，有清热、解毒镇惊、降压之奇效。玳瑁作饰品的原料取自其背部的鳞甲，系有机物。成年玳瑁的甲壳是鲜艳的黄褐色。此类饰品易蛀，清代晚期以前制作的玳瑁器至今已很难见到。而今玳瑁属珍稀保护动物，禁止捕猎。

玳瑁其物质成分与动物角质相似，但完全没有矿物质，并比角质坚硬得多，少纤维质，脆性稍大，具油脂/蜡状光泽、呈半透明/微透明的黄色底色上点缀富丽的褐色斑点。硬度 2.5，相对密度 1.29，折射率 1.55，为非晶质，可在沸水温度下变软和黏合。高温会使其变暗，能受硝酸侵蚀，但不与盐酸反应。显微镜下有斑纹结构，并见由许多圆点构成的褐斑。点愈密，色愈深，是其重要的鉴定特征。在紫外线下，较澄明及较黄部由 13 块分三行排列的甲片构成，并按其位置而有不同的名称。成年玳瑁的每块甲片约 20cm×30cm，重 250g 左右。

玳瑁类的甲壳呈心脏型，经加热分解，通常都可分裂或为 13 片，中央有 5 片，左右两侧各 4 片，以琥珀色的为最贵，一片优质的甲壳以愈轻的愈好。玳瑁以色泽来区分，大致可分为黄色、浅红及黑色 3 种。淡黄最珍贵稀少，价钱当然较高，浅红次之，黑色最普通。要论价钱，当然要视材质等级、质料应用多寡来论之。现在整支镜框都是玳瑁的很少。若有的话也大多是黑色的，看起来老气，较适合 60 岁左右上了年纪的人戴，但是一般所谓的玳瑁眼镜，是指镜脚、鼻垫、眉板等部分镶有玳瑁的镜框。

玳瑁眼镜纯手工研制，色似琥珀，温润细致，品位华贵高雅。不仅满足美学上的需求，而且由于它的构造接近指甲和头发（灼烧时会发出烧头发的气味），和皮肤的接触是最紧密的，在出汗的时候不会很滑，不会引起皮肤过敏，而且它的硬度保证眼镜常年不会变形，是大自然天赐的宝物。玳瑁的品质以颜色而论，约计有以下 8 种：琥珀、金黄、亚黄、灰暗、中斑、浅红、深斑及乌云。玳瑁框配好之后浸一个晚上的冷水，使其色泽更加鲜亮。

玳瑁眼镜的特点：一为精巧，二是与生俱来的抗过敏性。玳瑁质料的抗张程度到目前为止没有任何一种质料可以比得上，绝对不会变形也不易破碎。为保持产品水准，对玳瑁镜架的加工多采取慢工出细活的生产方式，镜架制作时间依难易程度不同为 1～10 天,每副玳瑁镜架完全是用手工,不以机器加工,以珐琅为黏着剂连接玳瑁和金属,防止金属的腐蚀性。在保养方法上,玳瑁眼镜绝对不可接触碱性清洁剂,或超音波消毒。

⑤镶饰架:即在用黄金、白金、钛等高级材质制作的镜架上镶以名贵的宝石和钻石,从而与金光闪闪的镜架相辉映,凸显尊贵高雅的风范,也有在塑料镜架上刻以美丽的花纹图案,或镶上漂亮的珠宝。德国一家公司生产的一副塑料镜架上就镶有 18 颗钻石,价值达 2500 德国马克,被称为最昂贵的塑料眼镜。

(2)大众架:为广大人民群众和学生喜爱少则几十元,多则 100～400 元,经济上能承受。可分为中、低两档。中等收入的可选中档,一般 100～200 元,收入低的可选其中的低档,一般为 50～100 元。大众架以注塑架和低档金属架为主,板材架与中档金属架亦参与其中,包括中小学生拥有广阔的消费人群。

3. 大框架与小框架

(1)大框架:大框架应用于体型肥胖,头大脸宽的人选购。特别是粗犷脸型的国字脸,应选购深色宽边的大框架给人以朴实、稳重、刚强的印象。

镜架的规格,是按一般人的面型设计的,常见的型号有 40mm、42mm、44mm、46mm、48mm 5 种,所谓型号,实际上是指镜片的宽度,镜片宽度一般为 40～48mm,镜片的宽度与镜架要协调一致。以前流行安装大镜片的镜架,镜片越大,看到的视野越宽。因此,各种设计新颖的大镜架就大量上市了。有塑纤的,也有金属的,其结构特点是把镜片加高,加高的重点又在于上半部。这种镜架,只适宜平光或屈光度低的戴。一般来说,5D(俗称 500°)以上的近视和 3D 以上的远视就不大适合了。因为屈光度的深度与镜片的厚度,重量成正比,屈光度数越深,镜片就越厚越重,镜片大了,整个眼镜就会超重,三棱镜的反作用也会越大,使戴镜者难以耐受。大框架综合征就是这样引起的。镜架过大,重量过重,对鼻梁及框下部造成一定的压力,出现一系列的症状。患者开始感到眶下及面颊部麻木,感觉迟钝,症状渐渐波及鼻部和上齿龈部,刷牙漱口时有异样感等,这一系列的表现均是由于神经受压迫所致。

随着时代的发展,人们越来越懂得美化自己了。太阳镜不仅能保护眼睛,而且也能美化面容。然而有些人戴太阳镜持续过长,或戴大的太阳镜,皆可出现大框架综合征,所以又称太阳镜综合征,这是典型的现代文明病,一旦出现症状,患者应立即摘掉眼镜,前往医院做些治疗,如按摩、理疗或用些药物,效果往往是满意的。

(2)小框架:小框架应用于体型单瘦、头小脸窄的人选购。女性体型单瘦的多,绝大多数适宜选小框架,特别是小巧玲珑的金属架可以显示清秀文雅的气质。儿童配镜选择镜架,自然应选小框架,因为儿童的瞳距比成年人小,如果镜架过大,必定会影响到镜片中心与瞳孔中央不相平衡,自然会产生三棱镜的反作用。儿童又往往不会像成年人那样叙述戴镜的反应,在感觉不舒服时只表现拒绝戴镜,家长又常怀疑孩子不听话,强迫孩子戴,最后将由于眼镜不合适引起眼位异常。从而产生严重的不良后果。

有屈光不正的老年人,一般要配视远和视近两副眼镜,但取戴比较麻烦,如配无形双光,可一镜两用,不但镜片较贵,而且上面的视远部分与下面的视近部分不可能没有一点干扰。不如选用窄长的小框架,既可阅读书写,又可从眼镜上部平视,比较轻巧方便。

轻巧是小框架的特点,轻巧细边的金属架善于勾勒出脸部粗细的轮廓,并具美丽、清秀、斯文、含蓄、活泼的特点,深受青年学生的青睐。

4. 方形架与圆形架　人的脸型千差万别,眼镜戴在不同形状的脸上就有不同形象。脸型大体上可分为椭圆形、圆形、逆三角形、长方形、四角形、三角形、菱形、矩形 8 类,如何来分别这些类型,除了用眼观察得到初步印象外,还可用面部正中十字线和面部周围连线来衡量。先从眉毛水平面画一条横线,再以鼻梁为中心,上起发际、下至下巴,画一条纵线,如果两线相交在纵线上 1/3 处者属正常脸型,这种脸型比较匀称;高于这一点者为长脸,低于这一点者为短脸。再把人脸沿两侧颊部画两条纵线,沿着眉毛水平和下巴水平画两条横线,让纵线与横线相连,所画图形呈长方形的称长方形脸;呈正方形的称四角形脸或称国字脸;中间稍宽,上下稍长而圆称椭圆形或蛋形脸,或称理想形脸;中间宽,上下较短而圆的称圆形脸;上宽下窄的称逆三角形脸;下宽上窄的称三角形脸;中间宽、上下均窄而尖的称菱形脸。脸型画出来以后,根据面型选择镜架,就容易达到装饰美的要求。

(1)方形架:方形架可分为标准方形与非标准方形两大类,标准方形又可分为大小长方形与大小正方形两种,多为男式,主要为男士选择。也适合椭圆形、逆三角形、长方形、菱形等脸型的人选购。椭圆形脸由于这种脸型本身的线条比较优美,选购属于自然的正方形镜架就保持它本身所拥有的均匀短美。逆三角形脸前额微宽,下颌之处略成锐角,属于具有个性的美人脸,没有必要改变它的轮廓,选购正方形镜架可以加强它的美感和稳定感,使下颌的线条显得更加协调。长方形脸可以选购方形而外端稍上斜的镜架比较合适,依靠镜框向上斜的特性,使脸型的重点不再那样突出,菱形脸前额与下腭均略成锐角,选购方形或方形略向上斜的镜架看起来比较柔和,可以掩盖菱形脸的缺点。

(2)圆形架:圆形架可分为标准圆形和非标准圆形两大类,而后者较前者选购的多,尺寸相对偏小,多为女式,主要为女士选购,也可供圆形、四角形、三角形等脸型选购。正圆形架除了某些老人配老花镜以外,很少有人问津。非标准的或变异的圆形镜架可以掩盖某些脸型的缺点。如圆形脸绝对不能配正圆形的框架,但可配内侧较圆而外侧稍尖的镜架,不仅能表现原有的快乐形象,更能显示一分成熟感觉。四角形的脸也是如此,这种脸型前额和下颌都较宽,无形之中给人以一种严肃的感觉,因此选购内侧较圆外侧稍尖的镜架,让人感觉柔和,同时对微宽的下颌起到一定的掩盖作用。对三角形脸也可选购这种镜架,会使视线重点摆在脸部的斜上方和下颌部分的曲线也具温和感。

目前女式金属镜,不论高档、中档或低档均以非标准圆形为主,除了圆形、四角形、三角形脸可选购外,其他脸型也可选购。由于非标准圆形具有多样性和多变性,一些青年男性亦常选购佩戴,成为男女共享的艺术饰品。

5. 正色架与杂色架　眼镜表面色彩的形成,取决于三个方面:光源的照射、眼镜本身反射一定的色光、环境与空间对眼镜色彩的影响。由各种光源发出的光,光波的长短、强弱、比例性质的不同形成了不同的色光,称为光源色。物体色本身不发光,它是光源色经过物体的吸收反射,反映到视觉中的光色感觉,我们把这些本身不发光的色彩统称为物体色。色彩对我们的视觉造成印象,激发出我们的情感,或喜爱或厌恶。正是有了色彩,才有绚丽多彩的世界,色彩是构成美的必不可缺少的因素。眼镜设计运用不同的色彩让眼镜彰显出活力。就像人的肤色是人类不可或缺的特性。通过色彩使眼镜拥有更多的艺术性和内涵。

(1)各种颜色的特性:人们佩戴眼镜,不仅是要看清视物,而且还要表现时尚、彰显个性、突出一种装饰的美。不同颜色的眼镜能让佩戴者展示出不同的个性魅力和气质特征。眼镜常采用红、金(黄)、黑、绿、紫、蓝 6 种颜色。各自的特性如下。

①红色:是暖色调中最具有代表性的,给人一种非常喜庆、热烈的感觉;红色色系赋予人类温暖,它是一种较具刺激性的颜色,给人以燃烧和热情感,是热烈、冲动、强有力的色彩,它能使肌肉的功能和血液循环加快。由于红色容易引起注意,所以在各种媒体中也被广泛利用,除了具有较佳的明视效果之外,更被用来传达有活力、积极、热诚、温暖,另外红色也常用来作为警告、危险、禁止、防火等标示用色,人们在一些场合或物品上,看到红色标示时,常不必仔细看内容即能了解警告危险之意。在眼镜美学中,红色有着积极、奔放、有活力的个性,风情万种,燃烧的不仅仅是视野,更是一颗不安分的心。红色会令人觉得过于耀眼,所以应注意与服装和化妆色彩之间的过渡协调,不宜用强烈对比。若是喜欢红色,但并不希望张扬,可以尝试用流行的双色镜来协调,挑选些细框来平衡。

②金色:眼镜美学中的金色,是永恒的华贵色彩。在金色镜臂上用耀眼的水钻点缀,或用复古的镂空,旋出曼妙风情,对于略宽的富有质感的非金属框架,金色能打造出妖媚、休闲于一身,演绎的不仅仅是华丽和美丽,还是品位与身份的最好诠释。

③黑色:黑色是消极色,单独使用时显得大方、高雅,但也表现出一种永恒的沉默,没有生机,没有希望,若与其他颜色搭配就能取得很好的效果。用黑色去衬托亮色,亮色会更明亮;用黑色去衬托艳色,艳色的饱和度会更高,显得更鲜艳;用黑色去衬托暗色,暗色会更有层次感。

④绿色:绿色是青春的颜色,象征着未成熟、没有经验和旺盛的生命力;同时也

是植物的颜色,象征着自然、健康、和谐、清新和希望。自然的绿色还对晕厥、疲劳、恶心与消极情绪有一定的作用。绿色与其他纯色相比,较易配色,很容易协调,活力彰显于不经意之间。若与红色相遇,将产生极强的对比效果。"万绿丛中一点红"就是最好的描述。眼镜美学中的绿色,主要是军绿色成了时尚和最热的主色,它融入了男性粗线条的美感,细节上结合了阳刚之气,不只适合男性,也表现出了现代女性的刚柔并存的特点,硬朗同时融合女性特有的坚强和新时代的独立。绿色配上灰或白色,能给人稳健正派、苦干实做的观感。选择一款军绿色,绝对是时尚的主要载体。

⑤紫色:紫色是葡萄、勿忘我的颜色,显得高贵、神秘和恐惧。在自然界和社会生活中,紫色较稀少,紫色颜料不易获得,也不稳定,因此显得高贵、奢华、优雅而迷人,紫色是红和蓝混合而成的复色,色相非常难以确定,给人以流动、神秘、游离不定的感觉。眼镜美学中紫色给人一种神秘猜不透的感觉,是最能够散发女人魅力的颜色,紫色是浪漫优雅的代言词,无论是清纯还是个性,都包含在紫色特有的性格中。

⑥蓝色:蓝色是海洋、天空的颜色,显得深远、凉爽、纯净、有动感和无边无涯。它代表着人类所知甚少的地方,如宇宙、深海,令人感到神秘莫测;又易给人以沉思、智慧和征服自然的力量,是现代科学的象征色。蓝色是色调中最冷的颜色,能使人感到安静、清新、舒畅和视觉开阔,这便是大多数医院都运用蓝色装修病房的直接原因。眼镜美学中蓝色是让女人永远沉迷、男人永远梦幻的色彩,时尚的海军蓝、贵族少女般的紫罗兰、令人眼睛一亮的珠宝蓝,蓝色是最能演绎不同风格的色彩。皮肤较黄的人,若选择蓝色系镜框的眼镜须谨慎,如果选择较纯净的蓝色调,会显得不太协调,感觉突兀。

随着科学技术的发展,人们不仅把眼镜作为矫正视力的工具而且也将其作为一种美的装饰。眼镜框的选择合适与否,会直接影响到人的气质、外观与健康。因此对镜架的色彩自然就会高度重视。镜架的色彩虽然五彩缤纷,但可归纳为正色与杂色两大类。

(2)正色架:正色就是基本的色,纯粹的色。有的说只有3种;有的说可有4种。说3种的,认为是红、黄、蓝;又有认为是红、蓝、紫。说4种的,认为是红、绿、蓝、紫;也有认为是红、黄、绿、蓝。一切千差万别的色彩,都是由这3种或4种基本颜色以不同比例合成的,所以又称三原色或四原色。我们生活在色彩斑斓的世界,不同的颜色在人类生活中有着不同的作用。

①红与火几乎同义,能激起人兴奋、热烈与欢愉的感情,自古以来我国以红色象征喜庆,举行婚礼往往是满堂红,新娘子头上还要罩一条红巾。红色强烈刺激兴奋人的神经。过度的刺激会使人紧张和不安。而粉红色却对人的神经有镇静作用,能使人平息雷霆之怒,并使人肌肉放松。

②绿色是植物的本色,它使人安定、轻快、镇静,人们操劳过度,眺望远处的绿树、青山,疲劳顿然若失,绿色又称为"冷色",冷饮店用绿色居多,一进门就使人心理上感到凉爽,居室挂绿色窗帘,可给家庭增添舒适和谐的气氛。

③蓝色使人想到天空、大气和海洋,给人一种空旷、舒适的感觉,据研究,蓝色具有镇静神经和降温作用。医生常用蓝色光线治疗神经痛,淡蓝色对发高热的患者能降温,蓝色为建筑师特别器重,他们用于城市建筑物的外表粉刷,蓝色或淡蓝色有利于保持城市的安静。

④黄色光波的长度最易使人的视网膜感知,因此,它是最明亮的一种颜色,科学家发现,黄色能启发人的智力,根据这一原理,现在有些学校的教室,图书馆的阅览室,已经把墙壁粉刷成米黄色,有利于思维。餐厅刷成黄色或橙黄色,可以刺激胃口,增加食欲。

⑤据色素学家们的研究,一个人的酷爱某种颜色,实际上与他的品性有很密切的关系。假使你是喜欢黄色的,那么或许你是属于聪明人一类的,你有一颗敏锐之心,你有自己的人生观,希望他人附和你;喜欢蓝色的人们是守旧的,能节制自己,有很强的判断力,肯负责任;等等。

⑥就目前眼镜市场的情况看,金黄色镜架是抢手货,男女老少皆宜,偶有人嫌它太耀眼,又怕它易褪色,或敬而远之。正红色、蓝色、绿色、紫色架比较少见,且多为女孩所喜爱,女孩选红色或紫红色镜架,使女孩更加艳丽可爱。爱时髦、爱突出个性的青年女性,也有配选购这些正色镜架的,中老年女性,常嫌它过于鲜艳,有碍端庄、高雅之态。即使喜爱这些正色,也很少选购。至于男性,除了小男孩或少年可以购戴外,成年男性是不宜选购,也很少有人选购。总之,由于正色太正,除了镀金架,常处于受冷落地位。

(3)杂色架:除了正色,都是杂色,杂色有宽阔的空间,据说有上千种。有了这些动人而又迷人、醒人而又醉人交相辉映而又争妍夺艳的种种杂色,我们的眉目就生动起来,生活就活泼起来,外界的引诱力也因之而强化。

①杂色离不开正色,杂色来源于正色,杂色都是由正色配合混制而成。因为杂色是由发光物体所发的光及光内含波长而定。如果这光线由许多波长不同的单色光组成,则在人眼内引起这些色光合叠而成杂色,称为加色混合。

②通常所谓物体的颜色是指它们在白昼光照射下所显示的颜色。当两种颜料混合时,它们所显示的即为这两种颜料所共同反射的光线成分。这种颜色的混合与色光的加色混合不同,称为减色混合。

③一个对照射的光能完全反射的物体称为白体,而完全吸收照射光的物体称为黑体,一般的黑色物体是指在入射白光的各种波长时能均匀吸收其各单色光极大部分能量的物体。如果这一被吸收部分不大,物体就显示介于黑色与白色之间,中性而成灰色。

④在各种杂色的镜架中,白金架与镀铬的白色架为广大配镜者所喜爱,白金架为蒙乃尔合金架的一种流行款式,色泽柔和,经久耐用。铬是白色的,化学性能很稳定,在常温下放在空气中或浸在水中,都不会生锈褪色,镜架上镀上一层铬,不仅美观,而且能防锈,所镀的铬层越薄,越能贴在金属的表面不易脱掉,沉静的深灰色架、古铜色架、色泽绚丽多姿的板材架与金光耀眼的镀金架一起,从而组成了当前选购镜架的主旋律。

⑤还有崇尚复古、咖啡色系、黑色系等保守、深沉和稳重的色调,仍然很受欢迎,而洋溢着青春活力的琥珀色系与玳瑁色系因恰与近年服装回归自然的诉求吻合,在整体搭配上甚为抢眼;也有些设计大师大胆地配用鲜艳的色彩,如在黑色系列中加入金色饰品作点缀,或以绿色镶在镜框上,或在金属框面上转印绚丽别致的色彩。

⑥注重整体服装的搭配设计,尤其是"时装眼镜"的崛起和走俏,为富有现代色彩的女士们增添新的魅力。这种"时装眼镜"是针对女士需求,专为搭配服装而设计的,除了基本色彩外,还有多种时兴的色泽,可以配合不同季节的不同衣着,黑白是最常见的时装色调,如能有一副相配的眼镜即可收到"画龙点睛"的效果,太阳眼镜以其彩度高,成为这种服装的最佳搭配。现今许多女士都拥有多副"时装眼镜"。据说她们每年大约转款 1 次,使用次数比实用性眼镜更为频密,从而形成女士重视眼镜与衣着款式颜色的配合,男士趋向以不同眼镜款式出入不同场合的时尚,故有女士眼镜时装化,男士眼镜形象化之说。

6. 合格架与不合格架 按镜架的质量标准,不论高档、中档、低档,均可分为合格架与不合格架两类。

(1)合格架:对照国家公布的眼镜架质量标准。是否合格要从多个方面来查验。内行人是一看便知的。

①看表面:尽量选择表面清晰,有光泽,无疵病、割痕、碰伤、腐蚀、剥落等毛病的镜架。

②看"铭记":正规厂家,在镜架上除打印上货号、规格、尺寸外,还打印上牌号(或拼音或英语),如苏州眼镜一厂生产的眼镜架,即打有"姑苏"二字;上海眼镜一厂生产的眼镜架打有"视力"二字。如果是二等品或三等品,还打印上"2"或"3"字样,以表明该产品不是正品。因此,在选择无铭记的镜架时须谨慎。

③看造型:把镜腿拉开,平放,看镜身与镜眼是否成 1.5°～2.5°角倾斜,镜脚是否大小一致,镜架各部件是否对称,金属架配弹簧腿两腿弹性是否一样,各种部件做工是否精细。

④看结合点:检查镜身与镜眼的铰链处是否吻合,齿合是否高低一样,装螺丝的地方棱角是否分明;金属架焊接处是否利落;选择金属塑料混合架时,看塑料配在金属架上是否吻合、坚固、对称。

⑤试验其材质:优质架都是强度高材质。金属架用手弯一下镜圈或镜眼,看其软硬程度,软的是一般黄铜材料为基本材料,不锈钢的硬度大些。西德"奥妙"牌镜架,采用高镍合金材料生产,强度高,弹性好,可久戴不变形。纤维架、塑料架,软中有硬为佳品,很硬的表示无塑性,是"回锅料"再制品。

⑥应该指出,镜架在厂内生产以后要经过检验,不合格的不能出厂销售。要严格把好质量关,有些可能在销售运转过程中碰撞或装压造成某些变形和破损,也是难以避免的,应作次品处理。有些通过整形而恢复正态,只要没有破损,还是可以按正常销售,不会影响质量。

⑦选购了合格架为配购合格眼镜打下了基础,但离合格眼镜还有一段距离,还要考虑 4 个方面。

• 经过正确的验光和插片验光。散瞳验光是排除调节作用,客观地检验患者的屈光度,插片验光则是判别患者所能适应的实际屈光度,因初次配镜有大脑是否融合的问题。若散瞳验光和插片验光相差较大,则说明该患者的适应性较差,应逐步换片,不能一次达到矫正的度数。

• 镜片的屈光度必须准确,必须用焦度计确定出待用的镜片的光学中心。

• 装好镜片后用焦度计检测镜片的光学中心与瞳孔的位置,其水平偏差和垂直互差都不得超过 GB13511-2011 配装眼镜标准的要求,其中垂直互差要严格控制在标准规定的范围内。

• 镜架的附件,主要有镜架臂和鼻托。镜架臂的宽度,以及镜架及镜架臂交点愈高,愈能拉长脸型。镜架臂的长度,应与侧面脸型相称,侧面脸型宽的,镜架臂要适当延长,侧面脸型窄的,镜架臂要适当缩短,眼镜才能从两侧的支点,不松不紧地挂戴在外耳轮上。鼻托又称鼻垫,是金属架从中间支托镜架的一个重要组成部分,统称鼻架。鼻架的宽度,一般为 18mm、22mm、24mm,如果要使眼镜的镜片光学中心与瞳孔距离相等,必须是镜片与鼻架两个宽度之和。如瞳孔距离为 60mm,可以选择镜片为 40mm,鼻架为 20mm 的镜架。如果脸型宽大而瞳孔距离偏小的,应选镜片宽度为 44mm 以上的镜架,靠内移镜片的光学中心来解决脸型与瞳孔距离不相称的矛盾。鼻托的高低,也要根据鼻梁的高度和宽度进行适当调整。鼻梁高而宽的,应将鼻托适当压低或向两侧拉开一点,或选无鼻托的塑纤镜架;鼻梁低和塌鼻,应将鼻托适当提高或向内挤一点,使镜片与眼球表面的距离保持在 12mm 左右,镜片向下的倾斜度,与颧骨保持在 5°左右,因为眼睛经常是平视或稍向下方看东西,这种倾斜有利于工作和学习。

(2)不合格架

①不论高档、中档,凡在上述各项合格指标中,有 1～2 项未达标者,均属于不合格架范围之内,自然会影响镜架的质量和戴用效果。必须加以调整和校正,从而达到合格的标准和要求。

②在竞争激烈的眼镜市场中,不法分子趁机而入。有的从镜外走私低劣眼镜贴上名牌标签,成为名副其实的进口水货;有的生产场地简陋,原材料低劣,粗制滥造,投放市场;有的以次品冒充正品,以国产冒充进口欺骗顾客;有的根本不懂验光配镜,也不懂装配技术竞相开店经营眼镜。如此等等,不胜枚举。赚黑心钱,办荒唐事,使顾客上当受骗。大量的质检及调查表明,眼镜的质量堪忧,经过近几年的不断整顿,状况有很大改善,还存在着不同问题。所以除了加强管理以外,还要大力宣传和提倡商业道德,普及验光配镜知识。

③不合格架与伪劣架是与合格架相对立而存在的,"四看一试"也是检验伪劣架的试金石。通过看表面、看铭记、看造型,看结合点,试验其材料,就会原形毕露,伪劣易辨。伪劣架是不合格眼镜的一个重要方面。而屈光度不准,比验光处方的屈光度偏高或偏低;光学中心超差而产生的三棱镜效应;两块镜片的屈光度相差较大而产生的复视效应,使大脑不易融合;散光轴位不准,镜片的焦线与眼睛的焦线不重合;镜片的质量不好是不合格眼镜的主要因素。

④戴上不合格或伪劣的眼镜,常使眼睛容易疲劳、头昏、戴镜不能持久,不能缓解眼肌的调节负担,尤其是镜片的屈光度与验光处方的屈光度相差较大时更为突出;三棱镜引起头痛、恶心、平衡不好;视力达不到矫正、治疗的目的。总之,对健康危害甚大,应该认真严肃对待。因此,我国眼镜市场应由专业管理部门从质量、人员素质、镜片的进货渠道、法制观念等诸方面实施有效的管理,使眼镜成为名副其实的医疗保健用品和美容饰品。

7. 折叠架与组合架

(1)折叠架:其特征在于包括镜框、左桩头、右桩头及两根可折叠的折叠镜腿。

①左桩头的一端固定安装在镜框的左侧;右桩头的一端固定安装在镜框的右侧。

②折叠镜腿包括 U 形叉头、翻折段和 J 形耳钩,所述左桩头和右桩头上,都设有一根竖直的桩头转轴,左桩头和右桩头的上下侧面上且位于桩头转轴。两侧都对称设有第一桩头半球形凹陷和第二桩头半球形凹陷,所述 U 形叉头的两个叉头分别转动式安装在桩头转轴的两端轴头上,且两个叉头相连处与桩头转轴之间的距离大于左桩头。和右桩头的长度,两个叉头的相对距离大于左桩头和右桩头的竖直宽度。

③U 形叉头的两个叉头的相对内侧设有与第一桩头半球形凹陷和第二桩头半球形凹陷相对应的第一桩头半球形凸起和第二桩头半球形凸起。

④U 形叉头的叉柄处设有伸出端,所述伸出端上,设有一根竖直的叉头转轴,所述翻折段的一端设有 U 形槽,另一端与 J 形耳钩抽插式相连;所述 U 形槽的两个槽边分别转动式安装在叉头转轴上;所述伸出端的上下侧面上都设有叉头半球形凹陷;所述 U 形槽的两个槽边内侧都设有与叉头半球形凹陷相对应的叉头半球

形凸起。

⑤镜架一般可以在鼻梁及镜腿处折叠,缩小存放或携带时镜架所占空间;多制作成品老花镜。镜架可以折成四折或六折,缩小体积,并配装皮革盒套,可套在裤带上,便于携带(图 4-16)。

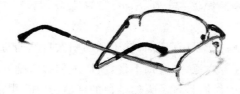

图 4-16　折叠架

(2)组合架:镜架有多种组合形式。

①镜架用不同材料组合:可采用金属及塑料混合制成镜架。这种镜架有的是将塑料包以金属,即部分或全部包以赛璐珞;有的则在镜架的不同部分使用不同的材料,即前框是塑料,镜脚是金属的,或前框是金属,镜脚为塑料的;有的混合使用上述两种方式,如眉条及鼻梁使用塑料,镜框用不锈钢材料,镜脚用塑料包以金属材料。这种组合架,也称混合材料架,造型精巧、秀丽,给人以典雅之感,因外层塑料紧密接触内层金属材料,故易燃烧,增加了镜架的强度。

②远近两用组合:双光镜、三光镜都是这种组合。如为正视眼上半部是看远的,下半部是看近的;如为近视眼,则上部为近视镜看远的,下半部减少度数看近的。多为中老年人办公使用。

③室内室外两用组合(图 4-17):镜架分前后两级镜圈,通常前组配装彩色镜片,后组配装用于矫正屈光不正的镜片。前组彩色镜片夹套在后组镜片上可以向上翻转或取下。如夏天去室外走动遇到强烈太阳光时,则将前组片夹上以避阳光之用。但这种镜架,不适合高屈光度的人群。

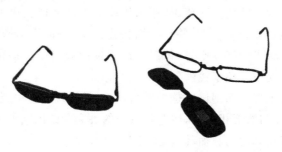

图 4-17　室内室外组合架

8. 牛角架与檀木架

(1)牛角架:优质的牛角,经过工艺处理,被赋予了良好的韧性,经过精细的打磨后,牛角呈现出令人惊叹的光洁和通透。牛角镜架呈半透明状,色泽湿润,细看可以看到天然的纹理,摸上去手感湿润、厚实,非常舒适。另外,牛角是中草药材,长期戴还有保健效果。保养:忌水,忌 60℃ 以上高温,平时用凡士林或碧丽珠擦拭。

(2)檀木架:檀木眼镜架具有环保、健康和回归大自然的特点。檀木质地坚硬,色彩绚丽多变、香气芬芳永恒,且百毒不侵,所以人们常常把它作为吉祥物,是不可多得的艺术品。使用的材质是各类天然颜色的绿檀、红檀、黑檀、紫檀等 56 种天然檀木,经过专利技术,化身为具有天然清香气味的细腻镜架,质量轻,不易折断。美中不足之处,就是不太好调整。

(四)眼镜的试戴与调整

1. 眼镜的试戴

(1)装配为成镜后,必须经过患者试戴,进行调整。试戴时,观察倾斜角是否正确,一般为 12°,并将镜脚、鼻托进行相应的调整,若为双光镜,还应观察其子片是否恰当,调整后通过子片阅读,又不影响视远为合适。

(2)配镜人员都应认识到镜架的最后配试工作有多么重要。为达到光学与美容的要求,镜架必须合适而不伤鼻子或耳朵,而且能使镜片保持在眼睛前面的正确位置上。不合适的镜架可能引起视轴棱镜效应或使戴用者不舒服。

(3)在替患者配试空镜架时,要考虑到鼻梁和镜框中心及镜架的一般外形,再记下所需要的眼镜脚长与其角度,在最后试架时,眼镜脚所成的角度、至弯曲部的脚长,眼镜臂与头部的宽度,必须调整。镜脚必须贴配在耳朵后面的头部,可以压住乳突骨;镜脚太向内偏,力量集中头侧一点;另一种错误,就是整个重量放在耳朵上,会产生不舒服,这种镜脚要向内偏;做了改进,镜脚只在耳朵顶端与镜脚尾端有接触,乳突骨的内陷部分留有空隙;完美的配合。

(4)装配完了的眼镜按上述要求,逐项检验无误后才能交出去,将眼镜交付给患者时,宜慢慢地戴在患者脸上,并且一面扶住镜架,一面用手指触摸患者的耳朵后面,配镜师与患者坐的高度平等,请患者注视你的鼻子中央,当给患者调直镜架时,令患者勿东张西望以免配镜师分心。

(5)将镜架戴上患者面部试试是否适当,用手指与视觉再检查一下,如不正确,继续修正。镜脚须与头形相配合,注意耳朵面的乳突骨的内陷形状,多数人为向外弯的乳突骨,镜架尾端的内斜面部分,要有对应的曲线。

2. 眼镜的调整

(1)理想的镜架与面颊和眉毛的间隔要恰到好处,镜脚的正常角度大约是 12.5°;底框接触面颊会引起不舒服,且易使镜片产生"哈气",镜脚要往上弯个角度,使镜框底部向上移;镜框底部离面颊太近,当戴用者向下看时视觉会受到干扰,把镜脚往下弯个角度,使镜框底部向内移。

(2)当眼镜仰面置放于桌上时,两只镜脚的脊部应都接触桌面者为正常,无论哪一只镜脚不接触桌面者都为不正常,这样的镜架戴在脸上时必定是斜的,那只未接触桌面的镜脚先落在耳朵上,因此,在这一边的镜框必向上翘起,以致倾斜。

(3)镜脚尾部的弯度应与耳型相吻合,镜脚围绕着耳朵、鼻子的广大面积与一般鼻梁接触,为良好的配合。镜架的顶尖半径和鼻子的半径一致,重量分配均匀;所有重量集中在鼻子上方的小面积上为不良配合;重要的测定数有正面角、鼻梁高度、顶尖半径、脊角与框间距离;对于带垫鼻梁,不失为良好配合,重量分布于两侧的垫子(即鼻托)上;鼻子与镜架前方的间隙,表示鼻托的倾斜度不够。重量落在鼻托的一个小小面积上,结果使鼻子发痛。带鼻托的镜梁上的重要测定数有鼻托正面角、鼻托倾斜角、鼻托中心、框间距离与镜梁高度。

(4)鼻托的整个宽度必须和鼻子接触,配置错误会使鼻托插在鼻子上,引起不舒服。

第三节　手术治疗

手术治疗屈光不正从治疗目的的角度出发可以分为"摘镜"的屈光手术,以及控制眼轴增长的后巩膜加固术。近年来屈光手术迅速发展,各类术式层出不穷。手术治疗屈光不正根据手术部位可以分角膜屈光手术、眼内屈光手术和巩膜屈光手术。

一、角膜屈光手术

角膜屈光手术是指在角膜上手术,从而改变眼睛的屈光状态。根据手术是否采用激光设备而分为激光性角膜屈光手术和非激光性角膜屈光手术。

(一)激光性角膜屈光手术

激光性角膜屈光手术根据所用激光可分为准分子激光、飞秒激光等,其中准分子激光角膜屈光手术又分为表层切削的屈光性角膜切削术(photorefractive kera-tectomy,PRK)、乙醇法准分子激光上皮瓣下角膜磨镶术(laser epithelial keratomileusis,LASEK)、机械法准分子激光上皮瓣下角膜磨镶术(epipolis laser in situ keratomileusis,Epi-LASIK)、准分子激光角膜原位磨镶术(laser in situ keratomileusis,LASIK)、前弹力层下激光角膜磨镶术(sub-Bowman's keratomileusis,SBK)、经角膜上皮准分子激光角膜切削术(trans-epithelial photorefractive kerectomy,Trans-PRK)。飞秒激光技术的快速发展在近视屈光手术中翻开了新篇章。因飞秒激光的引入,LASIK的机械制瓣过程变更为飞秒激光制瓣,叫作飞秒激光

LASIK(femtosecond-LASIK),也就是常说的半飞秒激光手术。全飞秒激光术式屈光透镜取出术(refractive lenticule extraction,ReLEx)根据切口大小是否掀开角膜前基质瓣/帽,可分为飞秒激光基质透镜切除术(femosecond lenticule extraction,FLEx),又称为飞秒激光透镜切除术;以及飞秒激光小切口透镜取出术(small incision lenticule extraction,SMILE)。

1. 准分子激光角膜表面切削术(PRK)　准分子激光表面切削术是眼科最早应用激光矫治视力的手术方法。以后陆续出现的 LASIK、LASEK、Trans-PRK 等技术,均是在 PRK 手术基础上发展而来的。PRK 手术应用的是波长为 193nm 的氟化氩(ArF)准分子激光。准分子(excimer)原意是"受激的二聚体"(excited-dimer),指受激二聚体所产生的激光,具有光子能量大,穿透深度浅,无明显热效应等特点。当角膜受到准分子激光照射时,其表面组织分子键被打断,并分离或小片段汽化分解,最终达到切削组织,重塑角膜弯曲度的目的。角膜中央被削薄,可以得到配戴凹透镜的效果;周边部被削薄,可形成配戴凸透镜的效果。

(1)术前全面检查:包括视力、矫正视力、屈光状态、眼压、角膜厚度、角膜地形图、眼底、角膜感觉、对比敏感度等检查。

(2)病人选择:年龄在 18 周岁以上,屈光度稳定 2 年以上,角膜厚度≥450μm 以上,屈光度以－6.0D 以内。OK 镜停戴 3 个月以上,眼部无急性炎症及其他眼病,无全身性相关性疾病者。

(3)手术步骤

①表面麻醉,结膜囊内滴表面麻醉药 2～3 次。

②去除角膜上皮,根据切削区大小,去除较切削区大 0.5～1mm 区域的角膜上皮。可选用以下 3 种方法之一。

a)机械方法:使用上皮刀制作角膜上皮瓣的方法,称作 Epi-LASIK。

b)激光方法:用准分子激光治疗性角膜切削(PTK)直接照射角膜中央区表面,均匀切削角膜上皮,然后再行准分子激光切削,也称 Trans-PRK。

c)化学方法:用 4％可卡因或 20％乙醇覆盖于角膜表面约 15 秒,松解上皮后刮除。

③切削、刮除上皮后应尽快进行切削,以免角膜过分干燥使切削速率改变,影响手术效果。嘱患者注视指示灯,确定切削中心,调整激光焦平面之中心点于瞳孔中心所对应的角膜前表面。

④切削过程中应注意切削面的含水量。因水分可吸收激光能量而导致欠矫。如角膜表面水分增加,可用圆刃刀轻轻将水拨开。不能使用吸水材料,以防导致角膜过分干燥。

⑤切削完毕后,涂抗生素眼药膏,眼垫包眼,或戴治疗性软性接触镜 3 天。

⑥术后眼部刺激症状重,局部滴消炎类眼药水,待上皮修复后局部滴激素类眼

药水。定期观察视力、屈光度、眼压、角膜变化。术后要密切观察早、中、晚期并发症,发现问题尽早处理。

(4)准分子激光角膜切削术的注意事项

①全面检查,掌握适应证,排除禁忌证,干眼症、胶原性疾病史的了解。

②术中光学区应根据屈光度数,职业等适当大些,避免夜间视力下降。

③刮角膜上皮时间短,2分钟完成。并及时行激光切削并迅速遮眼,角膜床面不易干燥,有水分随时擦吸。

④术后上皮生长后及时行糖皮质激素点眼,并每月递减,观察局部情况及眼压变化。

⑤术后早期眼部刺激性症状明显。可口服乐松等(去痛片),局部消炎。

⑥术后光度以过矫+1.0D为宜。

2. 乙醇法准分子激光上皮瓣下角膜磨镶术(LASEK) LASEK 是融合 PRK 浅层切削与 LASIK 的上皮生理屏障保护的一种术式,稀释至 20%浓度的乙醇浸润、松解角膜上皮与前弹力层间的连接,应用上皮铲制作上皮瓣,在对角膜行准分子激光切削后再把上皮瓣复位并置角膜接触镜保护。

(1)术前检查与手术过程

①配制浓度为 20%专用乙醇备用。

②术中常规消毒铺巾,开睑器开睑。结膜囊冲洗。放置上皮环钻,将备用 20%乙醇滴入套内开始计时,得需 10～15 秒。

③固化角膜,用吸血海绵吸出乙醇,取下上皮环钻,用平衡盐溶液(balanced salt solution,BSS)反复冲洗角膜及结膜囊。用刮刀自上皮瓣切口缘开始将上皮瓣分离至上方 12～2 时位。注意保持瓣的完整。不损伤上皮基底膜,用吸血海绵吸干水分。

④激光切削,按预先预置切削参数进行,对准瞳孔光学中心,切削结束后快速将上皮瓣复位并吸干水分,清除异物,观察瓣边缘的缺损,覆盖抛弃型角膜接触镜,双眼遮盖。

⑤次日复查,局部点角膜营养剂及消炎药。待 48～72 小时上皮修复完全后加用 0.1%氟米龙滴眼。术后长期观察角膜透明度屈光状态、眼压等。

(2)注意事项

①LASEK 与 PRK 的适应证是十分接近的。对于相对薄角膜的中度近视以及角膜瓣远期风险高的如运动、对抗性强的从业者也可首选,但不适合作为高度近视的首选。

②乙醇浸润时间宜短不宜长,乙醇浸润时决不能渗漏至结膜囊,一旦漏滴务必用 BSS 立即冲洗。分离上皮瓣更要将就轻柔快捷。

③LASEK 的缺点是迄今仍不能完全杜绝术后的疼痛不适。其次术后早期的

远用视力不够稳定,对于高度或超高度近视的矫正、角膜混浊和回退的解决,尚需大样本的远期观察。

3. 机械法准分子激光上皮瓣下角膜磨镶术(Epi-LASIK) Epi-LASIK 是应用微型角膜上皮分离器钝性分离角膜上皮层与前弹力层之间的连接,制作带蒂的上皮瓣,在准分子激光切削后将上皮瓣复位,并置角膜接触镜保护。该术式的特点是机械方法制取上皮瓣,有别于 LASEK 的乙醇浸润分离法。

(1)微型角膜上皮刀的准备

①微型角膜上皮刀按刀头运行轨迹不同可分为水平式和旋转式。

②按照各自要求调试好负压泵的压力、吸引力。

③根据角膜直径和角膜曲率的不同选取好负压吸引环。

④将刀头、负压吸引环及术中所用器械高温、高压消毒以备用。

⑤术前应检查刀片质量,注意刀刃是否受损。

⑥装载完毕后先试运行,判断马达运转的声音是否正常。若是自动旋转刀,最好先将刀放入负压吸引环旋转一次,确认无任何障碍后再置于无菌台上备用。

(2)手术过程

①术前准备:按内眼手术要求冲洗术眼,消毒眼睑及头面部皮肤。

②患者仰卧位,轻抬下颌,使角膜平面与水平面一致,与激光束垂直,铺巾,暴露术眼。

③表麻制剂表面麻醉,开睑器撑开眼睑。

④以瞳孔为中心放置负压吸引环,注意环周与眼球紧密接触,踩脚踏开关,启动负压吸引泵。负压产生作用后轻提吸引环是否有"假吸"现象。另外,反复吸引操作会造成球结膜过度水肿,也会导致"假吸"产生,术中应注意。

⑤眼压达到要求后,在角膜表面滴数滴平衡盐溶液(BSS)或人工泪液,使角膜湿润,将刀头放置吸环轨道起始位,踩脚踏开关,刀头自动沿轨道前进,到位停下后,再踩后退脚踏开关,刀头自动沿轨道退回,回退后停止负压吸引,移开负压吸引环。

⑥用细头虹膜恢复器或钝的冲洗针头插入上皮瓣下,翻转上皮瓣至鼻侧或上方,上皮瓣直径为 8~10mm,暴露平滑的 Bowman 层面后进行激光治疗。

⑦激光切削同 LASEK。术中应注意保护角膜瓣蒂部免受激光切削。

⑧激光切削完毕后,在角膜基质床面滴数滴 BSS 顺势用冲洗针头将角膜上皮瓣复位,尽量减少机械接触。

⑨干棉签整理上皮瓣边缘至缘沟清晰,瓣匀称妥帖于基质面上。

⑩予以绷带式角膜接触镜,小心移除开睑器。

4. 经角膜上皮准分子激光角膜切削术(Trans-PRK) Trans-PRK 是角膜表层切削手术中的一种。PRK 的机械性刮除角膜上皮对角膜产生的损伤,比如:类炎症反应、较重的眼部刺激症状、角膜混浊、像差引入等，会影响到手术后的视觉疗效。Trans-PRK 手术是通过激光的办法祛除角膜上皮，再用准分子激光扫描治疗近视，Trans-PRK 手术摆脱了角膜刮刀、酒精、上皮刀，手术的两个步骤全部通过准分子激光完成。

Trans-PRK 手术的优缺点：

（1）优点

①Trans-PRK 手术是准分子激光近视手术的一大进步，比之前用刮刀、酒精、上皮刀制作上皮瓣，然后再准分子激光切削的手术方式速度更快，减少角膜干燥脱水。

②是二次增效手术的选择。一些经历了手术的患者，特别是早年接受了 LASIK 手术的患者，当时的角膜刀制作的角膜瓣厚度都很厚，如果术后出现了眩光、光晕、重影、夜视力下降等问题，需要二次增效手术，检查之后发现剩余的角膜厚度已经在临界点，无法再承受二次激光切削。而有了"Trans-PRK 手术"，前次手术的角膜瓣的部分厚度可以用于激光治疗，而不必再激惹剩余的角膜床厚度，提高二次手术后的角膜安全性。

（2）缺点

①角膜上皮的精确厚度计算不准确。"Trans-PRK"术式的设计原理是基于文献报道的人类角膜上皮数据库，将角膜上皮的切削融入总切削量的计算中。如果患者的角膜上皮厚度在 Trans-PRK 手术数据库中没有，那 Trans-PRK 手术就无法精确切削，会出现过矫或者欠矫的情况。

②更适合做 600°以下的近视。由于手术是在角膜上皮层开始切削到第三层基质层，手术过程切削掉角膜上皮层和第二层前弹力层，术后需要戴半个月角膜接触镜帮助角膜上皮层恢复，但是激光打掉的前弹力层是无法再生的，角膜就只剩下四层，故术后对于外伤、外力的抗击力较弱；手术较痛，术后反应重；恢复时间慢。

5. 准分子激光角膜原位磨镶术（LASIK） LASIK 与 PRK 的主要区别是在角膜瓣（包含完整的角膜上皮层、前弹力层及部分角膜基质层）下进行准分子激光切削。

（1）准分子激光角膜原位磨镶术的优缺点

优点：较为成熟、损伤小、视力恢复快、安全可靠、稳定性好，是较为有效的角膜屈光手术，能矫正中、高度近视，保存了角膜前弹力层，更符合角膜生理状态。术后患者疼痛少，视力恢复快。手术预测性高，屈光回退少。基质愈合反应轻，无混浊。矫治范围广。应用糖皮质激素量少。

缺点：设备复杂，需要使用特制的角膜微型刀。手术技巧要求高，需较长学习曲线。有潜在的并发症。

（2）手术方法和技巧：包括两部分，其一是制作标准的角膜瓣，采用显微板层角膜刀来完成;其二是准分子激光角膜基质层。

(3)手术适应证

①年龄>18岁。

②屈光度相对稳定1年以上,每年变化0.50D以内。

③屈光度<-15.0D。

④矫正视力较好>0.5。

⑤角膜厚度>450μm。

⑥眼部检查无活动性眼病。

⑦术前停戴隐形眼镜1~2周以上,停戴硬性角膜接触镜3周以上,停戴OK镜>3个月以上。患者有摘镜要求,并理解手术可能出现的并发症。

⑧穿透性角膜移植术后1年以上,有较高近视和散光者。

⑨除外眼部炎症,圆锥角膜、突眼、眼干躁症和全身性疾病,如结核、糖尿病、传染病等。

(4)手术参数:根据角膜厚度、屈光度、角膜直径、角膜曲率等综合分析、制定方案。

①角膜瓣厚度,一般选择130μm厚的角膜瓣,当近视度数高或角膜较薄的,可选用110μm厚的角膜瓣。

②剩余基质床厚度,为避免术后发生进行性角膜扩张和圆锥角膜,剩余基质床厚度应>250μm,一般在300μm。

③激光切削直径,切削区直径应大于自然状态下入射瞳孔的直径,一般为3~5mm,故选直径为6mm的切削区均可。对瞳孔直径较大者,切削直径应更大些。如激光切削直径<5.0mm,易出现眩光或夜间视力下降。

④单、多光区切削,根据角膜厚度,瞳孔直径,预矫正屈光度和激光仪的性能综合考虑。一般选择单光区切削,如角膜厚度较薄或预矫正屈光度较大,可选多光区切削,但最大切削光区的直径应大于瞳孔直径。

(5)术前准备

①仪器设备的准备:术前做好准分子激光仪和角膜刀负压系统的调试和准备工作。角膜刀的调试根据设备不同而参数和要求不同,应按不同要求进行,并对负压泵的压力、吸引力细心调试,选择好角膜厚度板和刀头,术中应按角膜直径和角膜曲率选择负压吸环的大小。并把刀头吸环等眼用器械常规高压消毒备用。

②患者眼部准备按眼内手术要求进行,包括结膜囊冲洗、消除油脂等局部消毒。

(6)手术步骤

①患者取仰卧位,轻抬下颌,使角膜缘所在平面与水平面相平行。按内眼手术要求消毒眼睑及其周围皮肤。铺无菌巾、开睑器开睑,如用手术贴膜,可固定上下

睫毛,尤其是自动式板层角膜刀使用中更应注意。

②用专用角膜标记器,显微虹膜恢复器或针头在角膜瓣蒂部对侧做好放射角膜标记线。如用自动式板层角膜刀者用甲紫或专用手术记号笔墨水作为标记。

③以瞳孔为中心放置负压吸引环,环周与眼球紧密接触,踩足踏开关启动负压吸引泵。采用电动板层角膜刀时,要行 Barraquer 压平眼压计测量眼压(此时要保持角膜表面相对干燥),如所压平的角膜面和位于眼压计中心的标记环内,说明眼压值在 65mmHg 以上,达到手术要求。

④眼压达到要求后放置压平镜如压平面积位于压平环以内,说明有发生游离瓣的可能,需换负压环。手动式一般不用。

⑤眼压上升后角膜表面滴数滴 BSS 使角膜湿润。将刀头放在吸环上轨道内起始处。如用自动式板层角膜刀时,踩下前进足踏开关,刀头自动沿轨道前进,直到止刀器接触,再踩后退足踏开关,刀头自动沿轨道退回。如用手动式板层角膜刀,踩下涡轮动力开关,刀头在手的推动下沿轨道前进,直到止刀器接触,停踩涡轮的动力开关,刀头在手的拉动下沿轨道后退。待刀头完全退出轨道后,结束负压吸引。移开负压吸引环。

⑥用显微虹膜恢复器或钝头冲洗针头插入角膜瓣下,翻转角膜瓣,也可用平镊夹取并翻转角膜瓣,暴露基质床,观察角膜瓣和基质床是否合格。合格的角膜瓣应符合厚度为 90～150μm,均匀一致。直径在 8～10mm,无破损,切削面光滑,位置居中。

⑦激光切削,根据所矫正的近视度数将手术数据按一定程序输入激光仪的计算机中,重新摆好患者的头位和眼位,让术眼注视激光固视灯,用吸血海绵擦除基质床表面的异物及吸水分后,以瞳孔中心为切削中心在角膜基质上行激光光学切削,切削时注意角膜的干湿程度和患者的眼位,适当停机擦拭切削面的水分,如眼位偏斜及时调整或停止切削,重新摆正眼位后再继续手术。对于不配合者,可用低负压吸引环帮助固定眼球。

⑧激光切削完毕后,在基质床表面滴数滴 BSS 后用冲洗针头或无齿微镊翻转角膜瓣使其覆盖基质床。再将冲洗针头插入瓣下用 BSS 或林格液轻轻冲洗角膜床及角膜瓣基质面。水流方向与角膜面平行或稍倾斜,至两侧切削面之间无异物为止。

⑨角膜对位,将角膜瓣按所做标记线复位,用吸血海绵吸除瓣缘的水分,并在瓣上由角膜中心向瓣周边做放射状轻轻按压,以赶出瓣下水分,消除皱褶之后,自然干燥 2～3 分钟,待角膜瓣黏附后滴 1 滴抗生素眼药水,取下开睑器,用硬质眼罩遮盖,次日复诊。

⑩术后每日滴氟米龙 4 次,1 周后逐渐减少次数。定期观察视力、屈光状态、地形图改变及术后可能出现的并发症,时间 3～6 个月。

(7)准分子激光原位磨镶术的注意事项

①仪器的准备和测试:手术前应严格按照要求对激光仪和板层角膜刀进行检查和测试。激光仪的检查应特别注意能量是否正常,分布是否均匀,散光轴位是否正确等。角膜刀的检查应注意减压阀的压力、输出气体的压力、电压、设定的负压值等是否正常。特别注意吸环,刀头的轨道上有无异物、污垢、刀片转动是否正常。在安装刀片前要在显微镜下观察刀刃是否受损。

②患者的准备:术前应告诉患者在术中保持平静,避免手足移动,激光切削时始终注视固视灯。也可在术前进行注视训练。术前洗眼时注意勿冲洗角膜,以免损伤角膜上皮。消毒时勿使消毒液进入眼内,否则术后反应重,角膜上皮延迟愈合。术中为使患者能专心注视固视点,应将另眼遮盖。但双眼必须充分睁大配合手术。

③麻醉:LASIK 手术只需表面麻醉,用量过多也有毒性,影响角膜上皮的功能,引起角膜水肿,影响治疗效果。建议在洗眼之前滴眼 1 次,在消毒皮肤进行手术之前再滴 1 次即可。

④放置吸环:应以瞳孔为中心,并轻轻下压眼球,可将角膜缘周围的球结膜压平,使吸环吸附得更为牢固。下压眼球时要使环的各部受力均衡,否则,会出现在启动负压时吸环位置正。在负压上升的过程中出现吸环位置偏斜。角膜的形状也影响吸环的位置。如角膜不是正圆或椭圆时,吸引时半径小的一侧先有巩膜突出于环内,因巩膜较角膜弹性大,在眼内压逐渐升高的过程中,巩膜比角膜更易向环内突出,这时,瞳孔将不在吸环中央,使吸环位置偏斜。预防的方法是:当发现一侧有巩膜突出时,应在其对侧稍加压力向下压迫眼球,以利于该处的角膜突出于环内。如吸环偏斜较多,则关闭负压,按矫扭过正的原则重新放置吸环,并向首次吸环偏斜的对侧稍加压力,否则,吸环常重复首次吸附时的偏斜状况。

⑤测量眼压:术中在放角膜刀之前必须用 Barraquer 压平眼压计量眼内压。虽然在负压吸引过程中眼内压也可通过角膜刀主机的眼内压显示器显示。但 Barraquer 压平眼压计的结果更直接和准确。应排除吸管被堵或部分被堵,或有球结膜突出于吸环,造成假吸,不易进刀。否则,易出现小角膜瓣、薄瓣或不规则瓣。在角膜刀运行过程中,主机的眼内压显示器起重要作用,如出现指针漂移或听到吸环处有漏气声时,表明吸环有松动,此时应停止手术。

⑥运行角膜刀:早期角膜刀控制性较差,术中常有各种并发症发生。运行角膜刀时应避免开睑器、眼睑及结膜的阻碍。进刀速度应均匀。较平的角膜易出现游离瓣或薄瓣,故进退刀的速度应稍慢。如一眼出现游离瓣,另眼手术时应在距离有刹车作用的齿轮前约 1mm 处即停止刀的前进,这样可使蒂部稍宽,避免游离瓣的再次发生。运行手动直切式角膜刀时手臂应抬起,用力方向与轨道平行,有抬刀前推的作用,否则,易出现卡刀。运行手动/旋转或角膜刀时,通过手指和手腕的作用

使刀旋转,一气呵成,不能停顿,更不能变换握力的位置,否则基质床易出现洗衣板样改变。

⑦角膜床的干湿度:因角膜刀运行时需湿润角膜表面,这些水分常常到达角膜层间,故翻转角膜瓣后角膜床上有较多水分,水分可吸收激光能量造成术后欠矫,故应在激光切削前用吸血海绵将角膜床的水分吸干。在激光切削过程中,特别在治疗高度近视时,应适当停机,用海绵擦拭角膜床 1～2 次,以避免中央岛的出现。在翻转角膜瓣,吸干基质床的水分后,应立即行激光切削,并尽量缩短治疗过程。否则,角膜床易出现脱水、干燥,激光切削后易出现过矫。

⑧确定激光切削中心:以入射瞳孔中心为激光切削中心,激光切削时瞳孔不宜过大或过小,过大使确定中心时易出现偏差,过小则因瞳孔括约肌收缩力的不同易使切削中心向鼻下方偏移,应调整灯光使瞳孔直径为 3～4mm 为宜。激光切削过程中密切观察头位和眼位,出现偏斜时及时调整,做到共轴同心切削。

⑨冲洗角膜瓣下碎屑:激光切削后,切削面常残留一些组织碎屑,需冲洗干净。冲洗前,先在角膜床上滴 2～3 滴平衡液,再将角膜瓣翻转至原位,这样可避免两界面相贴,使冲洗针头插入困难。冲洗时,应将冲洗针头插入两界面之间。进行瓣下冲洗,可避免冲洗液反流至角膜床,减少睑板腺分泌物,细纤维和角膜上皮细胞进入层间的机会。冲洗时水流方向应平行于角膜床平面或稍有角度,这样可避免水对角膜瓣和基质床产生压力。冲洗量不宜过多,至瓣下清洁无异物为止。过多的冲洗可造成角膜水肿,影响角膜恢复。

⑩对位角膜瓣:应以标记线为参考对位,以使标记线在角膜瓣边缘形成连线,标记环或两条标记线比单条标记线更利于对位。对此以个人习惯不同,目前有些手术已取消标记。但对初学者或角膜曲率偏低应做二条放射状标记为宜,在对位时,角膜瓣边缘与角膜床间缝隙大小的改变,以蒂的中心点和瞳孔中心做一假想的连线。此线左右对应点处角膜瓣与角膜床间的缝隙大小一致,从蒂部向下缝隙逐渐加大。至蒂部对侧最宽。对位时应用海绵从中心至周边轻轻擦拭角膜瓣以展平皱褶,并排出瓣下水分。对位时,应使其自然复位,不应施加压力。对位后应干燥 2～3 分钟,以减少角膜瓣移位的发生。

6. 飞秒激光(femtosecond laser)近视手术　飞秒激光是一种以脉冲形式运转的激光,持续时间非常短,只有几个飞秒(1 飞秒也就是 1 秒的千万亿分之一),它比利用电子学方法所获得的最短脉冲要短几千倍,是人类目前在实验条件下所能获得的最短脉冲,可以有效地治疗近视。飞秒激光具有非常高的瞬时功率,可达到百万亿瓦,比发电总功率还要多出百倍。飞秒激光能聚焦到比头发的直径还要小的空间区域,使电磁场的强度比原子核对其周围电子的作用力还要高数倍。飞秒激光的出现,把激光治近视手术推向了一个更精确、更安全、更清晰的新高度。飞秒激光脉冲聚焦在直径 3μm 的角膜组织,精确度在 1μm 左右。相对低而稳定的负压吸引、固定眼球,激光发射系统首先有平的玻璃镜头将角膜压平,然后飞秒激光以螺旋或折返的方式按照设计的大小、厚度制作板层角膜瓣或切除一个基质透镜组织。

角膜飞秒激光术式主要包括:①飞秒激光 LASIK 飞秒激光制作角膜瓣,准分子激光按预设参数切削角膜基质后,复位角膜瓣。与常规 LASIK 的不同在于制瓣不用显微角膜板层刀,而是更精确的飞秒激光"刀"。②全飞秒激光术式以飞秒激光角膜基质透镜切除术(FLEx)为代表:通过去除飞秒激光制作的基质内镜片实现改变眼屈光状态的一种角膜屈光手术。飞秒激光在角膜基质层间进行 2 次不同深度的扫描,扫描根据角膜瓣的深度和需矫正的屈光度数进行,相当于切除了一个透镜式的片状角膜组织,掀开角膜瓣,分离并取出该片状角膜组织,将角膜瓣复位即可。小切口飞秒激光角膜基质透镜切除术(SMILE)也属于全飞秒激光手术类型。SMILE 是与 FLEx 不同的是角膜瓣的边缘仅仅做 2mm 弧度的切口,顺着小切口分离并取出透镜式片状角膜组织,整个过程不掀开角膜瓣。

(1)飞秒激光的治疗条件:近视激光手术也不是个个都适合做的,首先还得看患者是否具备做这种手术的条件。因为手术的安全性、术后恢复效果、视觉质量,和详细的术前检查是密不可分的。

①年龄在 18 岁以上,45 岁以下。

②眼部没有严重疾病。

③近视度数比较稳定,1 年内度数增长不超过 0.50D。

④眼角膜的厚度及形态正常,术后剩余角膜基质厚度不能低于 $280\mu m$。

⑤全飞秒手术的近视度数不超过−10D,散光度数不超过 6D。

(2)飞秒激光术前须知

①术前停戴软性隐形镜 1～2 周以上,停戴硬性角膜接触镜 3 周以上,停戴 OK 镜＞3 个月以上。患者要做手术还应该排除全身结缔组织病及严重自身免疫性疾病。

②术前 3 日内遵医嘱每天滴用抗生素眼药水。

③手术前 3 日内勿用任何化妆品和香水。术前若感冒或身体有特殊不适要告知医生,以便医生酌情处理。女性在月经期不影响手术。

④为了术后使眼睛得到很好的恢复,不宜在工作繁忙时接受手术。

(3)飞秒激光的术前检查

①视力检查:包括裸眼视力和戴镜最佳矫正视力。

②眼压检查:以排除高眼压和青光眼的可能性。

③屈光检查:包括电脑验光、医学验光和散瞳验光 3 个步骤。验光度数正确与否直接影响手术效果。

④眼前节及眼底检查:重点检查角膜透明度,角膜是否有瘢痕,晶体是否混浊,

眼底检查是否有玻璃体混浊,眼底病变等。

⑤波前像差检查:检查眼睛除存在近视、远视、散光等低阶像差之外,是否还存在严重影响视觉质量的高阶像差,同时采集高阶像差数据作为诊断和手术的依据。

⑥角膜曲率检查:排除圆锥角膜及扁平角膜可能性。

⑦角膜测厚:如果患者是高度近视,应注意角膜中心切削深度,术前向患者说明有关情况。

⑧角膜地形图检查:主要目的是对整个角膜表面的规则性和对称性有所了解,排除圆锥角膜等异常情况。

(4)飞秒激光的手术过程

飞秒激光 LASIK:

①飞秒 LASIK 需同时将准分子激光仪开机,按要求测试能量和定中心。飞秒 LASIK 患者准备与机械板层刀 LASIK 基本一致。

②定制角膜瓣直径,选用与角膜直径和切削区域相称的瓣大小(7.9～8.8mm)、角膜瓣厚度(80～140μm)、边角设置如 90°,瓣蒂位置以 12 点位置为宜。

③需要注意定中心,在患者保持注视时,正对视轴与角膜交点为中心轻轻升高术床,使负压锥镜准确压到角膜上,启动负压。启动飞秒激光扫描,需观察压力维持情况至扫描结束。

④角膜制瓣完成后转台。患者转移于准分子激光仪下,掀角膜瓣。

⑤准分子激光切削后的冲洗、瓣复位等与传统 LASIK 一致,置角膜接触镜。

飞秒激光小切口基质透镜切除术(SMILE):激光分两层扫描完成前中基质内的透镜扫描,从 2mm 切口处分离上下层,将成形的透镜取出。

(5)手术并发症及预防和处理

①负压吸引环移位或脱环:在开始负压启动至激光扫描,患者可因挤眼、眼球大幅度转动、头位变化等原因导致吸环脱落。仪器界面提示是否继续扫描或放弃。可根据扫描进程决定继续扫描还是改变手术方式。

②镜面异常:眼表脂性分泌物较多可出现镜面不洁或纤维细丝黏附等。处理:清洁镜面,必要时更换负压锥镜。

③结膜下出血、瓣缘及侧切口出血:球结膜下血管破裂所致出血与负压波动、吸引时间有关。侧切口出血常见于角膜缘新生血管,如角膜接触镜长期佩戴者易发生。

④角膜内不透明气泡层:可致眼球跟踪困难,需待吸收后再予以准分子激光扫描。

⑤弥漫性层间角膜炎(diffuse lamellar keratitis,DLK)发生率较低,处理原则与常规 LASIK 一致。

(二)非激光性角膜屈光手术

非激光性角膜屈光手术包括放射状角膜切开术(radial keratotomy,RK)、角膜基质环植入术(intrastromal corneal ring segments,ICRS)、角膜表面镜片术(epik-eratophakia)、散光性角膜切开术(astigmatic keratotomy,AK)、传导性角膜成形术(conductive keratoplasty,CK)等。

1. 放射状角膜切开术 放射状角膜切开术以保留角膜中央光学区外的角膜旁周边部做若干条深层非穿透性放射状松解切开,使该区域组织张力减低,在眼内压的作用下向前隆凸,角膜中央相对变平,屈光力降低,达到矫正近视的目的。

(1)手术适应证

①矫正视力 1.0 以上,渴望摘掉眼镜又不愿隐形眼镜者。

②年龄在 18 周岁以上,50 岁以下,无其他疾病。

③近视屈光度已稳定 1 年以上。

④近屈光度在-1.0~-6.0D。

⑤散光<-2.0D。

⑥戴隐形眼镜者需停戴 2 周。

⑦无任何眼病者。

(2)手术禁忌证

①进行性近视。

②有其他眼部疾病如眼部活动性炎症、白内障、干眼症。

③可疑圆锥角膜、青光眼。

④另一眼因各种原因而视力低于 0.5 者。

⑤瘢痕体质或有结缔组织疾病者。

(3)手术方法和步骤:确定手术方案。术前各项检查确定,制订手术方案,并根据屈光度及眼压、年龄、性别等因素做相应调整。其公式:屈光度+年龄+眼压+性别+角膜厚度=矫正当量。

①患者平卧术台,常规消毒铺巾。术者及助手调试显微镜,常规洗手等消毒措施。

②麻醉用 0.4%盐酸奥布卡因或 1%~2%的卡因表麻 2~3 滴。校正手术刀,用测微尺在高倍显微镜下校正钻石手术刀。

③光学中心确定及标记:开睑器开睑,嘱患者注视正上方,显微镜固定照明灯光。确定光学中心,并用光学中心标记器在角膜反光点上做印记。用力不宜过大,以免损伤角膜上皮。

④光区标记,根据手术设计取所需直径的光区标记器,以光区标记器中央的十字交叉对准光学中心,轻压并旋转 30°~45°,此环的内缘即为放射状切开的起点或终点,根据术前设计,依次标记出加深所需直径的光区。

⑤角膜切口标记,按手术前设计要求,取所需条数的放射状切口标记器,在角膜上轻压,做出标记。

⑥眼球固定:常用双齿固定镊在 12 点位和 6 点位角膜缘处结膜做固定,镊子可左右摆动。右手持手术刀,操作时可用左手持镊固定眼球,当左手持手术刀时可将固定镊子持在右侧即可。

⑦美式切开法及操作要点:特点是从角膜中央向周边切开,各方位在光学区的切口整齐,为把握好起点处切开深度,刀刃应垂直进入光学区内缘并在此停顿 1～2 秒,使刀刃置于充分的深度,然后用均匀一致的力量和速度向周边切开,切口上端应在角膜缘内 0.5mm,以防伤及角膜缘的毛细血管,引发角膜缘出血。

⑧苏式切开法及操作要点:此式特点从角膜周边部向中央切开,此方法易掌握切口方向,易把握切开深度,能及时发现角膜穿孔退出刀刃。但手术中难以控制切开端的位置及深度,易使刀刃误入光学区。有人采用双刃钻石刀将美式切开法与苏式切开法结合使用,即在角膜旁中央进刀,先采用苏式切法,当刀刃到达环行标记内缘后接连做美式切开,优点是发挥二者长处。

⑨冲洗切口,切开完毕。用 BSS 冲洗每条切口,冲洗时可用虹膜恢复器将切口撑开利于冲洗充分。

⑩术毕结膜下注射庆大霉素 0.5 ml,涂抗生素眼药膏包术眼。术后包扎双眼 3～5 天,每日换药,点眼 15～20 天,每天 3～4 次。

(4)手术注意事项

①以局部麻醉为宜,但易造成瞳孔散大,不利于术中光学中心确定。表麻易产生角膜水肿,增加手术难度。

②光学中心标记不宜过度用力,以免损伤。角膜放射状切开角膜上皮,光区标定应对准光学中心,轻压并旋转 30°～45°,环内缘即为放射状切开起点或终点。

③按校正刀深自颞侧开始,随着刀数增加,眼内压下降,刀深度变浅。要很好地固定眼球,用力一致,切口要直,不宜越过光学中心。

④用压迫固定眼球者,不要将刀刃触及固定环边缘,以免损伤手术刀。镊子固定更安全。

⑤刀刃应垂直进入光学区内缘并停顿 1～2 秒,使刀刃置于充分的深度,然后用均匀一致的力量和速度向周边切开,切口应在角膜缘内 0.5mm,以防伤及角膜缘毛细血管,引发出血。

⑥切口应反复冲洗干净,术后包双眼 3～5 天,密切观察避免感染。

⑦切口以 8～12 条比较好,深度达 90%～95% 为佳。

(5)手术效果评估:苏联的费德洛夫自 1974 年应用放射状角膜切开术(RK)矫正 −0.75～−6.0D 的近视,83% 的患者术后裸眼视力达 0.6 或以上。随后,美国也开始应用。自 20 世纪 80 年代末起,国内各地相继普遍开展这一手术矫正近视。截止于 1991 年,接受 RK 手术的患者总数十万之多。RK 术的手术原理为在角膜周边部做若干条深达角膜全厚的 90%～95% 的切口,组织张力减低,在正常眼压的作用下,张力减低的周边部向外膨出,角膜中央部相对变平,屈光力减低,焦点后移,与视网膜的位置产生新的相适应,矫正了近视。

根据北京同仁医院1992年对低、中、高和超高度近视应用RK手术的矫正效果表明,平均裸眼视力由术前的0.17提高至术后的1.04,91.3%的术眼裸眼视力≥0.5,达到基本摘镜;65.8%的术眼≥1.0,达到完全摘镜。其中低、中度近视度矫正效果优于高度和超高度者。20多年的大量实践表明,总的来说,手术是安全的。然而,极个别情况下,可能发生一些并发症,如角膜炎,可发生于手术后数日至数周内,角膜切口发生炎症,病原可为金黄色葡萄球菌、表皮葡萄球菌、铜绿假单胞菌、真菌和单纯疱疹病毒等。亦可由于手术后伤口愈合迟缓或手术后局部滴用皮质类激素诱发的迟发真菌性角膜炎,此一般发生于手术后1~3年,发生率为0.04%。又如角膜切口迟发裂开,手术后角膜结构的完整性遭到破坏,角膜张力降低,伤口愈合迟缓,组织学研究证实术后7~9个月伤口才完全愈合。因此,当受到意外的机械性外伤时,如摔倒碰撞,切口的瘢痕容易发生裂开,后果严重,甚至视力完全丧失。由于手术中切穿角膜、角膜切口瘢痕裂开或角膜炎溃疡穿孔,细菌进入眼球内,有可能引起感染性眼内炎,其发生率为0.006%~0.01%,多发生于术后1周左右,视力极度减退,前房积脓,玻璃体脓肿形成。一旦发生,应及时行前房穿刺、玻璃体注药和切除术等积极治疗,才有可能保留一定的视力。可以说,RK术为矫正近视的一种合理、有效、安全、可行的手术方法,这已经得到公认,其矫正范围适于低、中度近视,高度者只能部分矫正,手术效果的预测性和稳定性还有待提高,可能发生严重的晚期并发症,必须正确选择适应证和预防、处理并发症。

2. 角膜基质环植入术 角膜基质环植入术"ICR"是针对角膜形态学而提出的一项可塑性手术,属可逆性。需专用设备和器械,使角膜周边张力增加,在眼内压的作用下使角膜曲率改变。取出植入环即可恢复原有的近视状态。

(1)手术适应证:主要适应范围是年龄在21－55岁,近视度数在－1.0~－6.0D之间,不愿接受准分子激光手术或不适合做激光术而又想达到可塑性改变者。

(2)手术方法与步骤:手术在局麻下进行,消毒手术区域,铺无菌洞巾,开睑器开睑。用两足规确定角膜的几何中心,用特定的定位标志器在角膜上做环状上皮压痕,同时在12点方位做一个长2mm的放射状上皮压痕,压痕位于内环与外之间。使用可调试钻石刀在12点方位放射状压痕处做2mm长的放射状切口,深达2/3角膜厚度。轻轻分离切口底部的角膜基质。根据角膜中心放置负压装置,以固定眼球,角膜基质分离器从放射状切口的基底部进入,沿环状上皮压痕,按顺时针方向转动角膜基质分离器,分离角膜基质板层形成一个内径约6.5mm,外径约8.5mm,深度为2/3角膜厚度,全周位于同一平面的角膜基质层间隧道。回旋角膜基质分离器至入口处,取下角膜基质分离器及负压装置。经切口将 ICR 沿顺时针方向缓慢植入角膜基质内隧道。使环尾旋转到 1 点方位。以远离切口,埋藏环尾。角膜切口处用 10-0 的单丝尼龙线间断缝合一针。线结旋转埋藏到角膜内。球结膜下注射庆大霉素 20mg,地塞米松 2mg,结膜囊内涂抗生素眼膏,包扎术眼,手术结束。手术一般需要 20～30 分钟。

(3)手术注意事项

①角膜基质环植入手术目前尚未普及,并以 ICRS 较为流行,选择适应证,掌握技巧,向患者解释手术基本情况,消除心理障碍,主要针对不愿做 LASIK 术或角膜厚度偏薄者。

②无角膜外伤,老年环及眼内手术史者。

③近视屈光度在－5.0D 以内者。年龄在 21—50 岁病人。

④以几何中心定位,避免植环偏中心,术后产生眩光或复视。

⑤上方 12 点位放射状切口深达 2/3 基质层,过深已穿入前房,过浅无法植入。所以深浅是手术的关键。

⑥负压吸环要稳定,使基质分离保持在一个平面上,选用 ICRS 者二个半环保持一致。

⑦植环的厚度直接影响矫正屈光度,所以不同的屈光度选择不同的植环厚度。

⑧术后定期观察随访,发现并发症及时处理,如有排斥反应及时取出植环。

3. 角膜表面镜片术　角膜表面镜片术的手术方法是将供体角膜经过切削加工,成为具有不同屈光度的角膜组织镜片,移植于去除角膜上皮的受眼角膜上,从而矫正患者屈光不正。主要适应于治疗早期圆锥角膜。手术要点如下。

(1)术前准备和视轴定位标记:同放射状角膜切开术,即术前 1 小时口服地西泮,常规消毒,2%匹罗卡品缩瞳,以便定视轴。令患者注视同轴显微镜灯光,观察角膜上的反光点位置,标记视轴。

(2)麻醉及开睑:2%利多卡因或 1%普鲁卡因球后及眼轮匝肌麻醉,开睑器或缝线开上直肌固定缝线。

(3)角膜组织镜片复水:将经保存后呈安全脱水状态的角膜组织镜片置于无菌培养皿中,用含 $100\mu g/ml$ 庆大霉素的平衡盐溶液浸泡 15～20 分钟,逐渐恢复其透明及柔韧性,复水后呈半透明性。

(4)去除角膜上皮:4%新鲜配制可卡因浸湿直径 10mm 的棉片贴敷于角膜表面约 1 分钟,然后轻轻刮除直径 10mm 角膜上皮面,中心保留直径 2～3mm 岛状上皮区,以保证视轴标记,周边应剩下 1mm 左右的正常角膜上皮,以利于上皮的生长,再用平衡盐液冲洗干净剥脱的上皮,避免结膜囊内存留。

(5)角膜环形切开:采用 Hessburg-Barron 真空环钻,可使环钻口深度均匀,减少术后散光。角膜板层切开深度为 0.2～0.3mm,取上皮冲洗备用。

(6)角膜板层分离:用钝性剥离器在环钻切口内向角膜缘方向板层剥离 1～1.5mm,分离深度与环形角膜切开的深度相同,分离宽度大于镜片边嵌入的宽度,平衡盐液冲洗。

(7)缝合:将新鲜植片或复水后的角膜组织镜片的周边嵌植入已剥离好的植床隧道内。10-0 尼龙缝线间断缝合,线结埋入植片组织内,每次缝合时要结扎的抗力均匀一致。并做对称缝合,以避免手术可能导致的散光。

(8)调整缝线:使用 Placido 盘或手术角膜曲率计检查是否有角膜散光,使线松紧一致。

(9)术后处理:同放射状角膜切开术。

4. 角膜内镜片置入术　主要适用于高度远视及无晶体眼的屈光不正。该手术是用微型冷冻车床按所需矫正的屈光力切削出的异质的角膜镜片,置入受体眼的角膜基质层内,达到矫正屈光不正的目的。该手术对手术设备要求高,且镜片制作材料需具有良好的组织相容性、无毒、屈光指数大,人们做过许多尝试,但该手术多数处于动物研究阶段,仅少数临床报告。

(1)第一种手术方法

①常规消毒铺巾(术眼缩瞳)。

②球后及球结膜下浸润麻醉,做上下直肌牵引缝线固定眼球呈正位。

③带有甲基蓝的 7-0 无创伤缝线在 3 点位角膜缘内 3mm 穿过板层做标记。

④放置负压环,利用真空吸环吸附眼球。

⑤测眼压,一般应＞8.7kPa(65mmHg)。

⑥调整板层刀至 0.3mm 厚,直径为 8.25mm,做板层切开。

⑦将备好的角膜内镜置于角膜板层之间。

⑧在手术显微镜下,抗扭连续缝合。

⑨结膜下注射庆大霉素、地塞米松,散瞳包扎。

(2)第二种手术方法

①消毒麻醉同前法。

②角膜光学中心定位。

③用 8mm 环钻蘸甲基蓝等染料压印划界。

④制作袋形置床,自上方角膜缘板层切开角膜,深约 1/2 基质层,切口长约4mm,以 8mm 环钻印迹为界,用虹膜恢复器板层分离充分做成一袋形置床,然后扩大切口至 6～7mm。

⑤滑入内置镜,调整镜片位置至光学中心与视轴一致。

⑥以 10-0 无创伤缝合线间断缝合。

⑦球结膜下注射庆大霉素 2 万 U,地塞米松 2mg,绷带包扎术眼。

⑧术后观察有无感染、镜出情况等。6 个月至 1 年拆线。

　　角膜内镜片置入术较少用于临床,术中需注意术前缩瞳,确定光学中心。在制作袋形置床时,自角膜缘起,深约 1/2 基质层,切口为 4mm,过长对制作置床不利。并用虹膜恢复器做好袋形分离,再扩大切口。置镜后要调整光学中心与视轴一致,避免偏心。术后密切观察有无感染,局部用药,观察镜片的位置,角膜透明度、屈光变化等,注意镜片有无排斥。拆线一般为术后 6 个月至 1 年。如发现排斥反应及时取出。

二、有晶状体眼人工晶体置入术(phakic intraocular lens,PIOL)

　　有晶状体眼人工晶状体是人工晶状体材料和设计的发展和变革、手术设备和技术逐渐完善的过程,其视光学原理是在角膜和晶状体之间置入一个人工的屈光间质,以矫正相对过强或过弱的屈光力,达到矫正近视或远视的目的。根据人工晶状体在眼内的解剖位置分为:前房型 PIOL(anterior chamber phakic intraocular lens,AC PIOL)和后房型 PIOL(posterior chamber phakic intraocular lens,PC PIOL)。

(一)前房型人工晶体置入术

　　前房固定方式可分为:房角固定型和虹膜夹型。

　　1. 前房型手术的适应证

　　(1)度数已经稳定的高度近视,不伴有其他眼疾,矫正视力好。

　　(2)无角膜内皮不良病变,角膜内皮细胞≥2500/mm^2。

　　(3)中央前房深度≥3.5mm。

　　(4)眼压正常,房角为宽角,无青光眼因素。

　　(5)术眼和对侧眼均无白内障。

　　(6)无虹膜睫状体炎及虹膜前粘连。

　　(7)周边视网膜正常,必要时可先行光凝治疗。

　　2. 手术方法

　　(1)术前检查:包括远近裸眼视力,矫正视力、屈光度、角膜曲率、角膜内皮细胞、角膜直径、前房深度、房角、眼压、A/B 超声波等检查。计算人工晶体屈光度。

　　(2)手术步骤

　　①术前 2 小时用 2%毛果芸香碱缩小瞳孔,以防术中损伤晶状体。

　　②常规局部麻醉后,在上方角膜缘做切口。

　　③前房黏弹剂填充。

　　④将人工晶体置入前房,长轴放在 3～9 点位虹膜前面,可用 Sinsky 钩将人工晶体稍稍抬起以确定是否板恰好在房角隐窝,在颞上方做一虹膜周边切除,冲洗干净黏弹剂后,切口缝合 1～2 针(置入虹膜固定型人工晶体时,尚需在水平方向做一角巩膜辅助切口,通过辅助切口用镊子将虹膜夹起,将人工晶体的襻爪固定于 3～

9 点位虹膜上)。

(二)后房型人工晶体置入术

有晶状体眼后房型人工晶状体的固定型和后房悬浮型。

1. 适应证

(1)度数稳定的成年人高度近视,不伴有其他眼疾,矫正视力良好。

(2)前房深度＞2.8mm。

(3)无角膜内皮营养不良。

(4)术眼和对侧眼均无白内障。

(5)无慢性葡萄膜炎,色素播散综合征、晶状体假性剥脱。

(6)无青光眼,眼压正常,房角为宽角。

(7)瞳孔正常。

(8)周边视网膜正常,必要时可先行光凝治疗。

(9)理解手术的危险性。

2. 手术方法

(1)术前检查:眼部全面检查。

(2)散瞳至 8mm 大小。

(3)用灌注液冲洗结膜囊。

(4)6 点钟方位角膜缘做侧切口 0.5mm,颞侧透明角膜做主切口 2.6～2.8mm。

(5)从侧切口注入少量 BSS 加深前房。

(6)推注人工晶状体进入前房。

(7)将脚襻调入虹膜下的睫状沟内。

(8)调整晶体位置。

(9)冲洗黏弹剂。

3. 手术并发症及处理

(1)术中并发症

①切口并发症:手术刀过早进入前房,或倾斜进入前房,导致角膜隧道过短或角膜隧道两端长度不等,可以造成前房不稳定,手术损伤增大。

②虹膜脱出:切口过短或眼压升高引起,可以导致虹膜损伤、脱色素,术中瞳孔缩小和浅前房。

③前房出血:损伤了虹膜、房角或睫状体引起。

④其他并发症:术中使用注射器植入时,人工晶状体翻转,造成拱面朝后,可以损伤晶状体;人工晶状体植入后发现有裂痕,或者破裂等。

(2)术后并发症

①角膜反应:损伤内皮细胞受损后出现角膜水肿。

②白内障

　　a. 手术创伤:制作角膜切口、前房注入黏弹剂、人工晶状体置入时,经过瞳孔区及人工晶状体置入虹膜后,都可能损伤自身晶状体导致白内障。

　　b. 人工晶状体与自身晶状体接触。

　　③青光眼:出现瞳孔阻滞、继发性闭角型青光眼、色素播散性青光眼。

　　④前房炎症。

　　⑤人工晶状体偏中心。

　　⑥眩光:因人工晶体光学区边缘暴露引起的。

三、后巩膜加固术

　　1930 年,苏联学者 Shevelev 首先提出应用加固眼球后极部巩膜薄弱区的方法,控制眼轴进行性延长。1954 年,苏联学者 Mabran 首次应用于临床。加固材料主要为自体或异体阔筋膜、植入眼球后极部,经过视神经旁,两端分别缝合在上、下直肌腱旁,为单条带后巩膜加固术。目的为加固眼球壁,阻止眼轴进行性延长。也可用"X"形植入眼球后,加固巩膜强度,减慢或阻止高度近视眼的进展,改善脉络膜血循环。

　　1972 年,Sugder-Thompson 介绍一种新的巩膜加固术式,将不分叉的单条带同种异体巩膜植于下斜肌与视神经之间以加固后极部巩膜。两端分别固定在上直肌颞侧,下直肌的鼻侧,不切断眼外肌,不切开肌肉筋膜,把加固条带放在上斜肌上,并可借助匙形视神经铲,暴露眼球后极部的巩膜,对周边网膜变性区及裂孔,以冷凝代替透热治疗,术式简单、安全、有效。

　　1976 年,Pivovarov 报道,将 2.0cm×0.5cm 巩膜植于赤道以后直至后极部,达到巩膜加固的目的。经长期随访,效果不亚于条带式巩膜加固术。

　　(一)手术适应证

　　1. 青少年进展迅速的进行性近视,≥-6.0D,每年进展≥-1.0D,并伴有眼球前后轴扩张。

　　2. 成年人高于-8.0D 的病理性近视,眼轴不断变长,产生各种病理改变,视功能降低者。

　　3. 有明显遗传倾向的病理性近视。有病理性近视的家族史,一旦出现近视发展,不论年龄大小,屈光度大小,应尽早行手术。

　　4. 玻璃体或视网膜营养不良进行性进展,如玻璃体进行性混浊,反复黄斑出血。

　　5. 后巩膜葡萄肿,视神经颞侧波及黄斑的进行性巩膜葡萄肿是后巩膜加固最基本的适应证。

　　6. 高度近视眼伴有黄斑病变,视功能严重受影响者。

　　(二)手术禁忌证

　　1. 眼球或周围有急慢性炎症及肿瘤。

2. 视网膜有广泛的格子变性,多个干性裂孔等。如需手术,应在术前病变区的激光治疗或术中同时行病变区的冷凝术,必要时术中加用巩膜环扎术。

3. 非轴性近视眼。由于近视的原因与眼轴无关,不宜手术,如屈光性近视。

4. 高度近视眼底病变呈脑回样斑块型。

5. 未控制的口鼻部炎症、眼突症、全身代谢性疾病、消耗性疾病。

(三)手术方法

1. 条带式手术方法

(1)采用球后,深部筋膜囊局部麻醉,儿童全身麻醉。

(2)开睑,充分暴露视野,必要时外眦切开。

(3)切开结膜及筋膜:做角膜缘或正端切口,切开颞侧球结膜约180°,分别在6点位、12点位放射状切开结膜,肌止端切口优点是手术野暴露充分,角膜缘处残留的结膜瓣有助于保持正常的角膜缘结构。

(4)暴露与分离肌肉:钝性分离颞上颞下筋膜、结膜囊,暴露上直肌、下直肌、外直肌,并在每条肌肉止端稍后穿过3-0牵引线。牵拉下直肌和外直肌,使眼球转向鼻上方,找出下斜肌,分离,尤其是下斜肌止端处要分离干净。

(5)置加固材料:用弯的有齿镊经下斜肌,轻轻将条带从斜肌下面拉出、展平。分别由外直肌、下直肌下方肌腱下穿过将条带置于后极部,将条带铺平。3-0尼龙线分别将条带的止端固定于上直肌的颞侧,下直肌的鼻侧,与肌止处平行,拆除牵引线。

(6)术毕,结膜切口用5-0丝线缝合,局部庆大霉素,地塞米松注射,包眼。

2. 片式手术方法

(1)麻醉:球后筋膜深层,结膜下麻醉均可,手术简单,时间短,对深层组织搔动小。也可表面麻醉。

(2)开睑,充分暴露视野,必要时做外眦切开。

(3)切开结膜、筋膜,在颞下、颞上、鼻上血供受阻。

(4)手术视野暴露充分,若发现巩膜穿破者要及时进行局部冷凝,破口大要行外加压手术。

(5)手术密切观察术眼运动及视力变化。

(四)注意事项

1. 术前要向儿童解释术中配合,减少恐惧,尤其是局麻者。对<8岁儿童以全麻比较安全。

2. 严格选用植片,术中结膜、筋膜分离时避免损伤涡静脉。每项操作解剖层次必须清楚。动作要轻柔。

3. 对高度近视者因巩膜薄,眼球突出,注意巩膜穿破及损伤后极部巩膜。植入巩膜片时要慢慢送入,用力不宜过猛。条带式巩膜材料植入时,注意眼外肌束,避免损伤造成出血等。

(五)手术效果评估

1. 后巩膜支撑术或后巩膜加强术,是应用异体或自体的生物材料或人工合成材料加固眼球后极部巩膜,以期阻止或缓解近视发展的一种手术。临床可用于近视度数在−8.00～−10.00D以上,且每年进展至少0.50～2.00D以上进展性近视患者。对−8.00D以下的中度和低度近视且无严重后巩膜葡萄肿者、青光眼、既往有视网膜脱离史、眼部慢性炎症史,一般不宜选择该手术。

2. 后巩膜加固术是应用医用的硅胶海绵、异体巩膜或阔筋膜等作为保护加固材料,加固和融合后极部巩膜,支撑眼球的后极部,阻止后极部的进行性扩张和眼轴进行性延长,一定程度上减少了近视眼的度数。同时,术后形成新生血管,增强脉络膜和视网膜的血循环,兴奋视细胞,活跃生物电,提高视敏度。此术适合于控制高度近视的眼轴进行性延长,尤以青少年高度近视眼球轴长超过26mm、近视屈光度每年加深发展超过1.00D者有重要意义。

3. 后巩膜加固术是用异体巩膜等材料加固眼球变薄的后部巩膜的一种手术方法,目的是控制和减少近视度数的发展,达到稳定近视度数、阻止黄斑及后极部视网膜变性发生和发展的作用,从而挽救部分进展迅速的高度近视患者的视功能。

4. 对8岁之前发生近视的儿童而言,可能预后不良,因此对这部分儿童可以采取积极的手术治疗。早期做后巩膜加固术,既可阻止近视度数的发展,又防止高度近视眼底并发症的发生。医院提醒大家,手术对于成年人而言,由于近视不断加深,行准分子激光手术效果欠佳,术后一段时间还会有新的近视度数出现,所以应选择先行后巩膜加固术,阻止近视的发展,待术后一段时间稳定后再做其他屈光手术效果较佳。

5. 用巩膜加固术治疗发展性近视的机制及效果已得到实验室和临床研究的证实。作用机制主要是①机械性加强后部巩膜,植入材料最终将逐渐与受体巩膜合为一体,阻止眼球扩张眼轴延长而阻断近视的进展;②形成巩膜新的血管网,改善巩膜、脉络膜和视网膜营养;③对巩膜局部起刺激作用,相当于生物学组织疗法。

6. 后巩膜加固术原理。因近视眼度数发展的病理基础是眼球的病理性扩张,眼轴病理性增长,使近视度数不断加深。而后巩膜加固术是应用人体的巩膜、硬脑膜材料植入眼球的后部,植入的材料与眼球后壁粘连在一起,有效地限制了眼球的扩张,阻止了眼球的延长,促进了巩膜新生血管的形成,加强眼部的血液循环,从而达到控制近视度数发展的目的。

第四节　中医药治疗

屈光不正相当于中医学中的"近视""能远怯近""能近怯远"("神球自胀""双目

睛通""肝劳")等病,其病因病机多由阴气不足,神光不能收敛发越于近;或阳气不足,气血、脾胃、肝肾虚弱等,神光不能聚集发越于远;或老年体衰阴精不足所致。中医有许多简便易行的方法可以预防、治疗屈光不正,如早期正确运用得当,常可收到满意效果。

一、穴位按摩

穴位按摩是以中医学理论为指导,以经络腧穴学说为基础,以按摩为主要施治,用来防病治病的一种手段。其能刺激人体特定的穴位,激发人的经络之气,具有通经活络、调整人的功能、祛邪扶正的作用。

1. 常规穴位按摩

(1)穴位选择:可以分为局部取穴和循经取穴两种。局部取穴常选用眼区周围之穴位,如攒竹、丝竹空、瞳子髎、四白、太阳、睛明等,循经取穴,根据病变之部位,选取相应经脉或表里经脉上的穴位,与局部取穴互相配合。

(2)按摩方式:一般分徒手按摩和药物按摩两种。徒手按摩法,用拇指或示指按压于所取的穴位,逐渐加大压力,直至局部有酸胀感时为宜,每穴按摩 20～30 次即可。药物按摩法,所取穴位在头顶百会穴及其附近,根据病情选择药物熬成膏,涂于头顶部,然后按摩 20～30 遍,使药物气味透入穴位之中,在点眼药后,按摩鱼尾穴,以助血脉宣通,使药物散布,易于吸收,增强祛邪力量,近代有根据按摩法编成眼保健操,用以预防和治疗青少年假性近视及视力疲劳。

(3)按摩基本手法

①推法:手指螺纹面(或偏峰着位上),通过腕部的摆动和拇指关节的屈伸活动,使产生的力持续地作用于经络穴位上。一般速度为每分钟 120～160 次。

②拿法:用拇指和其余四指做对称地用力提拿一定部位和穴位,进行一紧一松的拿捏。

③㨰法:将手握成圆锥体形状,腕关节内收,用第 3～5 指的掌关节的背面附着在一定的部位,使腕关节做屈伸外转的连续活动,一般速度每分钟 120～160 次。

④擦法:用手掌面大鱼际或小鱼际部分着力于一定部位上进行直线来回摩擦,一般速度为每分钟 100～120 次。

⑤按法:用拇指或掌根等部按压部位或穴位,逐渐用力深压捻动。可手握拳伸直拇指,用指端或螺面按压,也可用双掌重叠按压。

⑥摩法:用手掌面或第 2～4 指指面附着于一定的部位上,以腕关节和前臂做环形的有节律的搓摩。

⑦揉法:用手掌大鱼际或掌根部,在一定的部位或穴位上做轻缓柔和的回旋揉动。

⑧搓法:用双手的掌面夹住一定部位相对用力做快速搓揉,并同时做上下往返

移动。

⑨捻法:用拇指或示指的螺纹面捏住一定部位,并同时做上下往返移动。

⑩抹法:用单手或双手拇指螺纹面紧贴皮肤,做上下或左右往返移动。

⑪点法:用拇、中指指端或示、中指的近侧关节或指关节进行压点。

⑫叩法:分中指指端叩、拇示中指三指叩、五指叩 3 种,叩击时要求手腕放松,动作如鸡啄米样,其手若梅花的五指叩也称梅花叩。以上诸法,可根据病情和条件适当选用。

2. 眼保健操　眼保健操是一种特殊的穴位按摩治疗,其是根据中医学的推拿、针灸、穴位、按摩原理,同时结合医疗体育编创而成的保健手法。眼保健操通过按摩眼部周围的穴位和皮肤肌肉,引起温柔的刺激,以活跃经络气血,增强眼部血液循环,松弛眼内肌,改善神经营养,解除眼部眼轮匝肌、睫状肌的痉挛,消除眼睛疲劳,防治近视。

眼保健操对用眼疲劳及近视具有一定的预防和治疗作用,尤其适用于青少年假性近视眼病、因工作性质而长时间用眼者,以及看电视后眼睛感觉疲劳者的眼睛保健治疗。

(1)穴位定位

①攒竹穴:在面部当眉头陷中,眶上切迹处。

②睛明穴:位于鼻侧,距内眦角约 0.5cm。

③四白穴:位于下眼眶骨下面的凹陷处。

④太阳穴:位于外眼角与眉梢(之间)之交点向后 1.5～2cm 处。

⑤风池穴:位于后颈部,在胸锁乳突肌与斜方肌上端附着部之间的凹陷中,相当于耳垂平齐。

(2)操作方法

①第一节,按揉攒竹穴:用双手大拇指螺纹面分别按在两侧穴位上,其余手指自然放松,指尖抵在前额上。随音乐口令有节奏地按揉穴位,每拍 1 圈,做 4 个八拍。

②第二节,按压睛明穴:用双手示指螺纹面分别按在两侧穴位上,其余手指自然放松、握起,呈空心拳状。随音乐口令有节奏地上下按压穴位,每拍 1 次,做 4 个八拍。

③第三节,按揉四白穴:用双手示指螺纹面分别按在两侧穴位上,大拇指抵在下颌凹陷处,其余手指自然放松、握起,呈空心拳状。随音乐口令有节奏地按揉穴位,每拍 1 圈,做 4 个八拍。

④第四节,按揉太阳穴,刮上眼眶:用双手大拇指的螺纹面分别按在两侧太阳穴上,其余手指自然放松、弯曲。伴随音乐口令,先用大拇指按揉太阳穴,每拍 1 圈,揉 4 圈。然后,大拇指不动,用双手示指的第二个关节内侧,稍加用力从眉刮至

眉梢,两个节拍刮 1 次,连刮 2 次。如此交替,做 4 个八拍。

⑤第五节,按揉风池穴:用双手示指和中指的螺纹面分别按在两侧穴位上,其余三指自然放松。随音乐口令有节奏地按揉穴位。每拍 1 圈,做 4 个八拍。

⑥第六节,揉捏耳垂,足趾抓地:用双手大拇指和示指的螺纹面捏住耳垂正中的眼穴,其余三指自然并拢弯曲。伴随音乐口令,用大拇指和示指有节奏地揉捏穴位,同时用双足全部足趾做抓地运动,每拍 1 次,做 4 个八拍。

(3)注意事项

①做眼保健操前后应静坐、远眺,以便充分使眼睛得以休息和调节。必须思想集中,肌肉放松,闭上眼睛,正确认真地按摩穴位。因保健操的眼部穴位主要分布在眼眶附近,而不在眼球上,因此,做眼保健操时,不要挤压眼球,手法要轻柔,由轻到重,速度要均匀,以感到酸胀为度。

②要使眼保健操真正发挥预防近视眼的作用,就要找准穴位,注意手法,认真地做,每日做 1 次或根据需要随时做。

③平时应在工作、学习和日常生活中注意用眼卫生,如写字姿势,久视后要休息片刻,并经常远眺景物等。

④当眼睛有炎症,颜面部有感染病灶时,应暂停眼保健操。

3. 耳穴压丸　　耳穴压丸融合穴位按摩及埋针法治疗,经济易行,安全无痛,不良反应少。操作时,以王不留行贴于选穴处,使用示指、拇指对其进行按压,以出现酸胀热痛为度,1 周更换 1 次,双耳交替。临床对耳穴压丸的应用较为广泛,治疗屈光不正,视力疲劳以及眼底病均有一定的疗效。

常用选穴及手法如下。

(1)取耳穴、眼、心、肝、肾、神门、内分泌、目 1 及目 2,左手固定穴位或耳郭,右手用镊子夹取粘有药丸的胶布对准穴位贴紧。一般可用王不留行。每周 2 次,10 次为 1 个疗程,每天嘱患者自行按摩压丸处 3 次,以加强刺激量,每次每穴 1~2 分钟。每日 1 次。必要时可继续第 2 个疗程。可按病情酌情增减或更换穴位。

(2)取耳穴防近点(位于内分泌与皮质下交叉处)、肝、肾为主穴,眼、目 1 及目 2、枕为配穴,每次选 3~4 穴,两耳同时施术。首先找出所选穴位的最痛点,取完整无壳的王不留行对准穴位,胶布固定,然后进行按揉,使之出现酸、麻、胀、痛感,并嘱患者每天自行按压 3~4 次,每次 1~2 分钟。一般每周更换 2 次,10 次为 1 个疗程。总有效率 75%。

(3)耳穴中眼、新眼点、目 1 及目 2 为主穴;枕、肝、肾为配穴,并根据患者全身症状,依据中医脏腑辨证的理论选加配穴。先将耳用 75% 乙醇棉消毒,以圆头探针寻找穴位,将王不留行用胶布贴到穴位上。每天按穴 3~5 次,每次 3~5 分钟,7 天换对侧耳穴,1 个月为 1 个疗程。所有病例治疗前测裸眼视力,治疗中每次换药测视力,以了解改善的情况,视力测定以对数视力表为准,治疗期间停用其他方法,以便观察疗效。

(4)选取耳穴心、肝、肾、眼、目 1 及目 2。以小胶布(约 0.5cm 大小)把王不留行 1 粒贴在上述穴位上,并嘱患者以拇指和示指在被贴压的穴位处按揉,每日按揉3 次以上,每次不少于 3 分钟。每隔 3 天换另一耳贴压。贴压 8 次为 1 个疗程。

二、针　灸

1. 体针　体针是针灸疗法中最常用针刺疗法,其临床特点主要有三:一是针刺点遍及全身,不限于某一区域。二是适应证相当广泛,适用于临床各科。三是不论循经选穴或随症选穴,多实行远近配合,包括上下、左右配合,有利激发和提高机体的抗病能力。

常用选穴及手法如下。

(1)主穴睛明、承泣、球后,配穴风池、足三里,每次取主穴 1 个,配穴 1 个,依次使用,每日 1 次,15 次为 1 个疗程。

(2)主穴攒竹、承泣,配穴神门、太冲、支正、光明。每次主穴 1 个,配穴 2 个,依次轮换,每日 1 次,留针半小时,15 次为 1 个疗程。停 1 周后,再针刺第 2 个疗程。

(3)单针翳明穴,局部消毒后,以 1 寸毫针垂直捻转刺入,出现酸麻胀感时即停止捻转,留针 30 分钟,每隔 15 分钟捻转 1 次,每日 1 次,10 次为 1 个疗程。

(4)单针近视无名穴(取坐位耳垂后缘至风池的交点),每日 1 次,10 次为 1 个疗程。

(5)单针新明穴(位于耳垂后方,皮肤皱纹中心),每日 1 次,15 次为 1 个疗程。

(6)针刺承泣、睛明穴,每日 1 次,15 次为 1 个疗程。

(7)针承泣、睛明、合谷(单侧)、目 1 及目 2(均为双侧),每日 1 次,15 次为 1 个疗程。

(8)取攒竹、四白、合谷、太冲、瞳子髎、养老、光明、照海,分为两组,每日 1 次,两组穴位交替进行,10 次为 1 个疗程,采取平补平泻法。进行第 2 个疗程时,中间休息 4 日。

2. 耳针　耳针是在耳穴或压痛点上,用毫针或环针进行针疗的方法,适应证也比较广泛,对某些眼病有特殊疗效。

诊断确定后拟定耳针处方,用探棒或用耳穴探测仪测得所选耳穴的敏感点,如压痛点或低电阻点有泛化现象,则首选与病变最为密切的敏感点。所探得的耳穴以探棒轻轻按压一下,使之成为一个充血的压痕,便于准确针刺。再用碘酒、乙醇行常规消毒。一般均采用坐位,如遇初诊者精神紧张,惧痛怕针或病重体弱则采用卧位为好。

常用选穴及手法如下。

(1)取耳穴眼点埋针,每天揉耳 3～4 次,每周埋 1 次,4 次为 1 个疗程。

(2)以耳穴敏感点"防近点"为主,配合眼、肝、肾、枕、交感等穴,中等刺激,留针 30 分钟,隔日 1 次,10 次为 1 个疗程。

(3)取耳穴眼、肝、肾,由毫针刺入穴位后,留针 30 分钟,每日 1 次,10 次为 1 个疗程,每次只取一侧耳,两耳交替。

(4)取耳穴眼、心、肝、肾、神门、内分泌、目 1 及目 2,单耳或双耳取穴,毫针刺,中等刺激量,每日或隔日 1 次,每次留针 15～30 分钟,10 次为 1 个疗程。

(5)取耳穴新眼 1(位于食管穴至肺穴连线的中间点)、新眼 2(位于外耳穴向下垂直明线与肾上腺穴向前水平引线的相交处)、新明 1(位于耳明穴至耳垂下缘连线的中间处),每次选 1～2 个穴位,用毫针刺入,留针 30 分钟,每日 1 次,10 次为 1 个疗程,或埋针,每周两耳交替 1 次,6 次为 1 个疗程。

3. 揿针　揿针是在耳穴贴压的理论基础上结合针刺的优势,将皮内针揿入耳穴相应位置,通过局部按摩刺激耳部经络达到治疗目的。揿针是中国传统针刺的延伸,将中医腧穴理论和皮部理论相结合,针感更强,效应时间更久,对近视防控具有较好的临床治疗效果,且操作简便,依从性好。

(1)取穴:耳部可取眼、目 1、目 2、肝、肾、脾等穴位。眼部取穴有太阳、四白、丝竹空、睛明、攒竹、鱼腰、阳白等学位。全身可选取风池、光明等穴位;此外,根据辨证,如脾气不足加足三里,肝肾亏虚加太冲等。

(2)操作方法:局部 75％酒精消毒;用镊子夹持带有揿针的胶布,揿针针尖瞄准一侧穴位按下,揿入皮肤,胶布在皮肤上贴敷,现场指导患者或监护人按压手法,每日指压上述穴位 3 次,每次按压 10 次;每周 2 次,每次留针 3 天,双侧交替,4 周为 1 疗程。

4. 梅花针　梅花针由体针的皮肤针刺法演变而来,点刺体穴或耳穴同样具有疏通经络、调节脏腑的功能。一般体穴与耳穴或患区局部用梅花针叩打结合应用。此法对视力疲劳、屈光不正均有一定的疗效。

操作上,右手握针柄,用环指和小指将针柄末端固定于手掌小鱼际处,针柄尾端露出手掌 1～1.5cm,再以中指和拇指夹持针柄,示指按于针柄中段,便于充分灵活运用手腕的弹力。叩刺时落针要稳准,针尖与皮肤呈垂直接触,提针要快,拔出要有短促清脆的"哒、哒"声,其力度可分为轻、中、重度刺激 3 种。

常用选穴及手法如下。

(1)用梅花针点刺后颈部、眼周穴位及风池、大椎、内关,每穴叩打 20～30 下,中等刺激,1 日 1 次,10 次为 1 个疗程,或用电梅花针刺激。

(2)用梅花针叩打后颈部、眼区、颞部,治疗时在太阳、攒竹、四白、风池各叩打几针,中等刺激,每日 1 次,10 次为 1 个疗程。

(3)取睛明、风池、承泣。操作方法:取梅花针 2 枚,各接 FD-IA 型半导体脉冲治疗仪,并通上 220V 的交流电。治疗时梅花针分别固定在双侧位上,3 个穴位交替针刺,10 分钟后更换穴位。通电量以患者能耐受为限度,局部可见肌肉轻轻颤动。每日 1 次,7 次为 1 个疗程。1 个疗程结束时做 1 次视力测定,一般治疗 2～3 个疗程。治疗期间停止看电影、电视。治疗结束后嘱坚持做眼保健操,以巩固疗效。

(4)按穴位治疗组:主穴正光和正光 2(正光穴位于眶上缘外 3/4 与内 1/4 交界处,即攒竹与鱼腰穴之间;正光 2 穴位于眶上缘外 1/4 与内 3/4 交界处,即丝竹空与鱼腰穴之间),配穴风池、内关、大椎。按穴位表皮 0.5～1.5cm 直径范围内,均匀叩打 20～50 下。

(5)按部位治疗组:后颈部、眼区(指眼眶周围)、颞部。在颈椎两侧各叩打 3 行,第 1 与 2 颈椎两侧区域可做横刺密刺;眼区按眶上缘及眶下缘叩打 3～4 圈;颈部以太阳穴为中心,似扇状向上叩打 5～6 行,同时在睛明、攒竹、四白、太阳穴叩打数针。

5. 头针　头针针刺头皮上特定的刺激区以治疗疾病,是大脑皮质功能定位理论与针刺方法相结合的产物,头针刺激区为视区,从枕骨粗隆顶端旁开 1cm 处向上引平行于前后正中线长 4cm 的直线。

常用选穴及手法如下。

(1)在选定的刺激区常规消毒后,手持针柄与头皮成 30°快速将针刺入皮下帽状腱膜下层或肌层,达到该区所有的长度,不加捻转推进。再进行运针,术者肩肘腕拇指等关节固定,示指一、二关节屈曲,用示指桡侧面与拇指常侧面持针柄,然后以示指关节不断屈伸,使针体抖动,不要强力捻转,每分钟要求 200 次左右,一定保持针体深及固定,出现针感后留针 5～10 分钟,起针时按压针孔防止出血,一般每日或隔日 1 次。

(2)枕上旁线位于头枕部枕上正中线外开半寸之双侧平行线上,凡双眼近视者针双侧,单眼近视者针对侧枕上旁线。方法:常规消毒,用 28 号 1.5 寸毫针进针 1.0～1.4 寸,接着用"抽气法"运针,即用爆发力,迅速而有力地将针柄抽提 1～3 分,而针体则基本不动。待得气后留针 1～2 小时。每日 1 次,10 天为 1 个疗程,疗程间隔 3～5 天。

6. 电针　电针是在针刺的基础上,用特制的电针机输出电流到穴位上,起到疏通经络、运行气血的作用。屈光不正效果较单纯针刺为好。

由普通毫针与电针机两部分组成。电针机是一种产生电刺激的器械,计有直流可调电针机、脉冲式电针机、音频振荡电针机、晶体管脉冲式电针机等多种,目前临床应用最广泛效果最理想的是晶体管脉冲式电针机,可以输出连续波、疏密波、起伏波等不同的波形,用以治疗不同的疾病。

按体针或耳针操作方法在选定的穴位上针刺。根据病情预先选择好所需波型和频率,将电针机的电位器拨至"0"位,然后将一对输出导线与正负极分别连接两根毫针柄上,再拨动电器开关,逐渐调高输出电流至所需的刺激量。

常用选穴及手法如下。

(1)主穴承泣、下睛明;配穴养老、合谷。进针 1.5 寸,手法得气后,再用 EDE 经络近视治疗仪以按需电流量分别刺激上述穴位。留针 15 分钟,拔针后按压眼部穴位片刻,每天治疗 1 次,10 天为 1 个疗程。

(2)穴位导电治疗,根据经络学说,制成微弱直流方治疗仪,分正负两极,输出分强、大、中、小、弱 5 挡。应用时,将正极湿润后置于耳穴眼、目 1 及目 2。负极不湿润,轮流置于体穴合谷、风池。每穴 1~2 分钟后,再于眼周围穴位缓慢按摩上下各 15 遍,每天 1 次,14 次为 1 个疗程。休息 1 周后再行第 2 个疗程。

(3)穴位电震荡治疗,采用中医针灸按摩原理。结合现代电子技术、器械技术制成的治疗仪,每次震荡睛明穴 5 分钟,上明穴 5 分钟,每天 1 次,每 10 次为 1 个疗程,可连续治疗 2~3 个疗程。

7. 其他 此外,还有水针、穴位埋线等疗法用于屈光不正治疗。

水针疗法指在经络、腧穴、压痛点,或皮下反应物上,注射适量的药液,以治疗疾病的方法,又称腧穴注射疗法、穴位注射疗法。水针兼有针刺和药物注射的双重治疗作用。

穴位埋线指根据针灸学理论,通过针具和药线在穴位内产生刺激经络、平衡阴阳、调和气血、调整脏腑,达到治疗疾病的目的。穴位埋线疗法在穴位内埋藏羊肠线,使之持续刺激穴位并兼有组织疗法的作用。

三、药物治疗

1. 辨证治疗

①心阳不振证:多见于假性近视或中低度近视,视远不清,视近清楚,兼见头昏心悸,失眠多梦,健忘,舌质淡苔白,脉沉缓或弦细。法宜定志安神,方选定志丸加味,药用党参 12g,远志 6g,石菖蒲 6g,茯苓 15g,枸杞子 15g,蒺藜 12g,草决明 10g,青葙子 10g,丹参 15g,黄芪 15g。

②脾胃虚弱证:多见于中、低度近视,远视力下降加速,兼见头昏神疲,食少体瘦面色无华,舌质淡苔薄白,脉濡缓。法宜益气扶脾,方选五味异功散加味,药用党参 12g,白术 10g,茯苓 15g,陈皮 6g,炙甘草 6g,黄芪 15g,升麻 10g,葛根 15g,远志 6g,石菖蒲 6g。

③气血不足证:多见于病后体虚及轻中度近视远视力迅速下降兼见头昏眼胀,神疲乏力,面色苍白,舌淡少苔,脉细弱。法宜补益气血,方选八珍汤加味,药用党参 15g,白术 10g,茯苓 15g,炙甘草 6g,熟地黄 15g,当归 10g,白芍 12g,黄芪 15g,枸杞子 15g。

④肝肾亏虚证:多见于高度近视,远视力严重障碍,矫正视力达不到正常,眼底有退行性改变及玻璃体液化混浊,黄斑变性出血者。法宜补益肝肾,方选补肾磁石丸加减,药用石决明 15g,菊花 10g,煅磁石 15g,肉苁蓉 12g,菟丝子 10g,枸杞子 15g,丹参 15g,黄芪 15g。

⑤阴虚阳亢证:多见于远视或老花,视远尚清,但不能持久,视近模糊不清,兼见头痛眩晕,甚则恶心呕吐,舌质红少苔,脉弦细稍数。法宜滋阴潜阳,方选六味地黄汤合二至丸化裁,药用熟地黄 15g,山药 15g,牡丹皮 10g,茯苓 10g,山茱萸 10g,女贞子 15g,石决明 15g,枸杞子 15g,墨旱莲 15g。

⑥肝气不和证:多见于散光及调节性疲劳,视久眼胀头昏,眉骨酸痛,性格急躁或妇女更年期,舌质暗红,少苔,脉弦或涩。法宜疏肝调气,方选柴胡疏肝散加味,药用柴胡 10g,白芍 12g,枳壳 10g,甘草 6g,香附 12g,川芎 6g,石决明 15g。

2. 名家验方

(1)陈达夫治疗屈光不正验方:楮实子、菟丝子各 25g,茺蔚子 18g,枸杞子、木瓜、青皮各 15g,紫河车粉、寒水石各 10g,五味子 6g,三七粉(冲服)3g。水煎服。

(2)韦文贵验方加味定志汤:石决明(先煎)24g,石菖蒲、党参、白茯神、枸杞子、五味子、菟丝子各 10g,远志 6g。主治心脾两虚,肝肾不足之近视眼。

(3)庞赞襄验方

①滋阴养血和解汤:生地黄 30g,夏枯草 15g,枸杞子 12g,麦冬、沙参、黄芩、半夏、柴胡、荆芥、防风、香附各 10g,当归、白芍各 5g,甘草 3g。水煎服。多用于近视及视力疲劳。

②滋阴解郁开窍汤:麦冬、天冬、枸杞子、五味子、生地黄、石菖蒲、远志、防风各 10g,细辛、甘草各 3g。水煎服。多用于青少年近视。

③地黄丸:熟地黄、生地黄、麦冬、天冬、怀山药、茯苓、枸杞子、石斛、枣仁各 15g,桔梗、柴胡、五味子、远志各 12g,车前子 30g,细辛、甘草各 3g。共研细末炼蜜为丸服。多用于高度近视或高度近视引起的玻璃体混浊。(《庞赞襄中医眼科经验》)

(4)张皆春验方

①金水丸:熟地黄、天冬、车前子各 90g,生龙骨、生牡蛎各 60g,山茱萸、五味子各 30g。共研细末,炼蜜为丸服。主治远视。

②加味定志丸:高丽参 3g,石菖蒲 1.5g,茯神、远志、炙甘草各 6g,当归、酒生地黄各 9g。水煎服。主治近视。(《张皆春眼科证治》)

(5)张怀安验方

①加减益气聪明汤:黄芪、党参、蔓荆子、葛根、黄柏、白芍、石菖蒲、柴胡各 10g,升麻、炙甘草各 6g。主治中气不足,清阳不升所致的近视。

②补阴壮阳汤:熟地黄 20g,枸杞子 15g,茯神、菊花、党参、菟丝子、楮实子、肉

苁蓉、锁阳各 10g。主治肾阴阳两虚所致的近视。

③加味定志丸：远志、石菖蒲、党参、黄芪各 200g，茯神 100g。研细末炼蜜为丸，早、晚开水送服。主治心脾气血两虚所致近视。

④加味补心汤：生地黄 20g，党参、丹参、玄参、天冬、麦冬、远志、酸枣仁、柏子仁、木贼、菊花、茯神、当归、桔梗各 10g，五味子 6g。主治心血虚所致的近视。末炼蜜为丸，每日 2 次，每次 10g。主治肾阴阳两虚所致的近视。(《张怀安眼科临床经验集》)

(6)肖国士验方

①定志磁石丸：党参、茯苓、磁石、菟丝子、草决明各 15g，远志、石菖蒲、菊花、肉苁蓉各 10g，水煎服或为丸服，主治近视及高度近视眼的并发症。(《眼科临床治疗手册》)

②参芪五子饮：黄芪、决明子、菟丝子、枸杞子、丹参各 15g，党参、五味子、山茱萸、石菖蒲、川芎各 10g。每日 1 剂，水煎服。主治近视及高度近视眼的并发症。(《萧国士眼科学术经验集》)

3. 单方验方

(1)枸杞子 15g，菊花 10g，桑椹子 15g，大枣 10 个，水煎 2 次分服，每天 1 剂，或服时加蜂蜜 1 匙，并吃大枣。

(2)枸杞子 15g，菊花、青葙子、谷精草各 10g，水煎代茶饮，或研为粗末，开水冲泡当茶饮。

(3)草决明、菟丝子各 10g，菊花 6g，水煎服，每天 1 剂。或研为粗末，开水冲泡当茶饮。

(4)党参、茯苓各 15g，石菖蒲、远志各 6g，水煎服或研为粗末，开水冲泡当茶饮。

(5)生地黄 15g，天冬、枳壳、菊花各 10g，水煎服或共研粗末冲服，亦可制成丸剂内服。

4. 中成药　选用中成药必须对中成药的功效、主治病证、各种证型的应用特点及其注意事项有所了解，也应遵循辨证论治的原则，按内服煎剂的 6 大证型去选用。

(1)心阳不振证症状轻者可服增光片，每天 3 次，每次 5 片；症状重者可服明目羊肝片或增视益智片，每天 3 次，每次 5 片。

(2)脾气虚弱证症状轻者可服补中益气丸，每天 3 次，每次 9g；症状重者可服补益蒺藜丸，每天 3 次，每次 9g。

(3)气血不足证症状轻者可服安神定志丸每天 3 次，每次 9g；症状重者可服人参养营丸，每天 3 次，每次 9g。

(4)肝肾亏虚证症状轻者可服杞菊地黄丸每天 3 次，每次 9g；症状重者可服龟鹿固本丸,每天 3 次,每次 9 片,或十全明目片,每天 3 次,每次 5 片。

(5)阴虚阳亢证症状轻者可服明目地黄丸,每天 3 次,每次 9g;症状重者可服龟甲养阴片,每天 3 次,每次 8～10 片。

(6)肝气不和证症状轻者可服逍遥丸(丸),每天 3 次,每次 9g;症状重者可服舒肝丸,每天 3 次,每次 9g。

在上述 6 个证型中,心阳不振型是最基本的证型,所以增光片、明目羊肝片、增视益智片为治疗近视眼的首选中成药,目前还研制出不少治疗近视的新剂型,也可供临床选用。

5. 外用药

(1)柏冰散敷贴,取黄柏 1g,冰片 1g,明矾 0.2g,共为细末,生姜 50g 磨研,混合调匀后如泥备用。将调好的柏冰散均匀贴敷于眶缘皮肤上,乃取耳穴防近点,内垫纱布,外用长条纱布固定,每日贴敷 2 次,每次约 2 小时,连续 15 天为 1 个疗程。

(2)鲜生姜洗净去皮 0.6g,明矾面 6g,黄连面、冰片各 0.6g。上药共研成泥膏状,收贮备用。病人取仰卧位,用 2 层纱布条将眼盖好,然后在眉上一横指往下,鼻上一横指往上,两边至太阳穴区域内将药膏敷上,眼区可稍厚一些。敷后静卧,待药膏自然干裂时为止。每日敷药 1 次。清热明目。主治近视眼。

(3)生地黄 120g,天冬、菊花各 60g,枳壳 90g。上药共研成细末,以白蜜调和成软膏状,备用。用时取药膏适量,贴敷双侧太阳穴上,并以纱布盖上,胶布固定。夜上贴敷,次早取下。每日 1 次。凉血解毒,理气明目。主治近视眼。

(4)细辛、樟脑各 15g,冰片 1g。上药共研细末,过 140 目筛;入冬绿油 1g,辣椒浸膏 0.5g,凡士林 14.6g,羊毛脂 8g,搅拌均匀,最后加入麝香 0.3g,充分混合,用石蜡油适量调节稠度,密闭备用。每次取小米粒大小的药膏放入耳穴上,外用胶布固定,取主穴为肝、肾、脾、眼;配穴为交感、枕、新眼点、后眼、近视 3 及近视 4。每次贴主穴加配穴 1 或 2 个,5 天换贴 1 次,并检查视力,3 次为 1 个疗程。芳香通窍,提高视力。

第5章

配镜美学

第一节　配镜美容应掌握的要素

任何一副精美的眼镜,都要与佩戴者形成完美的融合,只有这样才能突出人的气质,彰显风采。如果与我们的脸型、气质、肤色等因素不协调,即使眼镜制作再精美,也不能感觉十分美,甚至可能起到相反的作用。随着物质生活水平的提高,人们发现眼镜起到装饰作用,促使人们去研究和发展,最终将配镜上升到了美学的高度,使其感觉品位高、外观美、功能性和艺术性共存既是眼保健的必需品,又是一种美容的装饰品。

一、配镜美学新概念

(一)配镜美与人体美的辩证关系

配镜美学是人体美学的一个组成部分。人体美是两种意义上的美,一种是身体意义上的美,还有就是社会意义上的美。身体美是自然之美,并符合人们的审美习惯,它所表现的美是有限的,也是最基本的、最本质的美。人体的美是通过身体的姿态动作以及面部神情表现出来的,人体的自然美不是孤立存在的,人类的美也是伴随着精神而存在的,因为人有自身的社会意义。人体美,从广义上说,包括人的身材、相貌、五官、体态、装饰的美,也包括人的风度、举止、言谈所表现出来的一种精神风貌和内在气质。狭义的人体美,仅指人的形体、容貌和形态美。它包括身材、相貌比例协调、匀称;姿态动作自然、和谐、庄重、优美;气质风度雅而不俗。

1. 对称　以一条线为中轴,左右或上下两侧均等。对称具有安静、稳定的特性。眼镜的各个组成部件、装饰因素之间的大小比例关系是决定眼镜造型美的关键。尺度——为了将眼镜的实用功能和审美功能有机的统一起来,我们将对眼镜造型的比例加以适度的控制。比例与尺度:上宽下窄、上粗下细。

2. 对比　是由多个在形、质、量、态上有较大不同的要素组合在一个统一体中所形成的现象——粗与细、大与小、虚与实、明与暗、粗糙与光洁。线的对比,明暗的对比，材质的对比。线的对比——曲线与直线、粗线与细线、长线与短线，明暗的对比——利用明暗和色彩上的反差形成对比的效果。

3. **协调**　是指和谐一致，配合得当。对比要在整体的和谐中才能产生美感。单纯整齐，简约之美最基本要素是对称和均衡；对称具有安静、稳定的特性；均衡也能打破传统比例与尺度，比例是造型美的关键，但也有一定的限制，如上宽下窄、上粗下细。对比协调是眼镜造型美的主要体现，主要是线、明暗、材质的对比和协调，节奏和韵律，是点、线和色彩的能动感，韵律是节奏的具体体现。

（二）人体美的重要因素是人体各部分之间的比例协调

1. **三围比例协调**　三围在人体量度上是指胸围、腰围和臀围，通常简写为 B/W/H，如果为男性则简写为 C/W/H。三围的写法是 xx-yy-zz，而量度的单位是厘米或英寸。三围常用于时装界，而且差不多只用于女性身上。虽然很多人说 92-61-92cm（36-24-36 吋）为最理想的三围，但对于不同种族和身高的女性，最佳的三围数字是见仁见智的。亚洲女性的标准三围（胸、腰、臀）分别是 84cm、62cm 和 86cm。标准的三围公式：胸围 = 身高 × 0.53（如身高 160cm 的标准胸围 = 160cm × 0.53 = 84.8cm），腰围 = 身高 × 0.37（如身高 160cm 的标准腰围 = 160cm × 0.37 = 59.2cm），臀围 = 身高 × 0.54（如身高 160cm 的标准臀围 = 160cm × 0.54 = 86.4cm）。

2. **符合黄金分割率**　是指事物各部分间一定的数学比例关系，即将整体一分为二，较大部分与较小部分之比等于整体与较大部分之比，其比值约为 1∶0.618 或 1.618∶1，即长段为全段的 0.618，或长段的平方等于全长与短段的乘积。0.618 被公认为最具有审美意义的比例数字。上述比例是最能引起人的美感的比例，因此被称为黄金分割率。

3. **符合三庭五眼**　我国元代王绎《写像秘诀·写真古诀》中关于"三庭五眼"的记载，体现了一种"黄金比"的关系，它阐明了我们面部的纵向和横向的比例关系。三庭分为正三庭和侧三庭。正三庭：指将人面部下面横向分为上中下 3 等份，即上中下三庭从发际至眉线为一庭，眉线至鼻底为一庭，鼻底至颏底线为一庭。侧三庭：以耳屏中心为圆心，耳屏中心到鼻尖的距离为半径，向前面画半月形弧，再以耳屏为中心向发缘点、眉间点、鼻尖、颏底线画 4 条线，将脸的侧面划分为基本相同的等份，形成的夹角为 3 个近似三角形，其夹角之差＜10°为美。五眼：指将面部正面纵向分为 5 等份，以一个眼长为一单位，即两眼之间距离为一个眼的距离，从外眼角垂线至外耳孔垂线之间为一个眼的距离，整个面部正面纵向分为五个眼的距离。

4. **五官的美是容貌美的核心**　五官端正，重心在鼻，通常认为理想的鼻子应是鼻长为面部长度的 1/3，鼻宽度大约相当于一眼的宽度。鼻子在容貌中尤其突出和醒目，与相对凹下的眼睛相互烘托，从而增强颜面的立体层次感，故有"颜中主""容貌之王"之称。神在双目,情在口唇。唇同眼睛一样能传情,但唇的效应却是眼睛所无法比拟的,唇与面部表情肌密切相连,使唇不仅具有说话、进食、呼吸等功能,而且具有高度变化的表情功能。上下唇协调对称,双侧饱满对称,上下唇厚度适中,唇的曲线、弧度优美流畅。

(三)眼镜美学新要求

随着物质生活水平的提高,人们配戴眼镜不仅是视物的生理需要,而且要使眼镜起到装饰作用,将配镜上升到了美学的高度——让配戴者获得舒适的感觉和高品位的外观美感。

在眼镜的家族中,各式金属眼镜架可算是资格最老而又翻新最快的了,由于金属眼镜架在设计过程中,可以按照人的脸型将金属圈绕制成不同的形状,再与各式各样的鼻梁、眉毛、镜腿及其他一些装饰部件的合理组合,加上各种表面处理,造型变化极其丰富,可以适应不同年龄、性别、不同职业及不同性格的人多种需求,如流畅的弧形组合造型,多适应女同志柔顺温雅的性格;方正有棱角的造型,更能显出男同志粗犷刚毅的性格;光亮的表面局部经喷砂或打毛处理,戴上更觉得潇洒大方,全镀黑的镜框与一些同志的白净面部相得益彰,增添了秀气和文雅;镀金镜圈上涂一层棕红烤漆,更使姑娘们显出青春的活力。

醋酸板材眼镜架是赛璐珞(硝酸纤维)眼镜架的换代品种,它比之后者有着色彩丰富且不易老化的特点。一副镜圈的表面经台铣加工及其他一些特殊工艺的处理,可通过表面色彩条纹的变化,产生出极其丰富的层次感和节奏韵律感,与金属眼镜架的俊秀相比,醋酸板材架在审美情调上,便多了几分厚重、柔美。此外,金属眼镜架在装饰效果上,能更多地显示佩戴者原有的脸型轮廓,而醋酸板材架则相对地使佩戴者脸型轮廓显示趋向含蓄;有时,通过适当的造型,还能够弥补佩戴者原有脸型的某些缺陷。现在逐渐时兴的注塑眼镜架,造型夸张,线条浪漫,色彩明快,富有现代气息。镜片在眼镜的整体装饰中也起着不可忽视的作用,人称眼是心灵的窗户,一副镜片像是给这一窗户拉上了一道色彩各异,透明度不等的窗纱,使眼的内涵更为丰富。

二、根据面部特点选配眼镜

(一)根据脸型选择镜架

1. 人为什么外貌不尽相同?这是因为我们脸上有许多不尽一致的变化,双眼之间或窄或宽,鼻子或长或短,嘴唇或厚或薄,面颊可丰润或削瘦等。所以,配镜师应有艺术鉴赏力,要求试用最合适的镜架均衡患者的脸形外貌。

2. 如果我们把人的面孔视为十字,横轴代表眉毛,那么,因为眉毛位置的不同,我们也可发现相当均衡的脸,长型的脸或短型的脸。

3. 如果患者有着相当均衡的脸形,那么部分的镜架式样均能适合于他。如果他有着长型脸或短型脸,我们必须选择能使患者面孔看起来接近于完美十字的镜架。

4. 长型脸的患者需要深色的眼镜架来"降低"眉线。但短型脸的患者则需要透明的眼镜底边来"提高"他的眉线。

5. 依眉毛的位置与面颊的丰削可能是不长不短,长形或短形,这对于选择最合适的镜架是第一个线索。要想使面孔均衡,我们必须要有附带镜片的镜架,其深厚镜片用于浅脸上会破坏了构图美。如茶色镜片,使之感到适静、温馨;灰色镜片,含蓄、深沉;红色镜片,热烈、奔放;蓝色镜片,平静、淡雅;至于无色的白托镜片,则总使人联想到敏锐和智慧。色泽的浅深也有不同的效果:浅淡的,朦胧、含蓄,有一种阴柔之美;较深的,深沉、刚劲,有一种阳刚之美。镜架与镜片色泽的配合也要协调,这样才能使一副眼镜的整体装饰功能更加完美。

现在不少人都喜爱戴一副镀金架变茶色眼镜,由于镀金眼镜有一种贵重、高雅感,加之变色镜片所有的特殊的功能,适合范围极广,因而近几年在国内销售市场上一直呈不衰的势头。值得注意的是,不少的消费者在购置镀金眼镜时,掺杂了一些社会的心理因素,如有人认为镀金成色越高的就越好,殊不知有的金黄色调与国人的黄皮肤并不相称;有的消费者则还是信奉"月亮总是国外的圆"这一信条,一副眼镜只要贴上国外的商标,就是多花钱也舍得。其实,国内一些厂家近几年不断进行技术改造,有的还引进了国外的先进技术和设备,产品的质量、款式并不比某些进口眼镜差。因此,在选购美观大方的眼镜时,还要注意到经济实惠这一点。

如何把眼镜戴得更漂亮、更潇洒,相信是每位眼镜族的心愿。为了将眼镜融入自己的生活中,最要紧的莫过于选用适合自己的眼镜和整体佩戴更亮丽。先从选用眼镜这方面来谈,首要的是配合脸型来选择眼镜的大小,选眼镜时所谓脸的长度是以眉毛到下巴之间来计算(不包括额头)。脸宽是以脸部最宽部位的长度为准,试戴眼镜时,基本上是依照脸长的 1/3 处的比例来看是否均衡,眼镜与脸如同衣服与身体的关系密切一样重要,所以一副眼镜适合与否,尺寸占了一半。

很多女性都喜欢选择大的镜框,在日本亦是,这也牵涉度数的深浅,脸型较长者会比较合适大镜框。通常我们会依个人喜好来选择眼镜,但不一定合适,如果想把长而丰满的脸型塑造成严肃的形象,可用比较深色或暗色的镜片,镜框上缘线条水平(较粗的)且颜色明显的较合适。而要让人不觉得脸长,且让脸型比实际更短的感觉,则用明亮颜色的镜片,镜框的宽度较长和线条柔和,还有挂脚在下方会好看些。

至于脸型较短者,若选择错误,会给人脸部横向太宽的感觉,所以尺寸较小、上框有重点、镜框下方的颜色和脸色接近的及挂脚从上方延伸出来的眼镜,较适合脸型短小者。尺寸不大而镜片颜色较深或框线细,框型有角的眼镜,可将温和的脸型塑造成精明能干的感觉,如果是瘦短脸型则需要用颜色较淡的粉红色或明亮的紫色和镜框线条柔和,看起来比较小型的细框(如金边或银边镜框)或无框眼镜来调整脸型。

五官也会影响眼镜的选择,双眼距离近及眼睛小的人应避免大镜框,镜框大小与嘴形大小应成比例,嘴形小而戴大的眼镜会使脸型显得不调和。眉毛是塑造脸部形象最重要的因素,眉毛应与镜框线高度相同且稍微露出眉毛的高度最合适。高度过高或太低的眉毛可先借由化妆改善,让眉毛趋于一般高度。但如果是眼睛与眉毛接近者,镜框就不能太大,上框要与眉毛搭配,使脸看起来清新自然。

(二)脸型分析与镜架选择的参考简表(表 5-1,图 5-1)

表 5-1　脸型分析与镜架选择

脸型	脸型分析	镜架选择
椭圆形脸	椭圆形脸属于标准脸型,一般来说可以佩戴任何款式的眼镜	适戴材料:全部。适戴款式:全部
圆形脸	圆形脸的特点是面颊丰满,额头较宽,下巴浑圆,整体线条圆润。所以需要形状较硬的框架来搭配。方形的粗框最为适宜,细框也可适当选择,另外圆形脸较为丰满圆润,所以要选择相对宽松的镜架,避免镜架卡住脸颊的情况发生。同时,要选择镜框高度小以及镜腿位置高的镜架来拉长脸型	适戴材料:全部。适戴款式:全部。适戴特点:①镜架要求棱角鲜明刚硬;②镜框高度小;③镜腿位置高;④鼻托较高
长形脸	长形脸的人脸型较长,下巴棱角明显。可选用圆滑、流线的框架来缓和,也可选用较为方正的镜框,但需注意棱角不要过于突出。同时,要将线条粗犷醒目的镜框作为首选。颜色以深色且单一颜色最为适宜。宽大的镜腿能对长脸的垂直产生切割,在视觉上缩短脸长,高度较高的镜框也能缩短脸的长度	适戴材料:塑料板材为主。适戴款式:全框架。适戴特点:①镜架要求圆润方正;②镜框高度大;③镜腿位置低、宽度大;④镜框颜色以深色单一为主
方形脸	方形脸的特点是额头宽,脸型短,脸颊部分线条不明显。在镜架的选择上可以选择椭圆的流线形框架以及较为柔和的方形框最为适宜,框架线条细腻、简约。为了拉长脸型,可选用镜框高度小或者上部呈深色,下部为无框或浅色的镜架。位置高,宽度窄的镜腿也可以帮助拉长脸型	适戴材料:全部。适戴款式:全框架、眉框架、半框架。适戴特点:①椭圆或线条柔和的方形框;②框架线条细腻简约;③镜框高度小;④镜腿位置高、宽度窄

（续　表）

脸型	脸型分析	镜架选择
瓜子脸	瓜子脸上半部分较为宽扁，下半部分线条均匀流畅。一般来说可以佩戴任何款式的眼镜。但以椭圆形的细边镜架最能衬托出这种脸型的美感	适戴材料：金属合金为主。适戴款式：全框架、眉框架、半框架。适戴特点：①椭圆、流线型镜架为主；②细边的金属框架
心形脸	心形脸给人不平衡的感觉，上大下小。这种脸型选择与其脸型形状相反的镜架最佳。应选择上部分较窄的镜框，高度较大的镜框能调和脸型上半部分过宽的特点。同时，位置较高的镜脚也能起到这一效果	适戴材料：塑料板材为主。适戴款式：全部。适戴特点：①上半部分较窄的镜架；②镜框高度大；③镜脚位置高

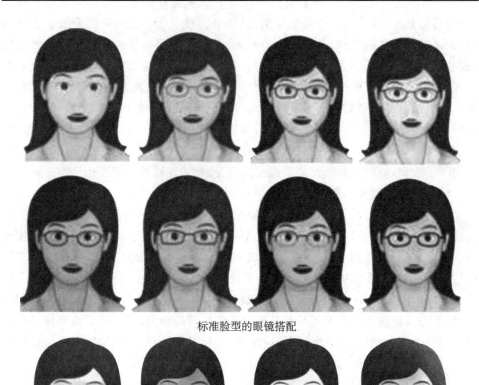

标准脸型的眼镜搭配

| 圆形脸 | 心形脸 | 正方形脸 | 长方形脸 |

图 5-1　脸型与眼镜搭配

(三)根据面部的线条选择镜架

1. 如果我们研究一个人的下巴与腭,你会发现线条是选择镜架的第二个线索。你会发现包住面孔的方框两边与下角的方的,稍微倾斜的,或是有角的较为合适。要均衡一个人的面孔就必须遵循两颊的线条与镜架形状与底边的配合,如果不这样做,就会加强脸上的某一部分线条,使得面颊看起来更胖或更瘦。遵循这些线条,也能帮助你挑选出合适的镜架,节省宝贵的配镜时间。假如患者需要浅的镜架,他是尖下巴线,你可以选出几种浅边或梨形边的镜架来。一个深而方的镜架,看起来很重,与下巴线条也不配合。另一方面,有着长脸与方重下巴的人,如果戴了小而呈梨形的镜架,看起来一定很可笑,这种脸型需要显眼的粗线条镜架及很好的四方形镜片。

2. 长形脸与短形脸。有着长脸颊线条的患者喜欢削去一些脸颊长度。相反的,短型脸患者,戴上薄片高铰链镜架,脸颊显得长一点。如果长脸型戴了低镜脚镜架,又是深色的边,的确有缩短长脸外观的效果,如果短脸的人戴了透明底边或无底框形状的镜架,不太厚,铰链处稍高,短脸颊就会显得长了。患者如果有着长而深的脸,尖尖的下腭线,如果戴一副没有底边的眼镜,反而会加强脸的长度,如果戴上一副深包的方形架底部为平直的,以及中铰链的镜脚就有"缩短"脸型,有均衡外貌的作用。患者的脸如果是浅型的,带方下巴,若戴上一副深色的方框镜架,由于深色的底边,就会把面孔缩得太短了,如果镜边的底边是透明的方形框,这样就"加长"了脸型,使脸型均衡。如果镜框底边为圆形,这样就会使面孔显得更圆了。

(四)根据颜面大小选择镜架

眼镜在脸部所占位置为从眉宇到下腭的 1/3 处为宜。在配镜实践中,常听戴大镜框的患者抱怨,当其观察前方景物时,后方的景物及自己的脸纹,常会在镜片后表面形成反射像,影响正常视物,造成不安情绪。因此,最好不要选择探出面颊的过大镜框,对于配非镀膜镜片者更是如此。度数是处方中又一不可少的成分,所选镜框应因度数而异,前面提到过的棱镜效果,对舒适戴镜影响很大,而度数和偏心量(光心偏离瞳孔中心的量),又是构成棱镜效果的两大因素,两者均和棱镜效果成比例。因此,度数越高,选镜框越应慎重,尽量避免偏心,避免棱镜效果。脸型短的人,佩戴一副大镜框,显得脸更加短小。

(五)根据眼睛的位置选择镜架

有些患者一只眼睛比另一只远离中心线,也有一些人,一只眼睛比另一只位置高,这些患者在配镜时,不只是导致决定镜片中心的技术上的困难,而且还有美容效果上的困难。试想一位患者,一只眼睛高于另一只,或是一位患者总是习惯地偏着头,如果你给患者戴上了一个金边眼镜,并且调整镜架,直到就患者眼睛而言镜架是平的为止。然后,你细细观察,就会觉得,以患者双眼高度看,镜架是平的,但镜架都明显歪向一边,如果镜架为光亮的金属,这种效果就更显著而更引人注意。

暗色的,不太光亮的塑胶镜架,因为不太反光,也许较适合这个患者,因为镜架的向下倾斜不至于那么显著。

(六)根据眼距的宽度选择镜架

1. 镜距宽的最好戴透明的镜梁,而且可能的话,眼镜臂稍微装饰一下。当你看患者时,你的眼睛会朝向着装饰物,深色镜梁看起来有点斜。如果用深色镜梁,要尽量使镜梁薄些,镜片之间的距离要尽量窄一点。

2. 瞳距宽的正好相反,镜臂上绝对不要有装饰,深色镜梁会缩短瞳孔距离,臂上的装饰会更分散对眼睛的注意。

3. 宽鼻子与窄瞳距者最好用透明镜梁的镜架,而且可能的话在镜臂上有装饰,使注视者移开注视宽鼻子的眼光,其结果就会令人相当满意。深色镜梁会加强鼻子的宽度。所以,必须用透明镜梁。如果非用深色镜梁不可,要尽量使材料越细越薄才好。

(七)根据鼻型选择镜架

五官端正,重心在鼻,通常认为理想的鼻子应是鼻长为面部长度的1/3,鼻宽度大约相当于一眼的宽度。鼻子在容貌中尤其突出和醒目,与相对凹下的眼睛相互烘托,从而增强颜面的立体层次感,故有"颜中主""容貌之王"之称。

1. 根据鼻形选择镜架,配镜师应该运用智慧去解决这个问题。鼻托必须适合鼻子,并支撑镜架与镜片的重量。为了使重量均匀分布的范围尽可能广些,鼻托需顺着鼻子的形状。镜梁的作用只是使两边镜框连在一起,不一定要架在鼻子上。短鼻的患者如果把镜梁放高,会显得长些,粗短的鼻子会显得窄一点,长一点。这种镜梁是完全用来均匀分散眼镜重量的,必须完全放在鼻子上。为了达到此效果,它的形状必须与鼻子形状完全相合。因此,长鼻的患者可因这种形状的镜梁而受益。因为这种镜梁比上一种带鼻托的镜梁可以放低些,以减小鼻子的外观长度。

2. 年幼儿童通常鼻子粗短,因此,一般的镜梁会使他们的鼻子看来更粗更短,尤其是深色的鼻梁。儿童用的镜架,最好用透明的镜梁,只需上边缘上稍加镶饰即可。透明的镜梁使鼻子外观长些。

3. 应该提出的第一个镜架量度是瞳距,其次,为鼻梁的尺寸,它可以是"高"隆起地或"低"凹陷地,或是"鼻托间距"。对于任何一个人来说,这些都是不变的常数。根据上述两种重要的量度,经简单计算所得结果,就使"镜型"成为一项重要的考虑事项。

4. 为了美观而选择镜架的要点之一,就是框缘的式样与大小。当然镜梁的量度不能更改,因为它仍然要适合鼻型。现代的趋势是逐渐倾向于普遍使用带鼻托的镜梁。没有这一项特点,普遍使用美好式样将不可能。这些眼镜所具一项常有的特性,就是镜片式样与框缘的粗细,因此,其前角是固定而没有变化的。镜梁量度的唯一变化,只能用不同的宽度来改变它。在选择式样时,须注意,因为选用一种必须改良其重要外表符合需求的模样,显然是不合用的。带鼻托的镜梁的舒适度是否大于(或甚至一样)合适佩戴的普通型,是很可疑的,不过时兴与舒适并不一定是兼备并存的。

三、根据肤色与头发选购眼镜

(一)根据肤色与气质选用镜架

根据肤色与气质可分为深色、浅色、冷色、暖色、柔色、皮肤黑色、皮肤白皙等多种类型,风格是我们选择镜架时需要考虑的一个重要因素,不同风格的人,应适合与之风格相应的眼镜架,这样眼镜架与人相得益彰,可以更好地突出一个人的优点,不至于出现张冠李戴的不协调感觉。人的风格是指人呈现出的具有代表性的独特面貌,是人的风度品格,具有强烈的感染力。每种类型的人,选用镜架都有各自的特点和要求。

1. 深色型人　深色型人的固有颜色特征:头发、眼睛、皮肤的颜色都很深重,我们经常说的"黑美人"大多都属于深色型。头发:乌黑浓密。眼睛:深棕褐至黑色,很多深型人眼白部分略带青蓝色。肤色:中等至深色,多为深象牙色、带青底调的黄褐色、带橄榄色调的棕黄色,肤质偏厚重。面部整体特征:深重、强烈。

2. 浅色型人　浅色型人的固有颜色特征:发色、肤色、眼睛的颜色三者总体来说是轻浅的、缺乏对比、不分明的。头发:不会特别乌黑,基本上是从黄褐色至深棕色。眼睛:黄褐色至棕黑色,眼白有略呈淡淡的湖蓝色的,也有一般常见的柔白色。肤色:从很白的肤色至中等深浅的肤色都有,但肤质都偏薄,不会太厚重。面容整体特征:轻浅、柔和,没有鲜明的对比。浅色型人适合清浅色(不要浑浊),如浅水蓝、浅蓝、浅绿、浅粉、浅黄乳白等浅淡的色彩。

3. 冷色型人　冷色型人只有在穿相对冷色调的颜色如蓝色时,整个人才会显得干净清透、高雅、有光彩,如果错穿了暖调的颜色,皮肤会显得特别厚腻,人也显得土气。如红色要选玫瑰红;紫色要选梅紫色;绿色要选海绿色、不要选黄绿色。

4. 暖色型人　暖色型人适合黄底调或红底调的颜色,如黄绿色、咖啡色、米黄色、番茄红、铁锈红等,回避正蓝色,因为正蓝色会使人脸部线条感加重,显得老。金黄色最适合配这类人。

5. 净色型人　净色型人的固有颜色特征:在整个头面部,眼睛的光彩会令人印象深刻,头发和眼睛的黑亮与浅白的脸色形成强烈的反差。发色:黑棕色至乌黑发亮的头发。眼睛:黑白分明,一般说来白眼球部分会略呈淡蓝色,眼睛很有神采。肤色:象牙白、青白、最常见的浅色皮肤。整体面容:明净、清澈、对比分明。净色型人适合纯度很高、极端鲜艳、反差比较大的颜色。如水蓝、正红、艳丽的颜色,显得人脸色明亮。

6. 柔色型人　柔色型人适合所有柔和的颜色,即混色,纯度不高,每种颜色中都要有灰色的底调。如灰绿色、土红色、咖啡色、蓝灰色等看起来不干净的颜色。

7. **皮肤黝黑型人**　皮肤偏黑、小麦色皮肤人群不宜戴洁白的镜架,强烈的反差会显得过分刺眼,但若一味追求与自己肤色一致又会使脸部显得过于黯淡,难免呈现一种抑郁的表情。最好选择亮点较高的色彩,倘若戴上灰色、深蓝色、淡紫色、金色或米色的镜框都会有比较好的效果,让整个人散发出一种低调的魅力。

8. **皮肤白皙型人**　皮肤白皙的人是最为幸运的,因为他的肤色和任何色都可以水乳交融。淡红色等鲜艳色彩的镜框最能衬托出少女明朗的性格;紫色、蓝色的镜框可以显示出勃勃生机。但如果是过于白皙的肤色人群则不建议用黑色的镜框,这样会让佩戴者看起来白得不健康。

(二)各种肤色的人,选用镜架的指导原则

1. 深色肤发的女子,能戴用较明亮色彩的镜架,而肤色浅的女子,当然是戴淡色镜架会更美观。带黄色皮肤如果用的是冷酷颜色,则会增强其黄色,例如水蓝、透明白、淡绿色;温暖的颜色如鲜红、粉红、鲜蓝与一些淡紫色等,会减轻冲淡黄色的外貌,因此,温暖的颜色最适此类顾客。

2. 喜欢蓝色的女子,甚至穿的是蓝色衣服,除非能供给她完全同样的蓝色眼镜架,特别的成为一套。否则的话,最好是用一种具对比的色彩,黑色或红色,也比试着去找出一种能配合任何物品的蓝色要强得多。

3. 黄肤色一般是指亚洲一些国家和地区的人,最有代表性的是中国人。黄肤色属中暖色系,那么我们可以在暖色系中找出最为适宜的灰色调与之搭配,如茶色、粉红色、暗紫色、杏黄色、金色、银色、黑白色等。当然有些对立色调也较为适宜,如墨绿色、淡蓝色、淡青色、粉绿色、淡紫色等。

4. 黑色、白色在色彩学中称之为极度色(包括金、银色)。极度色可与任何色调谐调,这样就决定了黑肤色与白肤色是容易配色的。黑肤色若佩戴白色眼镜,会产生一种非常强烈的对比感;若是戴黑色眼镜,会产生出各种绝妙的谐调感,如钢铁浇铸的坚实感,特有的高贵华丽感等;若是佩戴颜色斑斓的眼镜,会有一种奇特的绚丽感。总之,肤色黑无论佩戴什么颜色的眼镜,都可形成一种奇妙的色彩关系和猎奇感。

5. 白肤色若是佩戴黑色眼镜,会使高大的形象庄重、深沉;若是佩戴白色眼镜会有飘逸潇洒之感,且风度迷人;若是佩戴色彩绮丽的眼镜,会更具灿烂缤纷之感。白肤色无论佩戴什么颜色的眼镜(只要是通过设计的)都可以用一种艺术观点解释它。

(三)根据发型选择镜架

根据发型与发色选择镜架,对于一定要戴框架眼镜的女士来说,眼镜已成为必要的饰品,怎样才能令女士戴上眼镜更美,既要看平时的配饰、脸型,还要配合发型才能达到完美。根据发型选择镜架:一般可分为短发、中长发、长发、烫发、盘发。

1. 短发　选镜架无特殊要求。

2. 中长发　温柔、文静,无框或细窄的金边镜框更能突出女性柔媚的气质。

3. 烫发　浪漫的卷发,最适合有图案点缀的镜框,丰富的色彩可供选择。

4. 盘发　夏天如果为了凉快而梳一头传统的盘发,就不适合戴时髦的多彩眼镜了,由于脸部的轮廓突出了,而适合戴镜框突出的眼镜。

(四)根据发色选择镜架

头发颜色与眼镜的颜色可以根据个性来选择:一般的办公族最保险的方法是同色系谐调,如棕黄色头发适合的镜框颜色有浅黄、橄榄咖啡色等;紫色头发适合的镜框颜色有粉色、蓝色、紫色等。女性对色彩的调配,主要看她的发色(这是指白种人有不同发色而言),一般可分为黑色、深棕色、浅棕色、金黄色、红棕色与灰色6类。但是,不只是仅考虑发色,如肤色、类型、装束(指服装颜色)都与镜架颜色的挑选有关。

1. 头发为黑色,选黑色镜架。连同黑色衣着,或白色或轻淡调和色,黑色与透明白或极浅的粉红色的配合。要避免用浅色蓝、绿等与浅龟壳色。

2. 头发为深棕色者,选深棕色与透明配合的镜架;或深棕与金色;或是深棕与极浅粉红、亮色,尤其是红、黄与金色。避免用浅色、浅紫色、灰色等。

3. 头发为浅棕色者,选深棕色、深红色的镜架;龟壳色、红色、绿色与蓝色,只要它们不太亮(例如橄榄绿不是翠绿暗红而不是猩红);颜色与金色的配合。

4. 头发为金黄色者,选较浅色彩(蓝、绿、粉红等)镜架;浅金黄色或龟壳色,只要深色部分的厚度与范围尽量小,浅色可与深色配合。金黄色发色女性常较深色女性能戴较多装饰镜架,但这是一个个性比配色较多的问题。

5. 头发为红棕色者,选较亮色泽,尤其是绿色的镜架;亮色与白色,或亮色与黄金色的配合,避免选橘红色,它常与此一发色相冲突,有些浅紫色也很不错,但应特别谨慎使用。

6. 头发为灰色者,选黑色或黑与白色配合的镜架:或黑与白金色,或黑与银色、浅色;斑灰色;灰色与银色、紫色、浅烟色等。

四、根据不同人群选购眼镜

(一)根据性别选择镜架

1. **女性选择镜架**　首先要根据风格选择镜架,按体型有曲线型风格与直线型风格之分。

(1)曲线型风格:可分为少女型、优雅型、浪漫型3种风格类型。

①少女型:选择眼镜架应选择一些有小圆点、小花朵、细条纹、小动物、卡通图案等装饰效果的镜架,尽量回避浓重、明朗、粗犷的镜架。

②优雅型:选择眼镜架要追求很柔美的、很曲线的女人味感觉,装饰上追求

精致。

③浪漫型:镜架选择应追求装饰上华美艳丽,最适合大的、曲线感强的纹饰。

(2)直线型风格:可分为少年型、时尚型、古典型、自然型、戏剧型 5 种风格类型。

①少年型:整体风格活泼、帅气,作为男性打扮反而能衬托女性魅力。像奥黛丽·赫本、林青霞、容祖儿、鲁豫、许戈辉、王雪纯、刘纯燕、李宇春、周笔畅等都是少年型人。

②时尚型:这种类型的人选择镜架应追求清爽、简洁、干练、帅气、活泼的感觉,要用反衬法来体现女性的魅力。选择镜架要跟潮流,追求有变化、不规则、有个性的感觉,回避过于端庄、保守、朴素、民俗的镜架。

③古典型:选择镜架要体现一种都市化,追求华贵、精致、高雅的感觉,但不能太夸张。

④自然型:整体风格大方、亲切、纯朴、随和,可以把休闲装穿得很潇洒,带有朴实、纯真、回归自然的状态。她们不会很矮,骨骼线条相对来说不会特别纤细,但无论是做西部牛仔的打扮,还是扮演乡村淳朴的农妇或长发飘飞的仙子,都是自然型人游刃有余的范畴。自然型人选择镜架一定要回避小气、刻意、做作的感觉,尽量选择追求返璞归真、自然大方的镜架。

⑤戏剧型:整体风格夸张、醒目、张扬、华丽,视觉冲击力强,存在感强。这种人衣着打扮要有华丽、大气的感觉,因为她们本身蕴含着出众的气质,必须用出众的装扮来衬托。戏剧型人通常比较高挑,至少看上去很显高,这是她们共同的特征,一些比较典型的戏剧型人的脸型、五官轮廓会很立体,很适合化妆,化妆与素面之间反差较大,立刻放射出光彩。镜架选择可追求大胆、分明、对比强烈、豪华大气的风格。

(3)按脸型选择:有方脸精干型、丰满娃娃脸型、卵圆平实型、尖脸型等。方脸精干型,有鲜明的高眉与宽额。丰满娃娃脸型,眉毛不是明确的特征,所有弯曲线条都是弯曲的。卵圆平实古美型,窄长鲜明的眉毛,美妙弯曲对称均匀的鼻子。尖脸型,两眼相距较宽高额与尖颊。虽然面孔可以分为这些大类,但仍有很多脸可以属于其中一类以上,女子可以改变发型,从原属的一类外貌改到另一类中去。考虑到个别型式,才可能提出适当式样与完全不合适式样的建议。

(4)女性选择镜架,首先要根据自己鼻子的高低长短来选。人的五官只有鼻子是直的,因此,强调鼻子的高低,眼镜的戴法变得很重要,鼻子长度和镜框尺寸应成比例,下框位置应与鼻尖的距离保持 1cm 以上,而鼻子感觉较短者,要选用下框不显著的镜框和上梁细又高的镜框。在了解上述重点后,可依照形象来选择,不论面貌温和或严肃,依是否要强调或改变,其所采用的选择方式也不同。脸型感觉敏锐,想改变为温柔型时,宜选用线条柔和、颜色明亮的眼镜;面貌稳重而想塑造成文雅型时,宜选用线条时髦、颜色深的眼镜。谈了这么多原则,但前提是要先了解自己的脸型是属于哪一种,然后才能选出真正适合自己的眼镜。整体搭配才能戴得更亮丽,可从平常所穿戴的服装、饰品颜色选择眼镜,并且可多准备几副眼镜,在不同场合时,能与服饰搭配,脸虽只是人体的一部分,却是最重要的,所以包括细微的地方都不可忽视。

(5)框缘或镜片的鼻侧,应遵循鼻子的轮廓,在无框装配时,当然变化更大,但仍应注意的通用原则,就是镜片的鼻侧的样式相合。不应从镜片中看到眉毛,或是低于框的上缘。一般最好是上缘离开眉毛,或至少部分离开,自上面看到一些,而不是完全被遮住。

(6)眉毛的斜度可以有把握遵循着镜框上缘的式样,但是有许多女子的眉毛虽像我们必须避免使眉毛出现在上缘之下一样,我们也要避免眉毛与镜框上缘之间留有空隙。但是这一间隙都是很小,在鼻侧比在外侧(太阳穴侧)的关系性小。如果是镜框太阳穴侧上缘的位置,正好到达眉毛的外端(尾端),则在鼻侧处眉毛与上缘间的小间隙,可能并非缺点。

(7)身着紫色衣服时,镜片挑紫色或粉红色搭配。棕色衣服可与黄色及茶色镜片搭配,整体的协调,显得修长高雅,所以色彩也是选择眼镜的重点。所有的原则,理论会因人而异,不是一成不变的,关心自己外貌的眼镜族,也千万别忽略了眼镜的选择,适合的眼镜具有画龙点睛的效用,可以弥补脸型缺陷,突显脸型的优点。就如化妆能加深给人的第一印象,但轮廓的修饰只有眼镜能办到,而当我们对眼镜正面感到满意时,也别忘了看看侧面,若戴起来都觉得中意再购买。

2. 男士选择镜架 首先要根据风格选择镜架:按风格有时尚型、古典型、浪漫型、自然型、戏剧型之分。

(1)时尚型:这种类型的人整体风格是时尚、别致、灵动,保持着一种青春的气息,选择镜架也是跟潮流,追求有变化、不规则、有型的感觉,回避过于端庄保守、朴素、民俗感觉的镜架。

(2)古典型:整体风格是正统、稳重,四平八稳,一丝不苟。在生活中,有很多男士体形匀称,给人感觉成熟稳健,五官精致而严谨,这种男士一接触就能感到十分的正统,身上散发着一种儒雅的气质与风度,这便是古典型男士的特点。选择镜架最适合经典的、中规中矩的、上品的。

(3)浪漫型:整体风格是高级、帅气、有情调,体现一种高档的贵族的气质,大多个子较高,有着非常标志的五官、性感温柔的眼睛给人感觉很迷人,拥有着成熟的男性味道与魅力,给人夸张而大气的感觉。

(4)自然型:整体风格是潇洒、亲切、随和、健康有朝气,这种人不太显眼,但往往在某一领域有很强的专长。自然型男士面部轮廓及五官棱角不过于分明,有一定的柔和感,他们敦厚大方,无距离感,身材一般比较健硕,潇洒,有活力,颇有运动感。他们穿休闲装永远比正式西服显得自信和洒脱,"随意"在他们身上是一种时尚,镜架选择应追求返璞归真、自然大方。

(5)戏剧型:整体风格是有权威感,他们有着夸张、大气成熟的五官,存在感极强,身材高大威猛,具有明显的男子气概,外表张扬在人群中引人注目,这种男士往往给人一种强大的震慑力和气势。镜架选择上要对比鲜明,要有跳跃感、华丽感,符合醒目夸张的氛围。

(6)男性按脸型的特点选择镜架:脸型的特点有方脸粗线条型、尖美型、团团喜悦型、虚弱疏懒型之分。

①方脸粗线条型:有刚毅显著的外观,主要有垂直与水平方向的线条。选镜架的适当形式是框缘的外侧与下缘,大略随着颊的式样,或者是线条式样随着眼框的外侧与下侧转。要避免的式样是很圆的、尖形的,以及有锐角在内的形式。

②尖美型:上额宽而下颊尖,有细弱明显的外貌。选镜架最适当的式样是下端比上端窄的。一般来说,有锐角的不宜用于男性,但这一型的面孔戴则显然有其优点。要避免用方形的与极圆形式样。

③团团喜悦型:其线条多为曲线。选镜架以水平向长于垂直向大的式样,更强调其脸圆,因此,应该避免用。凡有此型脸的人,常有丰满的面颊。笑的时候脸上堆满着肉,说话时也常有。垂直向太长的镜型会使其下缘在面上移动时压入脸上。

④虚弱疏懒型:无物色,有含糊不明线条。选镜架常是伴有适当式样与适合镜架以增加特性,式样要以总轮廓而定,凡强调不需要特性的都要避免。假如脸大致为圆形,眉毛高,就不要用相当圆的式样,而用近似方形尖形式样。反之,这一类有的人是长而苍白形的,圆形可使其外貌显得宽。

(7)男士选择镜架,用眼镜美化自己,这在文明社会里是显而易见的。眼镜对男士面庞,拥有修饰的特权,几乎能改变男性的整个外观。

(8)一位并无浓眉大眼,相貌平平的男士是"淡而无味"的,不会引人注目。一旦他配上一副优雅合适的眼镜,就极易给人以文质彬彬、博学多识、很有修养的印象。当然它也可以掩饰眼睛不大、单眼皮等生理缺陷而重塑男子形象。

(9)许多男士架着眼镜并不是因为有眼疾,而是在追求一种雅士风度与时尚,借助于眼镜的装饰增加伟男的魅力。仅仅在十几年前,人们对戴眼镜者还多少有歧视,屈光不正的人多少也是有些"病夫"自卑感的,不少人已很近视却宁愿眯着眼、费劲地看东西,也不肯佩戴眼镜。现在时过境迁,世俗和观念都发生了巨大的改变。

(10)男士不论是为视力,还是为美观,眼镜已不再独具矫正视力的原始功用了,更多地被赋予了给佩戴者增添风采的内涵。因此,当你选择眼镜时就要兼顾这两方面的考虑。首先要严格验光,一定要不怕麻烦,确定眼镜度数后,再选择合适的。

(11)通常根据额头、脸型的宽度来参考选择。镜框的宽度一般不要超过脸宽，特殊情况下另当别论。宽脸者配稍窄的镜框，窄脸者则戴稍宽的眼镜，但要求适度，倘若瘦长脸配又宽又大的眼镜，就更不协调了。

(12)明白了自己的生理特点和确实的屈光度，再加上精心选购合体的镜框，才能在改善视力讲究眼睛卫生的同时，用眼镜更好地装饰自己，达到健与美的和谐统一，展示男子的翩翩风度和特有的风采。

(二)根据年龄选择镜架

不同年龄选择眼镜的要点：主要探讨儿童、中小学生，青年及老年人 4 个年龄段选择眼镜的要点。

1. 儿童选择眼镜架　现在近视的人很多，尤其是孩子们，选择一副适合他们自己的眼镜是非常重要的。

(1)由于儿童头部与成年人头部有很大的不同，尤其是儿童鼻峰的角度、鼻梁的曲度更与成年人有明显的差异。因此，挑选儿童用镜架，要注意观察儿童的脸部胖瘦、鼻梁的高低等特征。

(2)重量要轻：儿童的身体处于发育期，他们的面目也时刻在变化。因而在选配眼镜时要考虑到眼镜重量对于儿童鼻梁的压力。孩子的鼻梁非常脆弱，过重的镜片会让他感到非常不舒服，且不利于鼻梁的正常发育。父母在为小孩挑选眼镜时，要注意选框架重量较轻，搭配超薄的镜片。

(3)质地以塑胶架为优先考虑：儿童眼镜的材质最好以塑胶架为选择范围。金属架一来比较重，二来儿童都是活泼好动的，极容易造成损坏、歪扭变形，从而影响使用效果和外观，特别是打孔架和半框架这两种眼镜架，很容易损坏。

(4)镜片要薄，拿在手上的重量也非常轻，基本和金属框架一样重。在孩子嬉闹奔跑时不会影响孩子的视线和运动。再者，儿童的眼镜屈光度数变得非常快，往往 1 年左右度数就可能有变化，至少要更换镜片。塑胶眼镜比金属架眼镜稍微便宜些，从经济角度考虑也是比较实惠的，但塑胶架损坏不好修理。

(5)钛及其合金等设计的镜架，不在儿童首选范围之列。

(6)色彩要鲜艳：人的审美感官，主要是视觉，通过视觉可以看到各种色彩和形状。儿童对于色彩具有非常敏锐的感觉，因为好奇心强，喜欢鲜艳。现在的孩子主动性都很强，他们喜欢去选择自己穿的衣服和戴的眼镜。另一方面，有些颜色可以让他们想起他们的玩具，因而帮他们挑选眼镜时可以挑选一些鲜艳的色彩。

(7)有足够的视线领域：儿童的视力活动范围非常大，因而在挑选眼镜的时候尽量不要选择两边会产生阴影和视线死角的镜框，也要避免太大的镜框或太长的挂角。眼镜要选择比较细致的线条，能保持一个宽敞的视野。小孩子可以尽情地利用余光看到两边的事物，这样不用担心他的视线领域会受到限制。

(8)鼻托要高：儿童的头部和成年人头部大不相同，尤其儿童鼻峰的角度、鼻梁的曲度都和成年人有明显的差异。在挑选儿童用镜架时,除了观察儿童的脸型是胖是瘦外,还要观察鼻梁是高是低。由于儿童处于发育期,鼻梁大多数是较低的,如果鼻托再低,戴上眼镜后,镜框就会贴在脸上,甚至会碰到睫毛,造成眼镜无法正常使用。所以挑眼镜时应选择鼻托高的,也可以选择鼻托可以调节的活托架,能帮助孩子舒适地佩戴。

(9)儿童应该选择安全、不易碎的树脂镜片或其他安全性镜片,这样可以避免由于镜片破碎造成的眼外伤。如幼儿耳距实在太短,可选用防滑套或选用镜绳。

(10)幼儿天真活泼,皮肤细嫩,结构亦不明显,幼儿的眼镜应该是轻巧、活泼、多样的,线型要流畅自如,如果是矫正镜一定要选择无色或淡色透明的塑胶镜框。

2. 青年人选择镜架　青年人开朗、活泼、自信,充满浪漫色彩,眼镜颜色必须充满活力,要有时代气息,多选用鲜明的和富有生机的色彩。

3. 老年人选择镜架

(1)眼镜除了在光学上及视力上要正确无误外,眼镜架也要有装饰性。老年人可根据自己的职业、时尚等,配戴一副新款式的眼镜,会显得格外庄重。当然,选择镜架时要根据自己的肤色和脸型及瞳孔距离而定。

(2)不能随便戴别人的眼镜。每个人框架眼镜镜片的度数、两个镜片光学中心之间的距离、镜腿的长度、鼻托的高度都不一样,所以不能随便拿别人的眼镜戴。

(3)不能用力扭曲镜架。单手摘、戴眼镜时,镜架可因受力不均造成眼镜变形,所以摘、戴眼镜时,一定要用双手。还应经常检查眼镜框上的螺丝是否有松动和镜框变形的现象。若发现螺丝松动,要及时拧紧,以免镜片脱落打碎。

(4)老年人的眼镜选色与青年人有所不同,一是老年人的脸型没有青年人丰润、挺拔;老年人的心理、气质没有青年人活泼、坦率、旺盛;老年人装束较素雅,所以老年人眼镜的选色一般不用过于强烈和鲜艳的色彩,要选用华丽的高雅的极度色和稳重的灰颜色。

(5)老年男性在选择眼镜时,最好选择用高级金属丝作骨架,用带有自然纹样的材料作镜眉和挂壁的眼镜,俗称眉镜。

(6)老年女性的眼镜的镜眉、接梁或挂臂在转轴处可以有些饰物,如在板材上处理出各种图案,嵌上各种材料(玻璃、光片、宝石、金银)。

(三)根据种族选择镜架

1. 西方人型要针对其高高的鼻梁、深陷的眼窝、宽阔的口型、突出的下颌、卷曲浓厚的发型和高大的身躯,选择高大浓重而又富于变化的镜型,以与显而易见的人型和那坦诚外在的性格协调。西方人型处在某种特定的人为光线下,会产生出比 东方人型强烈得多的体积感,就是在一天的时间里,西方人型的感觉变化,也要比东方人型的感觉变化丰富得多。比如说晴朗中午的顶光,在西方人型面部会产生很多大块的投影,比起在上午的光线下产生的体积效果要强烈得多。故此西方型人在强烈的阳光下,佩戴宽大厚重的太阳镜是比较协调的,西方型人的眼镜选色应该是强、丰富、多变的。相对而言,东方型人就要把握住东方型人的特点,向西方型人的相反方向去选择,以与东方人型相统一为准。

2. 东方型的人骨骼变化没有西方型的人那么突出,整个人型趋于圆润。在选择眼镜时要针对圆滑、娇柔的人型和含蓄内在的性格选择庄重、柔美的镜型。

3. 发色与肤色一样都是种族的标志,一般说黑发色是东方民族的特征,金黄色发是西方民族的特征。按理它们可以随便与什么颜色搭配,但是发色依附于人型、肤色而生长。所以在此情况下选择眼镜色彩,要从人的整体入手,不能单独地从发色入手。只要是按照人型、肤色去选择眼镜色彩,再注意一下发色就可以了。当然还有一些其他颜色的头发,要视其具体情况,按照色彩搭配原理去选择。

(四)根据身份选择镜架

1. 元首、领导的气质一般都比较庄严、深沉、举止大度果断,所以领导人佩戴的镜型一定要庄重、大方,材质要贵重精致,给人一种庄严美。

2. 知识分子一般性格比较稳重、内向,举止比较谨慎,谈吐讲究分寸,广博而无华,所以佩戴的镜型应该是沉稳、庄重的、镜型不要加过多的装饰,但材质要考究,给人一种稳重美。

3. 文艺工作者性格豪放、大方、浪漫、自信,气质潇洒、文雅、传神,佩戴的镜型要大方、多变、猎奇,富有浪漫性,要充分体现出文艺工作者的洒脱美。

4. 搞外交的,搞经济的,搞企业的,行商的,都要与财物打交道。富有的职业,确定了富有的身份。外交人员代表国家,更应该有一种"高贵"的身份,所以使用的眼镜要珠光宝气,华丽宜人。可以精工制作,尽力标志出富有的身份,充分体现那种豪华美。

5. 学生配镜应该按照学生时期的心理特点去选择,学生的特点是天真、活泼、聪明,间常带有一丝浪漫。从心理上讲,学生有非常强烈的求知欲,接受能力很强,但又存在一种稚气,故此不能过多的粉饰外表,即使配镜也不要失去学生本应该具有的纯洁、朴素的美。

(五)根据环境、地区选择眼镜

1. 环境有大有小、有冷有暖、有明有暗,大的可以说到整个世界,一个国度,一个城市。小的可以说到一个海滨、一条街道、一个工作场所、一个家等,眼镜在不同的环境中就显现出不同的作用。

假如您置身于一个古典室内、古典园林、古典街道或是文化娱乐场所,穿上古典服装,您就会感到您应该再戴上一副古典眼镜才会更富有情趣,也可以说才会与复杂多变、高雅神秘的古典陈设、形式、风格相协调。在繁华的市景或光彩迷人的盛会、舞厅中您若是佩戴艳丽夺目的眼镜,会更增加热烈的气氛。若是在课堂或是图书馆戴上流行的时髦眼镜是收不到好效果的。

2. 不同地区佩戴不同色彩的眼镜,可以调节自然环境给人造成的特定感觉。寒冷的南极冰天雪地,在那里工作的人们穿上红色羽绒服,戴上深茶色的墨镜,会产生一种温暖感。新疆的吐鲁番,烈日炎炎,在那里的人们戴上深绿色或深蓝色墨镜会产生一种凉爽感。

(六)根据屈光度选择镜架

1. 深度近视的患者,戴负透镜使患者的眼睛小一点。未镶镜片的镜架很可能正好适合于患者面型,但是镶了镜片后,眼睛看起来就小了些,患者的头部边缘也许可以从深度近视透镜中看得见,以致使患者的太阳穴看起来好像被削去了一片。所以,近视患者,应尽可以设法使镜片越小越好,以减小这种现象。然后,使镜片不要露出斜角并且涂上防反射涂料为是。

2. 高度的远视或近视镜片,要尽量使镜片小一点以减小镜片重量,上翘式正方形镜片是由较大尺寸的镜坯做成,这表示中间或边缘的材料厚一点,结果就重了一点,所以要使形状小一点、传统一点,效果会好一些。

3. 高度远视或近视镜片,为了减轻其重量与厚度,可以选用超薄或超超薄镜片,其折射率为 1.70。高一点的折射率能使镜面曲率可以浅一点。换言之,镜片可以薄,超薄镜片的外面曲率为 4D 或 5D,它比用冕牌玻璃制造的相同镜片要小。用冕牌玻璃做的,屈光度为 −16,直径为 55mm,中心厚度为 1mm 的镜片,其边缘厚度约有 16.04mm。但用超薄镜片制造的,其边缘厚度只有 11.3mm。

4. 高度圆柱透镜的正轴在镜片中是最厚的,如果处方是高度远柱透镜,在选择镜架式样前,须考虑一下轴的方向。如果轴向着鼻子,那么,最厚的边缘将向着太阳穴,一副无底框、金属的或秀郎式镜架需要合理的边缘厚度,才能使镶装正确而安全。这就表示比一般小的、传统的装饰镜片要重些。如果圆柱透镜的正轴是横的,那么长而窄的镜片形状将有很厚的上下边缘,看起来不美观,而且显得镜片的度数高。合格的镜架,可减轻高度数患者的心理负担。

5. 白内障术后患者配镜,适合用小镜圈的胶架,以免过沉和余光的干扰。大散光配镜,适合用宽槽的镜架,否则镜片不能完全钳入,易脱出。另外,近视镜片中央薄两边厚,远视则相反。度数较深,眼镜框过大,如宽于脸庞,近视镜片旋涡会更为明显,影响美观,而远视镜片则增加了许多重量。近视、远视镜片都会对脸部产生畸变,影响美观,近视镜片会使脸看上去比原来窄,而远视镜片则使脸看上去变宽,为了美观,应避免选过大镜框。深度数患者选择时,不仅要考虑镜圈的轮廓形状,眼镜的其他部位也应加以选择。所选镜框边缘不应太薄,其目的是使镜片的厚边不明显。镜圈面积要小,减轻镜片边缘的厚度和重量。镜框小的情况下挑选感觉不小的式样,镜架横梁突出。镜架顶端部要粗,接触面积大,固定力强。鼻托大一些为佳。使其接触鼻部面积大,减轻压迫感。鼻托基的形状 U 字型适宜,尽量使镜片边缘和鼻托茎不接触。

(七)根据个性选择镜架

戴一副美丽适用，具有个人风格的眼镜，才是大家关心的焦点。那么，如何依个人的需求，选择最适合自己的镜框？如何在跟随流行时尚中为自己找出最适当的镜型，发挥出自己独特的魅力？那就不能不了解当前流行什么样的眼镜款式和颜色，又有什么样的眼镜造型，会展现何种风格和特色了。

目前，全球的眼镜流行趋势，臣服在强劲的复古风潮之下，我国的台湾省，亦受此潮流影响，在眼镜的形体设计上，呈现古典主义色彩，融合了古典雅致与现代都市之美。散发出浓郁的幽古之情怀，并注入了本土文化精神，注重于整体的搭配等特性，所以，复古镜框推出之后，就颇受眼镜族的青睐与喜爱，几乎占领了眼镜市场。胶质镜框、金属镜框与折叠式老花眼镜，是目前眼镜市场的三大主流，以下是各类镜受复古风影响及其特性概述。在胶质镜框方面，由于其质轻，可塑性极高，造型多样化具有帅气大方等性质，深受青年学生的喜爱，就其造型而言，除了不方不圆的椭圆形框仍是该类镜框的主力外，最引人注目的大概要属可爱新颖型的圆形 牛津式宽边镜架，此种镜框属于中性造型，男女皆宜，而以猫眼为设计题材的猫型镜框，预料将吸引好奇且勇于突破的眼镜族们的青睐。

除了设计别致的眼镜造型外，如何以小饰物丰富镜框的表现力，也是设计师们急于挖空心思创作的焦点，他们以金色的饰品来装饰那些深色椭圆形胶质镜框的镜脚专框边上，在原已具备的斯文、稳重气质的特色上，更添增现代感与时髦感。

(八)根据各人的嗜好选择镜架

选用眼镜架的颜色，女性比男性更重视这个问题，男性大多对所需有一确定观念，颜色挑选问题很小，不值得在此大加讨论。一般来说，男用架都限于一些朴素色泽——黑、棕、深红(酒色)、斑点(龟壳)，各种灰色中的一种——灰绿、烟墨色等，或是各种棕色中的一种，这是很少不为戴用人喜好所左右的。必须要避免的是高大、壮硕、肤色较深的人，却戴一副浅色轻巧的眼镜，而瘦小细弱的男人戴一副深色粗厚的镜架。这些错误的例子显然只提到了是否喜欢，而从现有大量其他镜架中去挑选，是一种相同于挑选围巾等颜色一样的问题。

五、根据工作、生活需要选购眼镜

(一)根据工作需要选购劳动保护眼镜

首先，选择劳保眼镜要对号入座。也就是说，各个不同工种的劳保防护眼镜，要根据该工种的具体需要和要求来选择。例如电焊工人戴的防护眼镜，主要是为了预防紫外线伤害眼睛，这种眼镜的玻璃中应该含有氧化高铁；接触X线的工作人员所戴的防护眼镜片，应该是含铅玻璃；钳工、车工、碎石工、凿眼工等所戴的防护眼镜片，必须是特别坚硬的玻璃；吹玻璃工、炉前工等接触红外线的工作人员必须佩戴含有氧化铁的玻璃才能起到防护作用。再如，接触各种不同液体、气体和固体化学物质的工种,也应佩戴相应的劳保防护眼镜。工种不同,需要各异,不能随便佩戴。

其次购镜要注意检查和识别镜片的说明资料,注意保护镜片的主要成分和性能,镜架的材料、质量、性能等(是否耐酸、碱腐蚀或耐热、耐火等);注意眼镜所经过的测验、检查结果说明等。

最后还要检查镜片磨制是否平滑?不平的镜片,戴后会引起视物模糊、变形、头晕、视力疲劳等,镜架是否圆滑无棱角,戴上不应有压迫感,眼镜应耐热、耐火、耐汗水腐蚀等。市面上眼镜摊点所廉价销售的有色眼镜,其镜片玻璃,除遮挡部分太阳光之外,并无其他的防护作用,千万不能把它当作万能的劳保防护眼镜去发给工人。

(二)根据生活需要选购合适的太阳镜

炎热的夏天,强烈的阳光刺激人的眼睛,阳光中大量的紫外线、红外线会损害眼睛的角膜、晶状体,甚至眼底。普通的无色镜片,虽然可以不同程度地吸收紫外线,但对红外线的吸收则微乎其微。在无色镜片玻璃内加入适量的不同的金属氧化物或着色剂后,就可以制出各种色泽的镜片,而且也能吸收红外线。现在,太阳镜镜片的颜色有红、橙、黄、绿、青、紫等多种。

太阳镜片颜色的选择,应根据具体情况而定,一般来说,在烈日下行走或室外作业时,选用灰色或墨绿色镜片为佳,因为这两种镜片能吸收紫外线和红外线。登山运动员、勘察队员,因长时间处于强光和强光反射的环境中,紫外线的强度特别大,因此,登山运动员、勘察队员宜选用吸收紫外线性能良好的深黄色镜片。交通警察和在强烈阳光下工作的人,因经常处在较高的红外线辐射环境中,以选用吸收红外线为主,同时也吸收一部分紫外线的绿色镜片为好。水面作业或航海人员,由于水面反射光很强,选用偏振光镜片的太阳镜为好,因为偏振光镜片能吸收水面强的反射光,使人眼能看清水中的物体。

戴太阳眼镜应注意下列事项:①如果长期暴晒在强光之下,到了夜间视力将降低 50%,因此,暑期若要户外活动或出游,务必戴上太阳眼镜;② 不要在晚上(特别是开车时)戴上任何有颜色的太阳眼镜,因为在夜间,需借助所有光线帮助视力。

(三)根据游泳需要选购游泳眼镜

1. 泳镜的作用最重要的是确保眼睛在水中有清晰视力,并避免水中细菌、杂物造成的伤害。常去游泳的人,大都在意能否选用一套适合自己的泳具。其中,配备一副好泳镜是尤为重要的。

2. 目前,以广角型为主的弧面镜片设计较流行,其中最新推出太阳镜一体成型设计,运用一般眼镜固定于鼻梁的原理,再配合可调式镜片,提供美观与舒适的双重优点。镜片可随意在室内或室外游泳而选用无色或深色镜片。

3. 市面上出售的泳镜价格多为 20～200 元不等。但切勿贪便宜,如果一副泳镜连防水防雾的作用都起不到的话,那么它实际上没有什么使用价值。

4. 把泳镜安在眼眶上,轻轻向内压,感受一下垫圈是否有吸力。考虑到泳镜在水中承受的压力,此时的吸力不应太大,以令人感觉舒服为好。

5. 好的泳镜,其镜片须有抗紫外光及防雾功能,且镜片上没有杂质或划痕,清晰度和透光度非常好。

六、根据服饰选购眼镜

(一)根据服饰选购眼镜

时装,又称服饰,美的服饰,是现代人的共同追求,女性尤为突出。人的穿戴首先要合乎人的这一主体的目的,其次要根据个人的身份、地位、角色等装饰自己的外表,给人一种合乎自己目标期望的美的印象。服饰美一般坚持和谐、比例、均衡、节奏、重点的原则,这样才能展现个人独特的美。服饰美指什么场合穿什么衣,什么时候穿什么衣,什么人穿什么衣,戴什么眼镜,都是一种时尚美。

1. 眼镜的种类繁多,市场潜力最大的应是新近崛起的"时装眼镜"。这种"时装 眼镜"是针对女士需求,产品均为配新时装而设,其中更以太阳镜为主。"时装眼镜"除了基调色泽外,还有多种时兴的色彩,女士们可以配合不同衣着。比方说,黑白是最常见的时装色调,如果能够有一副合适的眼镜,可收到"画龙点睛"的效果。

2. 时下富有都市色彩的女士,不论是否近视,都拥有多副"时装眼镜",据说她们大约每年转款 1 次,次数比实用性眼镜为频密。而每个时装眼镜牌子,起码会有二三十款选择,而且每半年转款或换色 1 次,否则就跟不上这个时兴潮流。据统计,四五百港元的中上价"时装眼镜"很受欢迎,每种牌子每年都会有两三万副的销路。

3. 矫正视力已非购置眼镜的唯一目的,"时装眼镜"亦同样重要。业内人士指出:女士当然重视眼镜与衣着颜色的配合,但男士也趋向以不同眼镜款式来配合不同场合。综合而言,现时的市场趋势是女士眼镜时装化,男士眼镜形象化。

4. 不同的饰品必须与不同的衣服进行搭配才能彰显人们不同的美的气质,眼镜不仅仅是一种医疗器具,同时也是一种现代饰品,因此,不同的眼镜形状和色彩也有对应的不同的场合和特定的功能。

5. 最先对此有研究的是日本等发达国家,他们把眼镜看成一种时尚品位、一种潮流装饰来对待。如果从事需要显示个性但又不能太夸张的工作,如经纪人、经理人等,可以戴混架,在一些不那么正式的场合,这样会显得随便和从容。

6. 如果你的工作不太需要与人接触,如程序员等,则可随便选择喜欢的眼镜,但也别太与众不同,以免被上司注意到(除非有啥好事)。当然如果你是公司老总,你愿怎么折腾自己的眼镜都没问题。

7. 光学眼镜虽可看成是一种装饰品,但它首先是一种医疗器具,是矫正视力的工具。太大的镜架,因光学中心与瞳孔位置相差太大,会引起很大的像差,而带来视疲劳。

8. 一般来说眼镜的颜色与服装色彩应有一定的对比,但不可形成强烈的反差。着红装戴绿框镜显然极不协调,若穿上一套蓝色的衣服,再选用一副黑色或红色镜框的眼镜,会产生理想的效果。

9. 在夏季,配镜讲究抢眼而不刺眼,粉红色与灰色的横条装,搭配红色新颖的镜架,在增添一份书生气的同时,流露出清新可人的气质;在冬季,暖色的红头巾在乌黑秀发的对比下,如果再戴上红色的镜架相映衬,就能体现出流行与个性。

10. 眼镜的颜色与服装色彩大致可归纳为 3 种类型——谐调型、对比型、点缀型。

(1)谐调型:眼镜色彩与服装色彩统一在一种色调中,如果服装是红色调,眼镜就选择近红的颜色;服装是白色调,眼镜就选择接近白的颜色等(同一色相,不同亮度和纯度)。

(2)对比型:眼镜色彩与服装色彩形成强烈的对比,如果服装颜色是冷色调,眼镜颜色就选择暖色调,或两者相反。如果服装颜色是红色,眼镜就选取蓝色;如果服装是紫色,眼镜就选黄色等。

(3)点缀型:用醒目的眼镜颜色点缀大面积、大体积的服装颜色,可收到"万绿丛中一点红"的效果。

(二)根据佩戴耳环选择镜架

戴眼镜又配耳环,容易互抢光彩,造成干扰。佩戴耳环,使之增色,可是一门学问,尤其对摘不下近视眼镜的女性,更为重要。

1. 最基本的原则就是把握镜框及耳环材质相似,求取二者的共通性、和谐感,如镜框为 14K 或者 18K 包金,耳环不妨选用相同的材质,若是胶框,则可依颜色挑选水晶或玻璃类的。除了材质的把握,形式上也要考虑。如圆形的镜框,再搭配一副夸张的圆形耳环,在脸上形成 4 个圆圈,看起来会有些突兀。

2. 应考虑眼镜本身的风格,搭配协调的耳环,如镜框为较保守式的,宜搭配风格也较传统的耳环。不过,若想造成不协调的感觉,那又另当别论。

一般认为"安全"的搭配法,是以较小巧保守的耳环搭配各式眼镜。否则干脆放弃耳环,改用项链装点服装。

3. 需把握一个佩戴饰品的通则,那就是一旦佩戴后,揽镜自照有不顺眼或过多的感觉,就毫不犹豫地把饰品拿掉。

七、根据佩戴眼镜进行化妆

(一)戴近视眼镜化妆

近视眼镜的镜片会缩小眼,因此,化妆时应重点强调眼型。可以将眼线画得粗浓一些,使眼睑有所扩大,因为由于镜片的反光作用,会相应地减弱眼线描画后的痕迹。

卷睫毛和染睫毛可以使眼更加有神,但适宜于短睫毛者。如果你本身睫毛很长,染上睫毛液后容易碰到镜片上,使视线模糊不清。

眼影的色彩以单纯为好,丰富的眼影色会减弱眼的形象。化妆时可在上眼睑边缘外用深色眼影,再慢慢过渡至眉毛下。也可以在整个眼睑上涂一种眼影色,或用红色淡淡地涂刷眼睑,使整体色调统一和谐。因为眼镜的镜框、镜片,已为脸部增加了额外的内容,眼部化妆的色彩就应该相对的简洁与单纯。

(二)戴远视眼镜化妆

远视眼镜的镜片有放大眼的作用。如果你的眼睛较小,可适当地加以修饰,画上细细的眼线,涂上浅色的眼影,这样戴上后眼睛就会显得又大又美。但眼睛大的人,不必再过多地描画眼线,因为镜片会将化妆的痕迹放大,容易失去真实感。眼影色应避免繁杂,否则在镜片的放大下会出现五颜六色,使脸上的色调支离破碎。因此,涂单色或双色眼影比较合适,尤其是涂浅褐色、灰红色、淡紫色、珍珠色等中性色调更为理想。

(三)戴隐形眼镜化妆

戴隐形眼镜的女性,涂眼影、画眼线、染刷睫毛液都可能会刺激角膜上的镜片。应避免使用粉质的眼影,因为眼影粉易落入眼内污染镜片,故戴隐形眼镜者选用眼影膏较为适宜。

画眼线时不要过于紧贴眼睑内缘,以防眼不适或造成视线不清。染刷睫毛液时也应谨慎小心,以免细小的颗粒落入眼内。化完妆后,须将手洗干净再戴镜片,而且要注意别让镜片碰到染过睫毛液的眼睫毛。若眉毛与眼距离宽时,眼影可涂至上眼皮 3cm 处;距离短时,只要画上眼线,淡则须使用隐形眼镜专用的眼部化妆水性清洁剂来清除眼部化妆。使用香水和喷发胶水时,请紧闭双眼,待雾剂散开后再睁开。

请戴上隐形眼镜后,再使用指甲油、去光水或古龙水,因为这些产品皆含有溶剂或乙醇会损伤镜片。戴假睫毛前应先戴隐形眼镜,因为假睫毛的黏胶很容易损坏镜片。

(四)戴变色眼镜化妆

变色眼镜的镜片,随光线的强弱而变幻深浅。镜片的深浅变化,又会对眼部的色彩产生影响,比如蓝色眼影,在红褐色镜片下变成了土灰色,而涂上深红色的眼影,在镜片下则成了深褐色。因此,佩戴变色眼镜时,一般涂上浅淡的暖色调或明亮的珍珠型眼影较为适宜。如果你无法把握色彩的变化,可不必涂眼影,只需画眼线,修饰眼睫毛就可以了。

总之,戴镜女性眼部化妆修饰的一个重要原则,便是在化妆之后与自己所佩戴的眼镜相协调,这样才能使眼睛的美和眼镜的装饰美表现得更完美。

(五)戴太阳眼镜化妆

配戴太阳眼镜的眼部化妆,应注意镜片的色泽,如粉底颜色须考虑与镜片颜色相调和,勿擦得太浅,当戴上深浓的太阳眼镜时,眼影的化妆就要稍微浓些,使眼显得深邃;睫毛不要画得过浓,眉毛最好也能保持自然。若是镜片颜色较淡,眼影则要擦得宽广稍淡色,眼线描画得黑而清晰,使透过镜片的眼显得大而深邃。

其次要考虑镜片的宽窄度。使用宽镜片的太阳眼镜,可加强眼尾化妆,拉长眼尾,使眼尾上翘。选用与镜片色泽相近的单色眼影,由深至浅,使之若隐若现。镜片窄的太阳眼镜,眼部的化妆则愈自然愈好。将眼影涂成圆形、或同眼大小的范围,都是极为娇俏的化妆法。

第二节 隐形眼镜

早在 1508 年达·芬奇就对隐形眼镜进行了描述,直到 1930 年隐形眼镜作为切实可行的视力矫正工具问世。1948 年首先应用聚甲基丙烯酸甲酯有机玻璃。PMMA 制成硬性角膜接触镜,1960 年用聚甲基丙烯酸羟乙酯 HEMA 制成亲水性软性接触镜。我国于 1962 年和 1972 年亦先后研制生产硬性和软性接触镜。接触镜以其独特的光学优点提高屈光不正的矫正效果兼有美容治疗的功用,其应用有了较大的发展,全球约有 1.25 亿的隐形眼镜佩戴人群。

隐形眼镜的出现弥补了不少框架眼镜的缺陷,消除了三棱镜的作用和斜向散光,具有更好的立体视觉和较大的视野、大方而美观、能满足某些特殊职业的需要。由于材料、设计、佩戴方式及护理方法的不断改进,已有越来越多的人接受并喜欢隐形眼镜。根据隐形眼镜材料的不同可分为软性、硬性、半软性和硅胶隐形眼镜,据佩戴者的不同可分为常戴型、频繁更换型和抛弃型,根据光学设计的不同可分环曲面、双光和多焦点。但由于隐形眼镜是佩戴在眼睛表面的,改变了正常的角膜生理环境,同时佩戴又较为烦琐,因而还存在有很大的局限性,不可能取代框架眼镜的位置。

一、隐形眼镜的光学原理

根据角膜的形态,以透明的材质制成。直接附着在角膜表面泪液层上,能与眼生理相容而达到矫正屈光不正和其他功能的角膜接触透镜片,称为角膜接触眼镜,又因戴在角膜表面,从外观上看不出来,故又称为隐形眼镜或无形眼镜。

隐形眼镜片戴在角膜表面,两者之间充满泪液,如此,隐形镜片、泪液角膜,屈光指数相近的三者构成一个新的、组合的屈光间质,通过隐形镜片前表面的曲度来改变其屈光力,达到矫正屈光不正的目的(图 5-2)。

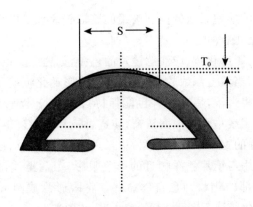

图 5-2 隐形眼镜的光学原理

二、隐形眼镜的优点

1. 框架式眼镜镜片有三棱镜作用,其作用的大小与镜片-眼结点间的距离和镜片的屈光度有关,屈光度愈大,三棱镜效应愈大,障碍双眼的单视,并可致球面差和色差现象的发生,尤其在向周边注视时。隐形眼镜贴附在角膜上,并随眼球移动而移动,能较好地保持隐形镜片光学中心与视轴一致而不分离,因而消除一般镜片的三棱镜效应。

2. 由于隐形眼镜片与眼球转动一致,且不受框架眼镜框架的限制,使视野明显开阔,也避免了斜光射入时引起的斜向散光的干扰。

3. 减少视网膜上成像的大小改变,使双眼屈光参差的像差有效地减少,保持双眼的融合功能,对白内障术后的单眼无晶体,戴用隐形眼镜的成像仅扩大 10%,与另一侧有晶体眼的相差在可耐受范围内。相反,配一般的镜片,其视网膜像的放大率达 30% 以上,难以耐受,且不具双眼融合功能。

4. 对鼻梁部和耳郭没有负担,也不受温度差异产生水汽,对运动员、演员及某些工作尤为方便、舒适。

5. 矫正近视、远视,特别是高度近视、远视、散光,包括各种角膜规则和不规则散光、屈光参差、圆锥角膜。

6. 美容。彩色的软性隐形眼镜不改变眼睛的颜色,起到化妆作用。用接近于虹膜和瞳孔的颜色来遮盖角膜白斑、云翳等瘢痕。

7. 职业需要。避免框架眼镜带来的不方便,如运动员、司机、旅游出差者、户外工作者、摄影师、显微镜操作者;防止呼吸时的水蒸气使框架眼镜模糊,如医生、厨师等戴口罩者;用于美观和出场造型,如演员和电视节目主持人。

8. 治疗角膜外伤术后,免除缝合或减少缝合,对角膜起保护作用(以软镜为主);干眼症,镜片(软镜)浸上润滑剂,有效维持泪膜完整和稳定;作为给药途径,提高药液利用度；美容镜起到人工瞳孔的作用，减少外界光线对视网膜的刺激，常用于虹膜外伤、萎缩或者白化病人；治疗弱视，如用于遮盖健眼来做弱视训练；屈光参差者或者高度屈光不正者除提高戴镜视力之外，还具有治疗和美容功能。

三、隐形眼镜的种类

（一）根据镜片的材质

1. PMMA 硬性隐形眼镜镜形稳定、光学效果佳，不易污染和沉淀物积聚，经久耐用，可矫正散光，缺点为不透气，易损伤角膜，病人佩戴不适，适应期较长。

2. HEMA 软性隐形眼镜质柔软，透气，吸水性佳，佩戴容易、舒适，病人适应期短，但镜片强度差，易受污染和沉淀物积聚，使用寿命较短。根据其含水量，软性隐形眼镜分为低含水量（$<30\%$）、中含水量（$40\%\sim60\%$）和高含量（$>60\%$）。根据镜片的厚度，又为分 0.04mm 超薄型、0.04mm 以上至 0.09mm 的薄型和 $>$ 0.09mm 厚型。

3. 半硬性隐形眼镜又称透氧硬镜（RGP），兼有软、硬性两者优点。

（二）根据制作方法

可分为旋转成型、模压成型和切削成型。旋转成型制作的镜片表面光滑，成品质量一致、弹性佳。后二者制作方式的镜片光滑度及弹性均差，但视力矫正效果好。

（三）根据戴用时间的长短

可分日抛型、月抛型、季抛型、半年抛型、年抛型 5 种。

四、佩戴隐形眼镜的适应证与禁忌证

（一）适应证

1. 矫正屈光不正，包括近视、远视、散光，以高度近视、屈光参差、单侧无晶体眼的效果为最佳。

2. 角膜白斑，有改善外观之需求者。

3. 不适宜佩戴框架式眼镜的职业需要。如运动员、演员、某些服务员等。

4. 治疗需要，如角膜外伤、干眼症、缓释给药、先天无虹膜和白化病患者可戴用带色隐形眼镜。

5. 近视手术后残留度数或近视加深者。

（二）禁忌证

1. 眼部情况　凡有眼睑内、外翻、倒睫或闭睑不便、眼干燥症或泪道疾病、严重的结膜炎或沙眼和角膜炎、角膜上皮不健康者均不宜佩戴隐形眼镜，只有在上述情况得到矫正或治愈后，方能佩戴。

2. 全身情况　急、慢性鼻窦炎，严重的糖尿病，类风湿关节炎等胶原性疾病和精神病患者,过分神经质者等。

3. **过敏**　对护理产品溶液中的成分过敏者。

4. **环境条件**　环境中有有害因素时不宜配镜,如有粉尘、风沙、空气极为干燥、各种挥发性化学物质等。

5. **个人条件**　卫生习惯不良、卫生知识缺乏,不能坚持认真佩戴、护理者,不宜佩戴。

五、隐形眼镜的验配

1. 配镜前详细地采集病史,了解职业特点和配镜目的,并做必要的、全面的眼科检查,特别观察眼睑、结膜和角膜的情况,并需做泪液分泌检查,荧光素试验等。

2. 测定角膜直径、角膜曲率、散瞳或显然验光。根据验光结果,依据公式或验算表验算隐形眼镜的屈光度。

3. 根据确定的屈光度,选择合适的镜片,并进行试戴,观察戴镜后的自觉症状、镜片中心定位、角膜覆盖度、镜片移位度和松紧度及视力矫正情况。

4. 镜片戴取的练习。清洁双手,用护理液冲洗镜片后,将镜片凸面置于右手示指指腹,凹在向上,左手掰起上睑,眼向下方注视,右手中指向下掰下睑,将镜片轻轻贴在上方暴露的巩膜上,轻闭双眼并转动眼球,镜片便戴贴于角膜上。右、左眼先后戴用,镜片应分清左右。取镜时,双眼睁开,向上注视,将镜片推向下方或外侧巩膜处,然后以右手示指和拇指轻轻捏出,存放于贮镜盒内收存。

六、佩戴隐形眼镜的注意事项

1. 将镜片放在左手掌上,滴上数滴清洗液,右手示指轻轻揉擦镜片内、外两面,然后用冲洗液冲净镜片,存放于消毒液内浸泡;经冲洗液冲洗后放入保存液内。或按产品的说明进行清洗、消毒和保存。

2. 初戴镜数日内可有眼红、疼痛、畏光、流泪等不适,个别可致难以耐受的程度以致非取出镜片不可,大多数可逐渐减轻而适应。

3. 戴镜后自我检查,如有分泌物增多、充血,应暂停戴用,停戴后不适症状不缓解,应及时复查。不要连续过长时间佩戴,应在晚间睡前取镜,连续佩戴不超过1天。

4. 冲洗液、保存液开启使用时间不超过 2 周。每周清除镜片上沉积的蛋白质。

5. 注意个人卫生。定期到医院进行复查,操作前需要洗手。

七、佩戴隐形眼镜可能发生的并发症

隐形眼镜直接贴附在角膜上,许多因素,如镜片的质量、戴眼镜者的健康状况、适应证的选择、戴镜持续时间、戴取镜片和清洗消毒方法、个人卫生习惯等，都可能对角膜产生不良影响导致各种并发症。戴角膜接触镜所致的并发症如下。

1. 角膜上皮水肿　由于角膜代谢所需的氧 80% 来自空气，佩戴角膜接触镜后，角膜上皮代谢所需的氧气不足，表现为角膜中央部水肿，呈灰白色混浊。

2. 新生血管　由于角膜上皮反复损伤，角膜在炎症消散和组织修复的过程中，上皮下的新生血管会从周围向中央伸展，严重者可侵及实质浅层，角膜新生血管的出现破坏了角膜正常的透明状态，从而影响视觉。

3. 角膜上皮剥脱　多为机械性损伤所致，角膜上皮层神经末梢丰富，感觉十分敏感，当角膜受损伤时，常引起剧烈疼痛。

4. 角膜溃疡　角膜接触镜引起的角膜溃疡多为无菌性周边部小溃疡，可能与镜片压迫过紧有关；若继发感染引起严重的角膜溃疡，如细菌性角膜溃疡、真菌性角膜溃疡及阿米巴性角膜溃疡，也屡见不鲜。此外，上睑结膜可出现巨乳头结膜炎。上述并发症要不戴镜后数个月才能消失。

5. 巨乳头性结膜炎　上睑结膜充血、粗糙不平，大乳头增生，分泌物多，与过敏有关，需停止戴镜，清洗镜片，滴用抗过敏眼药，必要时更换新镜片。

6. 其他　包括角膜缘充血和上角膜缘角结膜炎等，应进行咨询和眼科检查。

八、戴隐形眼镜并发症的预防

1. 佩戴前应做必要的检查　在佩戴隐形眼镜前，应到医院进行眼部检查，除了必要的视力检查和散瞳验光外，还应检查眼部是否有炎症，如果有炎症，应先治疗以保证安全。

2. 要按正确的方法戴用　戴镜前或取镜前要先洗净双手，辨明镜片的左右和正反面，对着镜子，掰开眼睑，以右手示指尖将镜片的正面轻贴眼球表面，然后轻轻闭眼，镜片即可滑入角膜上；取镜片时，双眼向上看，掰开下睑，将镜片自上向下推便可捏出。所选择的接触镜质量要过硬，在戴取镜片时要注意卫生，消毒镜片时要注意消毒液的浓度和消毒的时间，有并发症时应停戴，并及时对症处理。

3. 要每天取下清洗　要养成良好的个人卫生习惯，无论何种接触镜均不要戴镜过夜，每天要取下清洗。尽管镜片有长戴型，若没有每天取下镜片进行清洁，泪液中的蛋白质就会沉积在镜片表面，使镜片浑浊，也容易滋生细菌，而且长戴不摘，影响角膜的代谢，所以应争取做到天天戴、天天摘、天天洗。

4. 佩戴时间不宜过长　因为现代人使用计算机及文书的工作多，又长期处于空调环境中，难免眼睛干涩疲劳，所以除了要多眨眼、多休息外，尽量不要连续戴隐形眼镜超过 8 小时，除了午休片刻之外更不可戴着隐形眼镜睡觉。

5. 要定期复查　复查时一定要到正规医院进行眼部检查，以保证眼睛安全。中小学生因缺乏自我保健意识和自理能力，故不宜戴隐形眼镜。

6. 平时的注意事项　平时不要用手揉眼,洗头、洗澡时要取下镜片,以免镜片脱落和丢失。如眼部有异物感、发红、怕光、流泪,应暂时停戴隐形眼镜,并及时到医院进行检查。

九、特殊的隐形眼镜

(一)硬性透氧性隐形眼镜

目前所用的硬镜一般是指硬性透氧性接触镜。由较硬的疏水材料制成,其透氧性较高;普通设计的硬镜一般直径较小,后表面曲率与角膜前表面相匹配。此镜的特点是透氧性强、抗蛋白沉淀、护理方便、光学成像质量佳,但验配较复杂、佩戴者需一定的适应期。由于硬镜和角膜之间有一层"泪液镜",矫正散光效果好,一些特殊设计的硬镜还可以用于某些眼病的视力矫正,如圆锥角膜、不规则角膜等。与角膜塑形镜使用特殊设计的高透氧硬镜,机械压迫、镜片移动的按摩作用及泪液的液压作用达到压平角膜中央形状、暂时减低近视度数的作用(图5-3)。由于角膜形态的改变存在一定的限度,一般只能暂时下降−3.00D左右的近视度数。一旦停止佩戴镜片,由于角膜的可恢复性,原屈光不正度数将恢复,因验配较复杂,使用不当易引起严重并发症,应严格控制使用,须在医疗机构中由专业医疗人员进行规范验配。由于RGP材料的特殊性,所以除了具备隐形眼镜的所有优点外,还有软性隐形眼镜和框架眼镜所不可比拟的作用。

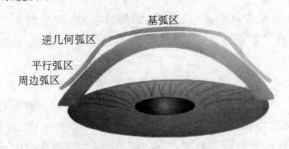

基弧区

逆几何弧区

平行弧区
周边弧区

图5-3　角膜塑形镜矫治近视的原理

由于硬性透氧性隐形眼镜材料的面世,隐形眼镜才有了突破性的发展。角膜接触镜通过特殊的反几何设计,利用平行弧附着张力、基弧正压平力及反转弧负压力逐步改变角膜形态,从而暂时性减少近视度数。长期配戴会影响角膜上皮重新分配,角膜塑形镜使角膜中央部变平坦,中央角膜变薄,曲率半径增大,角膜屈光力减少,中周部角膜变厚,使周边视力近视化改变,从而减少远视性离焦,以达到控制近视患者眼轴增长的作用,降低近视度数。其效果、预测性和稳定性有了很大的提高。

角膜矫形镜的优点在于可晚上睡眠时佩戴而白天获得清晰的视力,特别适宜于需要裸眼视力好的职业,并且其治疗是一种非手术方法,具有可逆性,因而风险小。另一方面它还具有控制近视加深的作用,适用于青少年近视患者。但由于治疗的可逆性,需维持佩戴,一旦停戴恢复原有的近视度数,如佩戴不良,可出现散光、眩光等并发症。同时,其所能矫正的屈光度范围也有很大的局限性,一般近视度数在−6.00D 以下,散光在 1.50D 以下,现在还没有矫正远视的镜片设计。角膜矫形镜在中国开展虽然时间不长,其效果已得到了初步的肯定,但其远期效果还有待进一步的观察和研究。

1. RGP 材料有一定的硬度　光学性能好,矫正视力好,可矫正一定度数的角膜规则和不规则散光。

2. RGP 高分子材料的特性　镜片稳定、耐用、不易碎、不易变形,镜片的最佳使用年限是 2 年。不易黏附眼内的沉淀物,清洗方便,容易护理。高透氧性,不容易发生角膜缺氧代谢性改变。有很好的透氧性、耐污性和耐久性。

3. 直径小于角膜直径　配适良好的镜片,下方的泪液交换良好,不容易吸附蛋白质及其他的污染物,不容易发生外眼部的炎症。

4. 一定程度上能控制近视的发展

5. RGP 的适应证

(1)配戴者年龄:RGP 镜适用于有需求而又无禁忌证的任何年龄配戴者。年龄过小或过大者,因存在对问题察觉敏感性或操作依从性问题,建议增加对安全性的监控。

(2)近视、远视、散光、屈光参差,其中高度近视、远视和散光可优先考虑选择。

(3)圆锥角膜及角膜瘢痕等所致的高度不规则散光。

(4)眼外伤、手术后无晶状体眼。

(5)角膜屈光手术后或角膜移植手术后屈光异常。

(6)青少年近视快速进展者。

(7)长期配戴软镜出现缺氧反应或引发巨乳头性结膜炎,而又无法放弃接触镜者。

6. 与 RGP 验配相关的角膜光学特性和应用解剖、生理

(1)角膜屈光度(D),一般用 K 表示,正常眼角膜的屈光度 40.00～45.00D,占眼睛屈光力的 3/4。

(2)角膜曲率半径(mm),一般用 R 表示。

(3)角膜屈光度和曲率半径的关系:在同一介质中(即折射率一样),曲率半径=1/屈光度(房水折射率/空气折射率)。角膜曲率半径=337.5/角膜的屈光度。曲率半径越大,屈光度越小,弯曲度越小。

(4)角膜散光包括①规则散光:两个主子午线互相垂直,可用镜片矫正。②不规则散光:由于角膜表面不平整引起的子午线上的弯曲不一致造成。框架眼镜不

能矫正,只能用隐形眼镜。③斜向散光。

(5)角膜所需要的氧气,80%来自外界空气,15%来自角膜缘血管网,5%来自房水。

(6)角膜是透明的,外表中央约 3mm 为球面形,周边曲率半径逐渐增大,呈非球面形。

7. RGP 设计原理和一些数值概念

(1)设计原理:中央部为球面设计,周边部为非球面设计,与角膜形态相符,改善镜片稳定性,边缘翘起改善泪液的流动,有利于眼分泌物的排出,提高等效氧的百分比(EOP)。

(2)基弧(mm):BC 弧,球面镜片中央光学区内曲半径。周边弧(mm):镜片折光力的定量指标。屈光度(D):镜片折光力的定量指标。直径(mm):镜片边缘两对应点之间最大的直线距离。DK 值:氧通透性,指镜片材料在单位时间内允许氧气通过的能力。DK/L 值:氧通导性。氧通过一定厚度特定镜片的实际速度,是镜片的生物性能。EOP:介于镜片与角膜之间氧水平的百分率,受瞬目等因素的影响,是镜片的生物性能。

8. RGP 的非适应证 ①眼表活动性疾患或影响接触镜配戴的全身性疾病等所有接触镜禁忌证;②长期处于多风沙、高污染环境中者;③经常从事剧烈运动者;④眼睛高度敏感者。

(二)OK 镜

用于矫正近视的 OK 镜的材料不是玻璃也不是塑料,而是一种高透氧的高分子聚合材料。

1. OK 镜 首先由美国研制成功,属最新高科技医疗技术,它不需手术,无痛苦、安全、舒适、疗效确切,并且已迅速在全球推广。美国眼科专家与美国航天材料专家合作,研究合成了新的材料,设计研制出近视矫正镜片——OK Lens。它可以在 1 周内降低 300°近视,半个月内降低 600°以下的近视。成功率在 95%以上,并对青少年效果尤其显著。目前,此技术在美国及西方国家已普通应用,临床效果十分满意,普遍被医生和近视患者所接受。对于成长中的少年儿童近视患者,这种矫正更具意义,它改变了多年来医学界对青少年真性近视束手无策的局面。

2. OK 镜疗法特点

(1)经休斯敦大学眼科近视学学院、加州大学圣地亚哥医学院、加州大学柏克莱眼科视学学院及太平洋大学眼科视学学院研究,所有的结果显示,治疗过程安全,无不良反应。

(2)矫正后,不需框架眼镜或隐形镜片就可看得清楚。

(3)视力可以几个月内、几个星期内,甚至几天内就可获得改善。

(4)没有手术的危险,过程方便舒适,视力改善过程中功能不受影响。

（5）能适用 7—35 岁眼部无任何异常病变者；非轴性近视在—6.00D 以下，散光在—1.5D 以下，而且散光度数不能大于近视度数一半；验光试镜最佳视力不低于 1.0 者，佩戴隐形眼镜 3 年以上者，需停戴休息 2 个月，再进行本法矫正治疗。

（6）某些行业要求就业者具备良好视力不戴眼镜。例如飞行员、警察、救火员及其他必须具有良好视力的行业。

（7）防护视力，青少年是最大受益者。

（三）色盲隐形眼镜

1. 改善红绿色盲患者的色觉，提高色调分辨能力，使色盲患者看到五彩缤纷的世界，自由进行喜爱的活动，安全地驾驶车辆。

2. 佩戴后大脑通过分析比较两眼所见物像的色差，达到分辨红绿色彩的目的，帮助色弱患者提高色调分辨率。

（四）美容隐形眼镜

1. 分医学美容镜片和美瞳镜片两种，医学美容镜片遮盖角膜白斑，使残疾的眼角膜白斑恢复正常外观。又分有孔和无孔两种。美瞳隐形眼镜通过一定浓度颜色的镜片来改变虹膜的颜色，以达到增光、增大、增黑或者改变眼颜色等几个方面的作用，具有时尚的美容效果。

2. 美瞳隐形眼镜主要遮盖受损角膜，改变虹膜颜色，展现不一般的魅力。颜色有黑色、棕色、巧克力色、蓝色、灰色、紫色等，每种颜色的效果各不相同，但可满足不同消费者的不同需求。譬如黑色让眼睛精神、水灵、水汪汪的效果，棕色让眼更加靓丽，灰色让你瞬间变成混血儿，蓝色的美瞳让眼睛变得更忧郁，绿色的眼常让人感到神秘、惊艳并且有创造力。

3. 彩色隐形眼镜共有绿色、紫色、天蓝色、海蓝色、灰色、棕色、淡褐色镜片 7 种。彩色镜片的流行为隐形眼镜市场开拓了一个新的发展领域，不仅包括多种颜色，有的上面还有若隐若现的小海豚等动物图案。隐形眼镜已经成为现代校园中时尚的配件，女生钟情的又一装饰物，而且成为年轻白领在职场中运用"多重眼色"传达多种信息的法宝。在科学的引领和人类对个性美的追求下，每个人为了保护自己的"窗口"，都不惜重金购买最健康、最实用、最美观的眼镜，为此，眼镜更新的年限也在逐年缩短，眼镜行业也成了一个拥有循环固定消费群体的稳定行业。

第6章

屈光不正相关的几种眼病诊治

第一节　视疲劳

视疲劳在屈光不正的临床表现中占有很重要的地位。屈光不正可以出现视疲劳，而视疲劳又不局限于屈光不正，这是对屈光不正与视疲劳相互关系的高度概括。现从视疲劳的临床表现、视疲劳的检查诊断、屈光因素与视疲劳、调节因素与视疲劳、集合因素与视疲劳、眼肌因素与视疲劳、瞳孔因素与视疲劳、全身因素与视疲劳、工作因素与视疲劳、视疲劳的防治措施方面展开介绍。

一、临床症状

视疲劳的临床表现可分为视觉症状、眼部症状、反射性头痛和其他全身症状四大类。

(一)视觉症状

1. 视力减退　看书字迹模糊、混乱，以至阅读错行，此种现象是暂时性睫状肌突然放松或痉挛收缩所致。

2. 暂时性复视、突发视物重影　此种现象是眼外肌暂时性松弛两眼不能保持平衡的原因。阅读时集合功能不能持续而突然放松，则出现字迹混淆的感觉。这些情况可经休息后渐渐消失，但再次阅读后又可能发生，再休息又好转，如此反复，间隔愈短，症状愈重。

(二)眼部症状

1. 患者自觉眼部疲劳，有灼热感、眼痒、干燥或不适感，若坚持继续工作，则感到眼胀，轻度隐痛，甚至刺痛，重者可扩展到眼眶深部。通常，眼部不伴有炎症而出现疼痛，除了眼压升高和少见的深部疾病外，几乎都由视疲劳所引起。

2. 检查可见患者眼部常有反射性充血，轻度结膜充血、流泪增多、睑缘红肿，甚至糜烂，如频繁揉眼，易致感染，症状更重。临床上常常表现为慢性结膜炎，顽固的睑缘炎，反复发作的睑腺炎、睑板腺囊肿等，但药物常常不能见效。

(三)反射性头痛

为最常见的症状。

1. 头痛部位可发生于一侧或双侧,其症状可以反射到第 V 脑神经第一支分布的区域,所以头痛可能发生于眼部周围、额部、颞部、顶部,导致三叉神经脊髓根向下而使颈上部分的神经敏感,引起枕部、颈部,甚至臂部的疼痛。

2. 疼痛可以局限于任何部位,但是常常合并有顶颞部的压痛,一般局限于眼及眉弓部,开始是一侧,以后再往两侧或他处扩展。

3. 疼痛的性质变化很大,可以是浅表的皮肤敏感、深部钝痛、搏动性跳痛、神经性尖锐的刺痛、迟钝而沉重难以指出部位的隐痛,有时则出现偏头痛的特征。

4. 疼痛发生的时间,一般多数发作于用眼工作的当下或以后,大多在一天工作后的黄昏或夜晚,但也有少数发生于睡眠之后或次日早晨,疼痛可能是暂时的,也可能是持续的,或者定期发作或者不定期,时发时止,没有一定的间隔。

(四)其他全身症状

由于眼部及中枢神经受到频繁过度的刺激所致。

1. 中枢神经也同时出现疲劳症状,呈现神经反射的灵敏度降低,中枢的控制能力减退,注意力不集中,思考迟钝,反应不敏锐,全身疲乏无力。

2. 前庭神经症状。由于反射到第 Ⅷ 脑神经,引起头昏、眩晕、不能辨向,甚至恶心呕吐。

3. 迷走神经症状。由于第 V 脑神经的下降支在延髓与第 X 脑神经近邻,因此,可引起胃部不适、消化系统失调,发生慢性消化不良、食欲缺乏、恶心呕吐等。

4. 面神经症状。由于反射到第 Ⅶ 脑神经,引起眼睑及面部肌肉抽搐痉挛。

5. 交感神经失调症状。较少见,可引起血管舒缩失调,引起头面部一侧或双侧的多汗症。

6. 神经质的人症状特别严重,甚至引起神经衰弱。一般除头痛外,可能还有畏光等敏感症状,不能接受异常强度的照明,甚至在一般日光下,也需要佩戴墨镜。

二、检查与诊断

视疲劳是一种眼部症状,必须通过一系列的检查,仔细询问病史,寻找视疲劳的原因,才可能做彻底的医治。

1. 首先,对于有头部和眼部疼痛的患者,必须详细询问病史。青光眼者常于情绪激动或夜晚发作,与近距离作业可能有联系但不显著,伴有虹视及单侧性者更应注意青光眼,对病史中有高度怀疑者应做一系列有关青光眼早期诊断的检查,尤其对于年老患者,详细的检查是完全必要的。

2. 屈光检查是重要的诊断步骤。远视、近视、老视均可因过度调节而产生调节性视疲劳。两眼影像轻度不等者也可引起。其中以远视为最常见,真性近视一般不会发生视疲劳,除非有轻度近视散光才可能发生视疲劳,但也较少见。近视过度矫正、远视或老视矫正不足是比较多见的原因。镜片度数虽合适而镜片的光学中心与瞳孔间距不一致或方位不正确,也可引起视疲劳。因为偏离光学中心的镜片发生棱镜作用,造成人为的隐斜视,这在镜片度数较高者尤其明显。高度屈光不正及两眼影像相差显著者,缺乏调整视觉的功能,所以这类患者不发生视疲劳。

3. 眼外肌平衡失调可造成肌性视疲劳。遮盖一眼,症状即可消失。尤其是垂直性及旋转性隐斜视,程度很轻的患者也常有视疲劳。一般非常明显的隐斜视反倒不引起视疲劳。隐斜视引起视疲劳已是公认的了,遗憾的是有些医师对视疲劳患者不重视隐斜的检查。采用单眼暴露的遮盖试验,可以极其迅速测知患者有无隐斜视及隐斜的种类,根据眼球运动的幅度大致可反映隐斜的程度。令患者注视5m 及 33cm 之目标,分别检查远距离及近距离的隐斜视,遮盖一眼然后迅速将遮盖物移于另一眼前,再将遮盖物重复遮盖第一眼,如此反复遮盖,于移动遮盖物时注意取消遮盖的眼球是否运动。如欲做定量测定,则需用隐斜计,或者 Maddox 十字尺,或在 Maddox 杆前逐一试测度数不同的三棱镜。

4. 集合不足引起肌性视疲劳者相当多,尤其当与调节力不相称时更易引起视疲劳。检查方法:在被检者鼻根正前方约 40cm 处置一视标,令被检查者注视视标,视标渐次向鼻根移近,注意两眼逐渐内转的集合,视标超过极限后两眼不发生集合,却向外漂移。当集合达极限时视标离角膜顶点之距离称集合近点。测量时可以由眦部皮肤作起点,这与两眼角膜联线中点相差无几。正常集合近点为 8～10cm,<5cm 为过强,>10cm 为集合不足。若集合近点正常,但因眼胀而不能持久,或者反复连续测定时集合近点逐渐移远,也属异常状态,有人称之为集合衰弱。

5. 测量近点计算调节力,估计其调节力是否衰弱。有时一次测定时属正常,但反复测定,调节力不断下降者也可引起调节性视疲劳。

6. 有时必须注意是否有沙眼、慢性结膜炎、睑缘炎、角膜炎等引起视疲劳之可能。若以上各项检查不能解释视疲劳之原因,可考虑神经性视疲劳。患者可有非眼源性头痛、神经衰弱等全身性病症。

7. 检查工作环境和条件

(1)加工产品的运动性:加工物体是静的还是动的。如在高速转动的机床上加工,则应了解并记录其每分钟转动的次数。

(2)产品大小:如加工物体大小不一致,应测量细部大小并记录。

(3)视距:是指眼与工作物质的距离,应测量角膜到工作物之间的距离并记录。

(4)空气流通:测量车间二氧化碳浓度情况。

(5)车间的大小:测量车间长、宽、高,总面积和体积。

(6)照度的测量:对自然采光、人工照明、一般照明、局部照明以及混合照明,可采用照度计分别进行测量,并记录。

(7)颜色对比:工作物与背景的不同色泽,会产生不同的对比。一般分为两种。一种是大对比:浅色的背景、深色的工作物;或深色的背景、浅色的工作物。另一种是小对比:即浅色的背景、浅色的工作物;或深色的背景、深色的工作物。此外,还应注意车间环境的颜色。

8. 眼位及眼肌检查。两眼位置不正常,称为斜视。斜视特别是隐斜,容易产生视疲劳。检查时,被检者两眼固定注视前方,检查者手持笔灯,将光照在两眼的角膜上,观察反光点的位置。如两眼位置正常,则反光点位于角膜的中央,说明无斜视。如反光点一眼在角膜的中心,另一眼位于瞳孔缘的内侧或外侧,则该眼约为外斜或内斜 15°。如出现在角膜缘,则为 45°。出现在瞳孔中心和角膜缘的中间,则为 25°左右。上述斜视很明显,简称显斜。另一种是外表上并不出现斜视状态,称为隐斜。对稳斜的测定,可用隐斜计检查。

三、视疲劳的发病因素

(一)屈光因素与视疲劳

眼睛折射光线的作用叫屈光,用光焦度来表示屈光的能力。为了看近处的物体,眼必须自动增强光焦度,使近距离物体仍能成像于视网膜上,这种随时变更焦距以看清远近物体的能力,称为眼的调节。眼睛不使用调节时的屈光状态,称为静态屈光,如标准眼静态屈光的光焦度为 58.64D。眼在使用调节时的屈光状态,称为动态屈光,其光焦度强于静态屈光的光焦度。

1. 眼的屈光,实际上包括各个表面的曲率半径、各介质的折射率、各屈光单元的光焦度和眼球的总光焦度数,这些都是眼球结构的纯物理性能,实际上每只眼的数据都不尽相同。在眼科临床上,眼的绝对光焦度并不重要,重要的是眼睛能否把外来的平行光集合到视网膜上。在静态屈光状态下,像方焦点落在视网膜上者为正视眼,否则均为非正视眼或称为屈光不正。换言之,在眼放松,不使用调节的状态下,从无穷远物发出的平行光若集合在视网膜上,则为正视眼,否则为屈光不正。若用与视网膜共轭的物点来描述,则说,远点在无穷远的眼为正视眼,否则为屈光不正。

2. 屈光因素包括远视、近视、散光、老视、屈光参差等屈光不正以及验光配镜中存在的各种问题均可发生视疲劳,也可以说是产生视疲劳的病理基础。临床实践证明,临床上常见的视疲劳症状多由屈光不正、调节或集合异常、眼肌功能障碍及眼镜不合适引起,可称眼源性视疲劳。

3. 屈光不正者为求得清楚的物像,必须进行代偿,当这种代偿力不能支持时,物像就显模糊。这种现象发生在视力较好的患者,而视力显著减退者常不发生此类症状。远视或老视患者,当睫状肌因疲劳而放弃收缩或者进入痉挛状态,视物即模糊不清;此时,眼外肌也恢复至休息位置,集合作用衰退,所以便有复视或物像并拢在一起的异常感觉。

4. 起初于近距离工作 1～2 小时后发生疲劳,疲劳过程也短,病情逐渐发展,则常于近距离工作数分钟后发病。因视疲劳症状反复发生,患者常喜闭目养神。当休息片刻后疲劳恢复,可是一旦继续用眼,则疲劳症状再度出现,甚至发生上睑下垂的症状,眼部烧灼感等不适症状的进一步发展,便可出现压迫感或疼痛。

5. 眼部疼痛或头痛,是眼部肌肉工作过度的反映,机制不明,可能与充血或组胺类物质的释放有关。压迫感或疼痛轻重不等,局限于本身或深入眶内,甚或波及前额或放射至后枕。有少数患者可发生眩晕、恶心、呕吐。也可遇到因视疲劳而诱发神经官能症者。

6. 近视眼每于主觉验光时发生过量的调节作用,若给予过分矫正,可产生调节痉挛。因此,对于近视度数增进迅速,或者戴镜后显现视疲劳者,务必用后马托品或阿托品充分麻痹睫状肌做他觉验光,如主觉验光的近视度数高于他觉验光,则应疑为调节痉挛。

7. 学龄期近视的早期可以为调节痉挛造成的假性近视,此以小学及中学生尤多。不应急于配镜,若采取一系列的眼卫生措施,诸如加强户外运动、调整书写时间及阅读距离、改善光线、眼保健操、理疗或给予适量低浓度阿托品缓解痉挛,视力即能提高或恢复。

8. 远视眼也可发生调节痉挛,特别是轻度远视的年轻人,往往借过度调节而呈现"近视",这种现象在也较为常见,应在临床中加以甄别。

(二)调节因素与视疲劳

眼通过改变晶状体的光焦度来实现调节。调节的实现必须具备两个条件,即健全的睫状肌功能和有弹性的晶状体。二者还必须互相配合,同时作用,才能实现调节。如果由于疾病或药物作用,睫状肌张力减弱或麻痹,虽然晶状体仍有弹性,却不能调节;老年人尽管睫状肌功能仍然健全,但晶状体逐渐硬化,调节功能也随之减弱。

1. 眼在静态屈光状态下能看到的最远的点称为眼的远点。眼一物方主点到远点的距离称为远点距。所谓"看到"某点,是指位于该点的物恰好成像于视网膜上。如正视眼的远点为无穷远,能使平行光集合在视网膜上,即像方焦点恰好在视网膜上,或说视网膜的共轭点在无穷远;近视眼的远点在眼前方有限远,像方焦点在视网膜前。远视眼的远点在眼后方有限远,像方焦点在视网膜后。远视眼在不使用调节的静态屈光下所看的是虚物,除了某些仪器的像可以作眼的虚物外,自然界中没有虚物,为了看到实物,只有使用调节功能。

2. 调节功能的强弱,决定于晶体的弹性和睫状肌收缩能力的强弱。一般人在一定年龄,有一定的调节幅度。任何工作所使用的调节,须占有全部调节的适当比例,使用的调节不超过全部调节能力的 2/3 才不至于容易疲劳。远视眼看远目标时,如果眼处于静止状态(不用调节),视网膜上形成的是一个模糊不清的物像,只有运用调节功能,增加眼的屈光力,才有可能得到适当清晰的视觉。

3. 看近距离物体时,远视眼则需要更多的调节,以致睫状肌负担更大,这样就容易引起视疲劳。所以,远视眼是形成视疲劳最多见的原因。散光、两眼屈光参差或两眼影像不同等,看远看近都要调节,或两眼所需调节不一致,都使睫状肌负担过重,更易产生视疲劳。

4. 调节功能不足是指低于一般人该年龄的调节能力,表现为调节近点比该年龄的一般正常距离要远些;或者初测时调节近点如同正常,但不能持久,检查中反复测定调节近点逐渐变远,表示睫状肌力量减退或不能维持一定的张力而容易松弛、疲劳。眼球挫伤、早期青光眼、睫状体炎等及神经衰弱、身体衰弱的人,都往往可能有调节功能不足。老视眼初期因为晶体弹性减退,亦可引起调节功能不足,致使近距离工作时发生视疲劳。

5. 调节过分运用和中枢的过分紧张,不断地引起睫状肌的过分收缩,可使睫状肌发生痉挛,称调节痉挛。患者不论注视远物或近物稍久后,都可感到眼痛、头痛等,甚至疼痛剧烈,还可使远视、正视变成假性近视,或可使近视变得程度更深。

(三)集合因素与视疲劳

看近距离物体时不仅需要调节,同时还需要集合,即两眼同时偏向鼻侧注视,称为"集合作用"。

1. 集合作用可使两眼视线交集在所注视的近物体上,使物像落在两眼视网膜的对称部位,保持双眼单视。集合与调节两者相互配合,调节愈强,所需集合也愈多,即两眼内直肌的收缩也愈强。集合和调节一样,也有一定限度,距离越近,就越易产生视疲劳。

2. 调节与集合是相互协调的。远视眼所需调节较多,容易疲劳,而且因为集合过度,可同时产生集合疲劳。近视眼在不戴矫正眼镜从事近距离工作时,由于不需调节或很少使用调节,因此常出现集合不足的现象。此外,任何单眼视力减退以致不能达到双眼单视时,也可出现集合不足的现象。这些都可发生视疲劳。

3. 集合功能的强弱,决定于两眼内直肌力量的强弱,任何近距离工作所使用的集合力,占全部集合力的小部分时,工作就不易疲劳。工作距离愈近,需用集合力愈大,就愈容易引起视疲劳。凡较高程度的近视眼,要想看清目标物,使在视网膜上得到一个清晰的物像,必须使目标向眼移近,因此需要较多的集合,给内直肌增加了过多的负担,可造成视疲劳。

4. 集合功能不足。反复测验时集合近点渐渐变远,表示集合力弱,不能耐劳,容易松弛疲劳。集合的发育不全、瞳孔距离较大、病后衰弱、新陈代谢障碍、神经衰弱等患者,可有集合不足。近视眼未矫正,调节功能不足者,任何视物模糊不能充分唤起双眼单视反射者,以及由于眼球的内直肌发育不全,内直肌附着点偏后,或外直肌发育过强,外直肌附着点偏前等引起内转力不足者,都可致集合不足。

5. 远视眼及散光等屈光不正,由于调节的过分紧张可发生集合过度。此外,可引起过度的集合有:儿童初入学时,精神过分紧张,工作中照明不适当,视物不清,勉强注视;以及鼻旁窦炎或牙齿疾病等有时也可反射地引起这些过度集合。这是由于内直肌过度收缩而引起的,当然易疲劳而引起症状。

(四)眼肌因素与视疲劳

眼球运动全靠眼肌的协调动作,这是一种极精细巧妙的能动过程,其目的有三:一是照意志改变注视方向;二是调整两眼的相对位置以获得双眼单视的功能;三是代偿体位变动以维持视线的稳定。因为眼球运动的精确度要求高,所以眼外肌的装置和神经支配都很复杂。

1. 眼球的每一个运动,都不会是一条眼外肌活动的结果,而是一组肌肉协作的结果,每一条肌肉,都有与其主要作用相同的协同肌,也有与其主要作用力相应的对抗肌,双眼共同运动时对两眼的主要作用肌肉,称为配偶肌,当一组眼肌收缩,使眼球向某个方向转动时,与其相对抗的肌肉,必定放松才能协调一致,保持平衡。

2. 人们注视物体时,必须保持两眼的视线一致,使物像正好落在两眼视网膜的对应点上,才能获得清晰的双眼单视。眼球无论在静止或运动时,在注视物体或不注视物体时,都能自然地使两眼处于对称的位置,保持方向一致,所以不会引起眼肌疲劳。隐斜患者,眼肌有某种程度的失调,两眼不注视物体时呈现轻度偏斜,注视物体时需通过矫正性融合反射,亦即部分眼外肌多做工作以克服斜视,保持眼球正位,这种神经肌肉额外的过分紧张即可引起眼的疲劳。

3. 隐斜患者中,旋转性者最易引起视疲劳,垂直性者次之,水平性者较少引起。但因隐斜视中水平性者最为多见,所以水平性隐斜视引起的视疲劳并不少见。至于显性斜视患者,注视物体时,不能通过矫正性融合反射使其纠正斜位以保持正位,所以眼外肌也不勉强努力多做工作,反而没有什么症状。

(五)瞳孔因素与视疲劳

正常瞳孔直径在 2~4mm 之间,两侧对称。如瞳孔直径<2mm 称为小瞳孔,其直径>5mm 谓之大瞳孔。更重要的是两眼差别,若差别在 0.5mm,而光反应及药物试验有异常,虽直径在正常范围,仍属非正常范围。瞳孔的大小与年龄、屈光状态和光线的强弱有关。老年人因血管硬化及组织透明变性,其瞳孔较年轻人小。60 岁的瞳孔直径大约为 2mm,至 80 岁瞳孔直径可小达 1mm。远视眼因睫状肌肥大,而瞳孔较近视眼为小。可因光线的强弱其差别可达 1~2mm。

1. 瞳孔的大小,由虹膜组织本身肌内神经接触处的递质,交感与副交感的拮抗力量及一般精神等因素决定。病理性瞳孔扩大,可能为麻痹性或痉挛性,前者由支配缩瞳肌的神经病变所致,后者为扩瞳肌兴奋所致。病理性瞳孔缩小,也可分为麻痹性与痉挛性两大类,前者为支配扩瞳肌的交感神经病变,后者为副交感神经支配缩瞳肌的兴奋。大脑皮质病变,阻隔了中枢的抑制,也能发生瞳缩。

2. 正常瞳孔大小平均约为 3.5mm,其大小改变可以调节适量光线进入眼内,使之在不同的照明下,获得清晰或较清晰的视觉。但是,如果瞳孔过大(>5mm 直径),光线进入眼内,将产生球面差、色像差、耀光现象,或者加重原有散光的症状等,在这种状态下用眼学习与工作,都容易引起视疲劳。反之,如果瞳孔过小(<2mm 直径),光线进入眼内不足,且又能产生光的绕射现象,少数情况下也可引起视疲劳。

(六)全身因素与视疲劳

屈光不正患者,有的发生视疲劳,有的不发生视疲劳,除了屈光因素、调节因素、集合因素、眼肌因素、瞳孔因素等眼局部的因素外,还与全身的健康状态有关。这是因为视力与人的身体和精神状态都有密切关系。

1. 身体疲劳、衰弱或全身有某些疾病时,视觉器官就不能耐劳,容易视疲劳。

2. 凡牙齿、扁桃体、鼻旁窦及消化系统等有感染病灶存在者,容易视疲劳。

3. 甲状腺或卵巢等功能不足者;体质较弱、慢性病或重病后衰弱的人,容易视疲劳。

4. 女性在分娩或哺乳期间,睡眠不足、营养不良、运动不足的人,容易视疲劳。

5. 空气不新鲜和过分吸烟、喝酒的人;容易激动,长期抑郁或神经过分紧张的人,尤其是神经衰弱或癔病患者,不但容易发生视疲劳,而且症状常较一般为重。

6. 加强体质方面的锻炼,积极治疗全身疾病,对预防视疲劳,具有重要的临床意义。

(七)工作因素与视疲劳

工作方面的因素主要包括以下几方面:

1. 照明　视疲劳与照明的强度、均匀情况、光源的色温等因素均有关。

2. 物体的背景　指工作物的亮度与其背景亮度的对比。对比过小,难以辨认工作物;对比过大,则可发生眩光,这些都容易产生视疲劳。

3. 工作物体过小　为了辨清物体,就用扩大视角的方法将物体移近,这就需要高度使用调节力和集合力;长时间地注视飞速移动的产品,或连续 3～4 小时在放大镜和投影仪下操作,均易引起视疲劳和全身疲劳。眼部或全身原已有某些缺陷者,发生疲劳的时间更早,症状也更严重。

4. 环境　有不少产品需要在恒温或暗室内从事生产劳动,室内空气流动差,也是造成视疲劳的原因之一。

上海眼病防治所曾对仪表、轻工、手工和纺织等 4 个系统调查。发现其中 32 个工厂视疲劳的发生率高达 94%,同时对产品质量也带来严重影响。工作物或工具过分细小,如许多精细的工作,工作物十分细,工作距离很近,需两眼努力加强调节与集合,工作时间稍久,可使正常人发生视疲劳,如有眼部和全身方面的缺陷,则更易疲惫。工作物与背景对比不分明,工作物与其背景的颜色和亮度相近,因而不易辨认,工作时必须努力注视,容易引起过分调节。工作运动不定,眼与工作物间的距离时时变更,两眼不停地追随注视的工作物,使与调节与集合有关的肌肉频繁地运动。长时间地注视不动,需眼外肌较长时间保持一定的张力。照明强度不够、分布不匀或耀眼、光源明暗不定、用有色的光源照明,都容易引起视疲劳。在工厂、学校、机关等单位,视疲劳的发生相当普遍,很值得重视。

(八)照明因素与视疲劳

照明影响视疲劳的因素很多,如照明的强度、均匀度和眩光、色温、光源的明暗、不定与晃动,以及照明与年龄等。

1. 照明的强度　按照工种不同,对照度的要求也不同。通常,一般性的工作在低照明度下就能进行。对视力要求较高的精密工作,则需要较强的照度。因为调节力和照明强度有一定关系:照度提高时,眼视物所需的调节力就小;照度减低时则所需的调节力就要增加。因此,对精密的近工作,应采用稳定的高照度,可减轻眼调节力的负担,并能防止和延迟视疲劳的发生。

2. 照明的均匀度　由于照度分布不均匀,工作中场所的光线有明有暗,就会造成瞳孔适应明暗的放大或缩小的频繁变化,这样不仅会影响视觉的清晰度,同时也会引起视疲劳与中枢性的疲劳。因此,在生产过程中注意照明的均匀度,是十分重要的,包括工作面照明的均匀性和工作面与周围照明的比例。

3. 照明的眩光　人眼在观察高亮度物体时所产生的刺眼的视觉状态称为眩光。眩光有直射和反射两种:由光源直接投入视野引起的为直射眩光,由光线经物体光泽的表面反射后形成的为反射眩光。如果亮度对比过大,即物体亮度与背景的亮度之比＞1:100时,就容易引起眩光。若物体亮度与背景亮度的对比过小,就不能清晰地辨认物体。因此,增加物体与背景的亮度对比,对视觉的辨认效果,要比提高照度更有效。但也要注意,如果亮度对比过大,会造成强烈眩光而引起视疲劳。目前将对比分为大、小两类;大对比是指深色的背景、浅色的物体或浅色的背景、深色的物体;小对比是指深色的背景、深色的物体,或浅色的背景、浅色的物体。灯具的保护角和悬挂高度、背景高度等,都与眩光密切相关。因此,在设计、装置灯具时应引起注意。

4. 照明的稳定性　照明必须保持稳定,否则会引起照度的变化,影响视觉。常见的照度不稳定的因素有光源电压的波动、LED灯的频闪效应等;其他物体晃动对光源的遮蔽,如烟尘、风扇等。由于照度经常不断地改变,不仅影响视力,同时也增加视力的负担,久之就产生视疲劳。为此,对于车间照明光源必要时可采用稳压的措施,照明器要安装在没有工业气流或自然气流经常冲击的地方,并要注意光源的选择,宜采用管吊式。

5. 照明与年龄、屈光不正的关系　对于年老、屈光不正未经矫正的,以及患有角膜、晶状体或玻璃体疾病影响眼部光路的人,照度的要求一般来说比正常人要高。例如,位于瞳孔区的角膜云翳,早期的白内障,玻璃体混浊等,外界光线到达视网膜上的强度要比正常人为弱。只有在照度提高到一定程度时,才能使到达视网膜的光线与正常人相接近。通常在生产中的照明是适应正常人的,对患眼病患者照度应给予适当提高。

6. 注意选择灯光 如果经常在光线不足或者光线不好的情况下看电视或者看书,就很容易造成眼睛干涩,而且近距离看书的时候,应该选择柔和的光线,以避免刺眼的光线直射眼睛。因此,在看电视或者使用电脑的时候不要关灯。

7. 其他 室内的光线要适宜,尤其是电脑室,不能太亮也不能太暗,应该注意避免光线直接照射在屏幕上产生干扰光线。同时要注意定期清理粉尘及微生物,保持室内空气流通,及时更换新鲜空气。

四、预防与治疗

首先要进行必要的调查研究与有关的检查,找出视疲劳的原因,然后针对原因采取有效的防治措施。

(一)预防措施

1. 合适的照度 根据不同的工种装置合适的照度,要注意局部照明与一般照明的比例,要有广泛、充足、均匀、稳定的照明,但不要让光线直接投射眼睛。

2. 改善环境工作物与背景 在可能的情况下达到大对比,使工作物色泽分明,易于辨认,周围环境以青绿色最为适宜,有条件的可在环境周围多种树木。此外,还应注意空气流通。在未安装空调的房间内,要勤开窗户或者应用新风系统。

3. 增强体质 全身有慢性病者,应给予适当的治疗,要注意劳逸结合,坚持开展体育活动,增强体质,提高抗疲劳的能力。

4. 矫正与助视 对屈光不正的工人,尤其是远视或散光者,应给予矫正,有些工种,可采用放大镜、投影仪等作为助视工具。长期从事文字或精细工作者,要进行准确的验光,及时佩戴或定期更换眼镜,矫正视力,减少调节力。

5. 坚持工间休息制度 做精细的近距离工作,每日应坚持上午、下午各1次,每次10~15分钟的工间休息制度。在工间休息时提倡远望以放松调节。睡眠要充足,避免熬夜,避免长时间使用电子产品。

6. 注意劳逸结合 劳逸结合很关键,尤其是电脑操作人员,最好在连续工作1小时就休息10分钟左右,或者到操作室外活动活动筋骨,可以散散步或者做做广播体操等,给眼睛一个休息的时间与空间。

7. 注意饮食营养 多食富含维生素的新鲜蔬菜和明目食品。有烟酒嗜好者,应控制或戒掉。维生素A对于抵抗眼睛疲劳非常有帮助,不妨在饮食上适当地搭配一下,多吃一些含维生素A的食物,比如胡萝卜、牛奶、蛋黄、动物肝等。但同时也需要适量,凡是过量总不利于身体的健康。

8. 治疗眼疾 对于原本患有近视、远视、散光等症状的人来说,这类人群眼非常容易出现疲劳症状,这是因为这些症状的眼在看清事物的时候都需要耗费很大的调节力。另外对于角膜云翳、晶体混浊等其他眼疾的患者,眼也容易出现疲劳症状。

9. 体质及生活因素 如果个人的体质不好,日常的生活中没有良好的锻炼、饮食、作息等习惯,营养不良、烟酒过度、不规律的生活、不注意用眼卫生等都很容易引起眼疲劳。

10. 年龄因素 随着年龄的增长,一般四十岁开始,人的眼就会开始老化,如果不及时佩戴老花镜的话,也很容易导致眼疲劳。

11. 环境因素 在经常学习、工作的地方,周围的照明不足,读写的字号都非常小,长时间用眼,在读写的时候眼视距等环境方面的因素也容易导致视疲劳。

12. 戴防护眼镜 长期从事电脑工作或野外、海洋工作者,要坚持戴防护眼镜,以避免射线对眼的损害。

(二)积极治疗

1. 首先要仔细诊察,查出病因,设法消除病因,病因消除了,视疲劳症状就会迎刃而解。

2. 对症治疗也是非常重要的。如西药可外滴施图伦、潇莱威等眼药水和唯地息眼膏,润洁眼药水也可配合使用。内服维生素、肌苷、三磷腺苷等神经营养药。

3. 在中药外用药中,以珍珠为主要原料制成的珍珠明目液、珍视明眼药水均有营养眼目、抗视疲劳的作用。

4. 在中成药中,灵芝片、刺五加片、明目地黄丸、杞菊地黄丸等均可配合使用。如用这些简易疗法不能收效时,应到医院找有经验的眼科大夫检查,确定诊断,以免延误病情。

5. 中医学认为,这类眼病多由体虚所致,通过辨证论治,进行必要的调补,常可收到满意的疗效。四物补肝散(香附、白芍、熟地黄、当归、川芎、甘草、夏枯草,宜加枸杞子、黄芪)与清肝和解汤(柴胡、黄芩、法夏、荆芥、防风、香附、甘草、夏枯草。气虚加党参、黄芪;血虚加熟地黄、当归;脾虚加白术、茯苓;肝肾虚加枸杞子、蒺藜)是古今医家喜用的治疗视疲劳的经验良方,可供临床选用。随症加减,则药半功倍。

6. 按摩可以抗疲劳、缓解眼疲劳。眼是人的一个非常重要的器官,在日常的生活当中应当注意眼保健。现代人眼的压力负担越来越大,非常容易出现疲劳的症状。按摩是一种能很好缓解眼疲劳的方法。

(1)眼球按压:先将眼闭起来,然后用手的示指、中指以及环指的指端轻轻地在眼球上按压,按压的同时轻柔地旋转一下,大约按压 20 秒即可,不要太用力也不要按太久。

（2）揉搓额头：用两手的中间三指从额头的中间开始，往额头两边的太阳穴方向揉按，到太阳穴的时候再用力按一会儿，按搓的时候指尖部位出力，重复按 3～5 次。

（3）按压眉间：将拇指指腹放在眉根部下凹陷处，转动按压，重复 3 遍。接着再运动一下眼球，让眼往右、上、左、下看。注意转动眼的时候头部保持不动，重复几遍再用力地眨眼、闭眼。

第二节 儿童弱视

弱视严重地影响儿童双眼视觉的发育，如不早期发现、及时治疗，将造成终身的视力低下。其发病率国内外报道为 1%～4%，如果按 2% 计算，我国现有 14 亿人口，因为弱视而不能完成双眼单视，不能胜任精细工种的人数有 2800 万以上。凡眼球无明显器质性病变，而单眼或双眼矫正视力仍达不到相应年龄视力者称为弱视，或两眼最佳矫正视力相差≥2 行。3 至 5 岁儿童的视力正常值下限为 0.5，6 岁以上儿童的视力正常值下限为 0.7。弱视是一种严重危害儿童视功能的眼病。儿童近视若不加以有效控制，易发展到高度近视，产生一系列病理性改变，严重影响患儿的视功能。

儿童弱视按病因可分为斜视性弱视、屈光参差性弱视、屈光不正性弱视、形觉剥夺性弱视四大类，其中前三类是主要的，而且都与屈光不正有关，也可以说屈光不正是形成儿童弱视的主要原因，其治疗效果比后者要好。

一、儿童弱视的临床特点

眼球无器质性病变，矫正视力低于正常值，并且两眼视力相差 2 行以上，或者有器质性改变及屈光异常，但与病变不相适应的视力下降和不能矫正者称为弱视眼。

1. 弱视只发生在幼儿期。双眼弱视是在出生后至 9 岁期间逐渐发展形成的。在此发育时期出现斜视或形觉丧失等原因可导致弱视的形成。9 岁以后即使有上述诸原因也不会发生弱视或很少发生，因为双眼视觉已完全建立。

2. 单眼视患儿若交替使用双眼也不会发生弱视。例如交替性斜视患儿，双眼视力均可达 1.0 以上。所以弱视儿童经常用单眼注视。弱视患儿，形觉有障碍但光觉及色觉正常，所以色觉与弱视无关。

3. 弱视患儿还有一种特点，就是"拥挤"现象。所谓"拥挤"现象是患儿对于视力表上的个别字体的分辨能力比排成行列的同样大小字体的分辨力强。一般单个字体的分辨力要比排列成行同样大小字体的分辨力提高 2 行。这也是功能性弱视的特点,这个特点对于诊断弱视很有帮助,但其机制尚不明确,有些学者认为是视网膜功能的缺陷而非大脑皮质功能的缺陷。

4. 弱视眼在明处适应状态的功能欠佳,而暗适应功能却无障碍。临床中眼电图可看到,弱视眼患儿在明处注视不稳,而暗适应下较稳定。这是因为弱视眼的眼底、周边视网膜功能无障碍,只是黄斑区局限性功能障碍。

5. 斜视性弱视,是在斜视发生以后,同一物体的影像不能同时落在两眼视网膜对应点上,落在一眼黄斑部及另一眼黄斑以外的视网膜成分上的两个影像将引起复视。落在斜视眼黄斑部和注视眼黄斑部所接受的是完全不同的另一物体的影像,将引起混淆。混淆两个完全不同的清晰物像在大脑知觉水平重合,会引起很大干扰,产生视网膜斗争现象。即清晰物像眼的视力发育会越来越好,发展为正常视力;而模糊(虚像)物像眼的视力受到抑制,影响视力的发育形成弱视眼。弱视眼如不给予及时治疗,到一定年龄之后,视力及双眼单视功能均不能恢复。

6. 弱视发生之初,虽单眼中心视力下降,但黄斑部的定位功能并未随之立即改变,即当用弱视眼定位时,黄斑部仍代表正前方,其周围视网膜的投射功能也正常未变。在深度弱视时,黄斑部中心凹有较深抑制,视力甚至比黄斑边缘部还低,黄斑投射功能也会发生变化,选择黄斑周围处一个视网膜点作为注视中心,此时,黄斑的视功能降低了,投射功能也发生了变化。因此,在弱视患者中有两种不同注视性质,前者称为中心注视,后者称为旁中心注视。在弱视治疗前,充分判明患者的注视性质,对选用合适的治疗方法是很重要的。

7. 弱视的发病,从儿童刚刚看东西开始,一般在 1 岁左右。各种原因造成不能同时用双眼看东西,只用一只眼注视自然物体,久而久之,成了习惯,另一只眼就不用了,成了失用性弱视。这种弱视从外观和医生的检查中一般发现不了,只有查视力时才发现。

二、儿童弱视的病因与分类

儿童弱视的发病是很复杂的,关系到眼内感觉器官的发育和大脑皮质问题。为了对弱视更进一步了解和治疗,结合弱视的分类简单地介绍发病原因。

1. 斜视性弱视 儿童由于某种原因造成眼位的偏斜,不能完成双眼单视,为了使用健眼、避免复视和混淆,大脑皮质对斜视眼黄斑传出的视觉冲动进行长期抑制而形成弱视。这种弱视叫斜视性弱视。

当一眼发生斜视时,两眼的黄斑区已变为非对应点。双眼在接受外界光刺激以后,两眼的视觉传导信息传达到大脑中枢,大脑皮质不易或不能将两眼物像融合为一,于是出现复视。这种视觉紊乱现象使患者感到极度不适,头昏眼花,造成定向错误。为了解除这种不适,大脑皮质主动抑制斜视眼黄斑传来的视觉冲动,造成视而不见,以消除复视和混淆。这样,该眼黄斑功能长期被抑制就形成了弱视。

　　斜视性弱视经常发生为斜视眼、单眼弱视。斜视性弱视发病率高,这种弱视眼是斜视的后果,是继发的、功能性的,因而是可逆的。偶有少数是原发性的,即使在最积极的治疗下,视力改善也不理想。

　　2. 屈光参差性弱视　屈光参差是由于两眼的屈光参差较大,两眼黄斑所形成物像的清晰度不等,致使双眼物像不易或不能融合为一。即使屈光不正获得矫正,屈光参差所造成的物像大小仍然不等。两眼屈光相差 0.25D,双眼视物大小的误差相差 0.5%。双眼屈光度相差 3.00D 以上,大脑皮质中枢就不能将双眼物像融合为一。为了看清东西,消除产生的混淆或复像,大脑皮质只能抑制屈光不正眼的较大物像,时间长了逐渐发生弱视。

　　近视儿童弱视眼比远视儿童较少发生,因为近视儿童使用屈光度较高眼看近物,另一眼看远,自然形成看远时用一只眼,看近时用另一只眼,这样两只眼都有接受光刺激的机会,不易发生失用性弱视。相反远视眼儿童弱视最多见,因为远视眼儿童双眼发育都较差,视远视近都不清,为了看清物体,经常使用远视屈光度较低的眼视物,而屈光度较高的眼视远视近都不清楚,也就不经常得到光刺激,久而久之,就形成了弱视眼。

　　一般讲,两只眼相差 2~3.00D 以上者,屈光度较高的一眼易形成弱视或斜视。弱视的程度不一定与屈光参差的度数成正比,但与注视性质有关,旁中心注视者弱视程度较深。这类弱视也是功能性的、可逆的。

　　3. 屈光不正性弱视　这种弱视多数为双眼性,发生在没有戴过矫正眼镜的高度屈光不正的儿童。双眼视力相等或相似。多数近视在-3.50D 以上,远视在+2.50D 以上,或兼有散光者。根据临床实践,屈光不正性弱视多见于远视性屈光不正患者,这一种弱视因双眼视力相差不多,没有双眼物像融合障碍,不引起黄斑功能抑制,所以在佩戴合适的矫正眼镜后,视力自然逐渐提高。如平时不戴眼镜,年龄大了,视力就很难矫正和提高。

　　4. 形觉剥夺性弱视　婴幼儿期由于角膜混浊,先天性白内障或上睑下垂等原因遮挡瞳孔,致使光刺激不能充分进入眼内,剥夺了黄斑接受正常光刺激的机会,这种功能性障碍而发生的弱视,称为形觉剥夺性弱视。

三、儿童弱视的临床表现

　　单眼或双眼视力低下,常在 0.3 以下,且不能用镜片矫正,眼底检查正常。对单个视标的识别力比对同样大小排列成行的视标的识别力要高得多(增进 2~3 行),称为拥挤现象或分开困难。此类患者多伴有眼位偏斜或眼球震颤、注视性质异常等特征。

　　1. 家长应了解不同年龄儿童的正常视力是不一样的。正常儿童的视力发育是随着儿童的成长逐步完善的。一般儿童视力发育在 6-8 岁时趋于稳定。如果不了解这一点就容易把正常视力的儿童误认为弱视。

2. 在幼年时就对儿童进行视力检查，一旦发现近视、远视、散光等屈光不正，应在专业人士的指导下及时佩戴合适度数的眼镜，以免发展成弱视。

3. 发现孩子弱视，如有屈光不正应引导孩子在看物时一定要戴眼镜，尤其是绘图、写字时，这样常可达到事半功倍的效果。

4. 要耐心劝导孩子坚持戴眼镜。除洗澡、睡觉之外，一定要坚持戴眼镜，尤其是遮盖健眼时，这点很重要。

5. 孩子得了弱视后，要对弱视这一眼病有一个正确的认识，要充分了解弱视的治疗过程是缓慢的，视力是逐渐提高的，不能操之过急，要有耐心、恒心。

四、儿童弱视的检查与诊断

1. 视力检查　弱视的主要诊断依据是视力，所以查明真实的视力非常重要。比较小的孩子在初次检查时可能不会辨认视力表，这时不要勉强，更不要伤害孩子的自尊心，或使孩子产生恐惧甚至厌烦的情绪，要多多鼓励孩子，耐心地教，如实在教不会，可以回家让家长用纸写一个"E"字，上下左右调转方向教会孩子，是可以查清视力的。在查视力时要同时查远、近视力，并做详细记录。

尽可能早期查获儿童的视力至关重要。下面介绍几种婴幼儿视力检查法：刚出生的婴儿可以通过瞳孔对光反射、眼底检查，早期判断眼部大体有无异常。3个月至2岁的幼儿分别观察两眼有无追光；有无遮盖后的厌恶现象、视线有无随目标移动，并且可否跟踪抓物等进行视功能的初评价，还可采用选择观看法和视觉诱发电位检查。图形视力表适用于2－3岁的幼儿，3－4岁以上认知发育正常的儿童应该学会认读E型视力表，可分别给予国际标准视力表及单个视力进行检查。对于检查欠合作的儿童，有条件的医院还可使用电脑摄影验光仪，它在小瞳下检测能筛查有无明显的屈光不正、屈光参差、屈光介质混浊和斜视等。

2. 屈光检查　一方面是为了解屈光状态和矫正视力；同时可以详细检查眼底，排除器质性病变。在做这项检查时，散瞳一定要充分，保证在睫状肌麻痹、调节充分松弛的状态下进行屈光检查。为了做到这一点，应每晚涂1％阿托品软膏1次，连续3～7天，再进行屈光检查。

3. 眼位检查　可通过角膜映光法、遮盖试验、三棱镜、马氏杆、同视机等，确定有没有斜视与自觉斜视角及他觉斜视角。

4. 三棱镜检查　以15～25△三棱镜诱发眼斜，结合遮盖试验检查患儿的注视类型，进而判断弱视并确定弱视的程度。主要用于不能合作检查视力的学龄前儿童。

5. 眼底镜检查　弱视患儿除了要用裂隙灯、眼底镜检查排除器质性眼病外，还要观察注视性质。正常人眼的注视是中心凹注视，而弱视眼的注视性质可以改变。临床工作中为了区别不同的注视性质，一般用带同心圆的检查眼镜来检查注视性质。检查方法:在散瞳的情况下,健眼遮盖,嘱患眼(弱视眼)注视检眼镜中同心圆圈图中央的小圆点,然后检查患儿的眼底反光亮点落在同心圆圈的什么位置,根据所落的位置不同,可分 6 种类型。

(1)黄斑区中心凹,位于中央的小圆点上为中心凹注视。

(2)黄斑区中心凹,时而落在中央的小圆点上,时而偏中心凹,但不超过第一个同心圈,为相对中心注视。

(3)黄斑中心凹偏离小方格,但不超过第一个同心圈,为中心凹旁注视。

(4)黄斑中心凹,位于第 1~2 个同心圈之间,为黄斑旁注视。

(5)黄斑中心凹,位于第 3 个同心圈以外,为周边注视。

(6)黄斑中心凹游走不定,无固定位置,为游走性注视。

临床上一般分为中心注视或旁中心注视性弱视,旁中心注视者注视点离中心凹越远,该弱视眼的视力越差。旁中心注视又可分为稳定性和游走性,游走性的预后较稳定性好。对于屈光状态相差不大且无斜视的单眼弱视,还要注意黄斑异位的问题。可常规行散瞳下的眼底彩照检查以判断黄斑的位置是否正常。判断注视性质很重要,因为弱视治疗方法的选择,常是根据注视性质而定,如果盲目选择治疗方法,有时非但不能起到治疗作用,反而更加巩固了旁中心注视。

6. 中心视野暗点检查　功能性弱视无中心暗点,而器质性病变者有中心暗点。不过此项检查对年龄小的儿童比较困难。

7. 识别困难检查　此种方法是把视力表上的每个 E 字裁成单块,即成单块视力。功能性弱视患者,看单块视力比成行视力表能多看 2 行以上;而器质性病变所引起的视力下降患者则不能,功能性弱视患者的这种现象称为识别困难。

8. 后像镜检查　用后像镜照射黄斑部周围视网膜产生后像,如能从正后像转变为负后像者为功能性弱视;如不能则为器质性病变。

9. 中性滤光片检查　把中性滤光片放在弱视眼前检查视力,功能性弱视者视力不减退或略增加;而器质性病变者则可使视力减退 3 行以上。

10. 敏感度检查　对比敏感度功能(CST)弱视眼的 CST 曲线低下,峰值左移。

11. 视觉电生理改变　PERG 表现为 b 波振幅下降,PVEP 表现为振幅下降,潜伏期延长。临床上还有使用多导图形 VEP 及多焦 VEP 对不同类型弱视的视觉电生理改变进行研究。

12. 定期检查　对于年满周岁的儿童,无论发现双眼正常与否,都应按常规由专业眼科医生做一次全面检查,看看是否存在小儿弱视的可能。正常情况下,儿童满 4 周岁时眼球发育基本完成。幼儿园的小朋友应每 6 个月检查 1 次视力,以便早期排查小儿弱视。

五、儿童弱视的治疗

弱视的治疗已有 200 多年历史,其方法有散瞳法、遮盖法、后像增视疗法、红色滤光镜法、压抑疗法和视觉生理基础疗法等,每种方法都有其优点,同时也受到一定程度的限制。应该根据具体情况做出选择,而且在治疗过程中要根据病情的变化灵活改变方法,以求最高的疗效。弱视治疗原则为"早发现,早诊断,早治疗"。年龄越小,视力重新发育的机会越大,效果越好。最早可从 1—2 岁开始,难治性弱视如超过 6 岁以上治疗效果较差,12 岁以上基本无效,故切不可耽误。

在眼科门诊我们常常发现有很多年龄较大的孩子错过了治疗的最佳时间,但家长仍追问有无治疗的办法,因为弱视没有及时治疗,造成的视力低下将伴随终身。专家提醒,父母应建立起带幼儿做定期眼睛体检的意识,一旦发现孩子眼睛有问题,如小儿眼睛呈凝视状态、眼睛不能追随目标、有眼球震颤等情况,就要立即去医院找眼科医生检查。下面介绍几种常用的治疗方法及在治疗中应该注意的事项。

(一)遮盖法

遮盖法主要分为两种:完全遮盖法和部分遮盖法;或根据遮盖的是健眼还是弱视眼,分为常规遮盖法和反转遮盖法。

1. 完全遮盖法　完全遮盖法就是把眼垫粘贴在眼上,或是将硅胶遮盖眼罩吸附在眼镜上,使被遮盖眼完全不能看东西。

2. 部分遮盖法　部分遮盖法可以是局部视野的遮盖,如在一片眼镜上遮盖一部分视野,或是用某些半透明的材料糊在镜片上使健眼的视力低于弱视眼。部分遮盖法适用于轻度弱视,或用完全遮盖法已获得较大视力提高者。

3. 常规遮盖法　即遮盖非斜视眼。此方法适用于弱视眼为中心注视者。开始可采用完全遮盖法,遮盖期间避免经常偷看以免影响治疗效果。如能坚持做些近距离工作如编织、弹球、写字、画画和穿针引线等,更有利于提高斜视眼视力。每次复查时,必须同时检查双眼视力,如健眼视力下降,可去掉遮盖 1～2 天,健眼视力会很快恢复,然后再继续遮盖。当弱视眼视力提高到接近健眼时,健眼可改用部分遮盖,即在眼镜上贴上一层玻璃纸或塑料薄膜,使健眼视力稍低于弱视眼,以便继续巩固和提高弱视眼的视力。

4. 反转遮盖法　即遮盖弱视眼。此种方法主要用于旁中心注视,常配合其他方法使用。例如在用常规遮盖法治疗前,可先行反转遮盖,即完全遮盖弱视眼以减弱或消除此眼的旁中心注视,如经过遮盖变为中心注视,即可用常规遮盖法遮盖健眼。另外,也可用于后像增视疗法治疗弱视期间。反转遮盖法一般不单独作为长期治疗方法。

5. 散瞳遮盖法　其目的是使健眼散瞳以降低视力,让患者以弱视眼注视,从而起到提高弱视眼视力的作用。具体的方法是先使注视眼散瞳,由于注视眼视力下降,患者就会以原来斜视眼注视,使散瞳眼处于斜位。这种情况可能维持两周。待瞳孔恢复以后,如果原来经常斜视的那只眼又回到斜位,则原散瞳眼应继续散瞳;如果瞳孔恢复以后,患者仍以原来斜视眼作为注视眼,则说明双眼视力差不多,可以采取双眼定期交替散瞳以预防弱视发生。

遮盖法方法简单,效果可靠,在治疗弱视中应列为首选方法。经过完全遮盖视力达到最佳视锐度以后,可以改为部分时间遮盖,即在短时间内完全遮盖,例如每天遮盖 1 小时,并在这 1 小时内全神贯注地做一些近距离工作,以达到巩固的目的。

(二)后像疗法

后像疗法是用弱视镜的强光刺激弱视眼的黄斑周围,产生后像使旁中心视网膜区受到抑制,并以十字物像刺激中心凹进行训练,以达到提高视力的目的。

1. 中心注视者全部遮盖健眼,为了治疗方便,开始用 1%阿托品眼药水散瞳弱视眼,待弱视眼视力提高后,用后像镜照射眼底无困难时可停止散瞳。

2. 旁中心注视者治疗前先将弱视眼全部遮盖,1 周以后消除旁中心注视,打开遮盖,用后像镜开始照射。治疗期间用 1%阿托品散瞳,平时遮盖弱视眼,如注视性质转为中心注视,可以改为遮盖健眼。用后像法加红镜片法治疗时,可以遮盖健眼,弱视眼戴红镜片。

3. 每次治疗时用后像镜强光照射弱视眼的黄斑,用视盘小黑点对准中心凹 30 秒至 1 分钟。

4. 照射后让患儿在半暗室内注视一纸屏,首先产生正后像(即中心有黑暗之亮圈),几秒钟以后开始转为负后像(即中心白色亮点周围红色光圈)。因为室内装有每秒间歇闪光照明,后像可延长 10～15 分钟,此时让患儿做定位练习,直到负后像消失,家长监督患儿认真练习。

5. 视力达 0.3 以上者,可开始做同视机训练,包括双眼单视,融合力及立体感等训练。治疗 3 次检查 1 次视力,每 10 次为 1 疗程,每 10 次检查 1 次注视性质。

6. 视力达 0.5 以上为视网膜正常对应者,可以进行描字练习。用同视机做光刷内视现象的练习。

7. 视力与健眼接近时,可将健眼改为半遮盖。每周治疗 2～3 次,如用后像镜法治疗 20 次无进步,应停用此法,改用其他方法治疗。

8. 后像增视疗法适用于旁中心注视而且抑制较深的患者。治疗期间为抑制旁中心注视点,应一直遮盖弱视眼,只是在治疗训练时暂时遮盖健眼,治疗结束应立即恢复遮盖弱视眼。定期复查注视性质,当弱视眼恢复中心注视以后,即可改为平时遮盖健眼,以增加弱视眼使用锻炼的机会,达到迅速提高视力的目的。

(三)红色滤光镜法

1. 这种方法实际也是一种遮盖法。它是将红镜片戴在弱视眼前,同时完全遮盖健眼。让镜片滤过的光线只能刺激视网膜锥体细胞而对杆体细胞不起作用,黄斑中心凹处是锥体细胞最集中地区,向周边移行时锥体细胞逐渐减少,杆体逐渐增加,故将此镜戴在旁中心注视的弱视眼前,患者将用锥体最集中的黄斑中心凹处注视,有利于恢复中心注视。

2. 具体的方法是平时弱视眼完全遮盖,治疗时将遮盖移至健眼,并在弱视眼前加红色滤光镜片,令患者做写字、画图等功能练习,开始每天 1 次,每次 10 分钟,以后逐渐增加戴镜时间至数小时。

3. 此方法主要是改变旁中心注视点。在治疗过程中个别儿童可出现单眼复视现象,这是因为旁中心注视尚未完全消除而中心凹开始发挥作用的缘故,继续治疗此现象即可消失。一旦恢复中心凹注视,可改用其他方法。用此种方法治疗弱视由于健眼完全遮盖,弱视眼注视性质又不好,视力很差,还需戴红镜片,患者行动比较困难,因此治疗期间需有人照顾。

(四)压抑疗法

压抑疗法是使健眼散瞳或在一眼前放上一定度数的眼镜片以压低健眼看远或看近的视力,人为地造成屈光参差,使患者只能用一眼看近,另一眼看远,从而起到治疗弱视,消除异常视网膜对应以及减少内斜视度的作用。此方法多用于共同性内斜视具有远视屈光的患者,常用的压抑方法有以下几种。

1. 近距离压抑 健眼用阿托品散瞳,全部矫正屈光。弱视眼用戴过矫＋1.50D眼镜(即全矫正度数上另加＋1.50D)。适应证为严重弱视,有或无旁中心注视。健眼由于散瞳使近视力低下,但戴用全矫正眼镜,看远丝毫不受影响,而弱视眼由于过矫＋1.50D提高了近视力,在看近时只能使用弱视眼,这样就可以达到看远、看近交替使用双眼的目的。

2. 远距离压抑 健眼用阿托品散瞳,戴过矫＋3.00D眼镜。弱视眼戴全矫正眼镜。适应证为轻度弱视;防止弱视复发;治疗异常视网膜对应。由于健眼散瞳并戴用了过矫＋3.00D的远距离压抑眼镜,使该眼远视力低下而近视力不受影响,从而使患者看远时使用弱视眼,看近时仍使用健眼。

3. 全部压抑 健眼用阿托品散瞳,戴－4.00D眼镜使远近视力均不佳。弱视眼按全矫正配镜,此种方法并没有使一眼看远另一眼看近,而是远近均使用弱视眼,与遮盖健眼法相似。

4. 交替压抑 配两副眼镜,一副使右眼过矫＋3.00～＋4.00D,左眼全矫;另一副是左眼过矫相同度数,右眼全矫,两副眼镜交替戴用,每副戴 1 天即可,此方法不需用阿托品散瞳。适应证为双眼视力已基本相等,但异常视网膜对应未纠正者;或双眼视力已基本相等,因某种原因暂不能进行手术者;对于初患斜视的儿童为预防弱视和异常视网膜对应的发生。

5. 选择性压抑 健眼用阿托品散瞳,按全矫配镜。弱视眼过矫＋2.00D,用双光眼镜形式配镜。适应证为弱视已获得纠正而仅在近距离存在内斜；为促进双眼交替使用或巩固主导眼。选择性压抑由于双眼的眼镜上半部均为全矫，故看远时并无压抑作用，而在看近时，由于弱视眼的眼镜下半部过矫＋2.00D，能起到纠正近距离存在内斜的作用。

6. **微量压抑**　健眼过矫＋1.50D（所加远视度数以使视力略低于弱视眼为准），不需用阿托品散瞳。弱视眼按全矫配镜。适应证为经训练后未能产生融合力；为保持双眼的良好视力。此法多用于弱视眼经过弱视治疗后，视力已接近健眼。其方法与远距离压抑相似，只是健眼过矫＋1.50D，患者看远时仍使用弱视眼，而看近由于健眼未散瞳而且双眼视力接近，可以使用双眼或任一眼。

7. **压抑疗法**　治疗弱视无碍外观，易为任何年龄患者接受。由于此种方法是看远、看近交替各用一眼，所以对健眼的损害比较少；潜伏性眼球震颤也可使用，用微量压抑法可以防止弱视复发。

8. **关于压抑疗法的散瞳问题**　第一是为了确定其全部远视，这点非常重要。用1％阿托品散瞳1次，连续7～10天，然后进行验光，即可获得可靠结果。第二是在治疗过程中为了达到看远、看近交替使用双眼的目的，治疗初期必须健眼散瞳，随着弱视眼视力的提高和看远、看近交替使用双眼，可逐渐减少健眼上药次数，甚至最后停止散瞳。关于散瞳的意义，一定要向家长说明，做到配合治疗。

9. **复查**　应用压抑疗法在复查时，除了要检查单眼裸眼及戴镜的远、近视力外，还要查戴镜双眼一起看远、看近的视力。通过比较二者的视力，就可了解到患者戴镜后究竟是用哪只眼看远，哪只眼看近，是否达到了压抑的目的。

10. **在应用压抑疗法初期常有的情况**　虽然健眼视力因散瞳并戴用过矫镜片被压抑，但患者由于习惯仍使用健眼而不用弱视眼，此种情况戴镜后查双眼视力即可发现。遇有此种情况可以加强健眼散瞳或短期遮盖健眼，待患者习惯用弱视眼注视后再去掉遮盖。

(五)光栅疗法

1. 利用神经元对空间频率能做灵敏的调整而制作的一种视觉刺激仪。仪器上装有7块黑白相间、反差强的条栅板作为刺激源，当条栅板旋转时能产生空间频率不同的（宽条纹为低空间频率，窄条纹为高频率）方波，刺激弱视眼，达到提高视力的目的。

2. 根据弱视的程度选用患者能识别的最高空间频率条栅板作为阈值，治疗时遮盖健眼，开动仪器使光栅板每分钟旋转1周，令患者用弱视眼注视旋转的条栅。为了使患者精神集中，在光栅板前加一透明的带有各种图案的花纹，令患者描绘，每次训练7分钟，每天1次或每周数次，平时可不必遮盖健眼。

3. 由于光栅板的旋转，使得弱视眼前各个方向呈现特定的空间频率对比光栅，从而能很好、很确切地刺激那些在弱视中受累的大多数皮质细胞受体，使它们恢复功能,达到提高视力的目的。

4. 此种方法简单易行,每次治疗需时短,平时又不需遮盖健眼,而且疗程短,见效快,但有不巩固现象,并且不是对所有类型的弱视都有效。

(六)同视机训练

同视机训练可以摆脱抑制,建立双眼知觉,扩大融合范围,纠正异常视网膜对应,帮助立体视的恢复,是视功能矫正的重要方法。同视机的基本训练方法有以下几种。

1. 闪烁法 选用同时知觉画片:如熊猫和房子或中央凹型最小图形的融合画片。放在他觉斜视角处,术后双眼正位者放在 0 位,利用照明控制系统,使两镜筒灯光亮度不断变化,可交替点灭、一侧点灭或两侧同时点灭,也可自动闪烁。开始频率较低,以后逐渐提高,反复训练,可能获得同时知觉。

2. 捕捉法 利用同时知觉画片,患者一手掌握笼子镜筒,另一手掌握大象镜筒。开始笼子镜筒不动,反复将大象关入笼子。然后前后移动笼子镜筒,大象追笼子,并反复将大象关入笼子。

3. 进出法 利用捕捉法训练,当瞬间把大象关入笼子后,一眼注视笼子,将大象反复关入笼子,再反复进出笼子,以巩固疗效。

4. 侧方运动训练 当大象进入笼子比较稳定后,双镜筒向左或右侧平行运动,始终保持大象在笼子内。

5. 融合功能训练 当一级视功能训练巩固后,改用融合画片训练融合范围。开始用较大画片,锁住两镜筒,利用水平控制杆,双眼做内外融合训练。当融合范围逐渐扩大后,逐渐将画片变小,反复训练。一般融合功能训练需要 3～5 次。

同视机的治疗时间:一般每次 30 分钟。如果患者注意力集中,认真训练,一般 6 次即可见效;如果异常角恒定,结果往往不能令人满意,需治疗 12 次。

(七)戴镜治疗

1. 引起弱视的重要原因之一就是孩子的眼睛存在远视、近视、散光或者双眼屈光度相差比较明显等问题,这些问题都需要戴眼镜才能矫正,矫正后才能使视网膜上有清晰的投影,从而奠定治疗弱视的基础。但往往因为家长对弱视戴镜有误区,或孩子经不住其他孩子的嘲笑,说佩戴矫正眼镜是“四只眼”,因此弱视儿童拒绝佩戴治疗,拖延了弱视治疗最佳时期,导致孩子终身视力低下甚至失明。

2. 治疗弱视首先要矫正孩子的眼睛屈光度,因为大多数弱视都是由散光、近视或远视等引起,眼镜可以矫正这些屈光不正使物像变得清楚,就像将眼(照相机)的焦距调好一样,是治疗弱视的基础。如果不戴镜,很多弱视根本治不好。最好在医院或医生建议的有眼保健知识的眼镜店验配。可确保镜片质量好,光学中心不错位,镜架不松脱、颤动等。

3. 对于那些已经确诊为弱视的孩子,应在医生的指导下正确配戴眼镜,通过光学镜片使目标物像重新回到视网膜上,使孩子视觉系统得到刺激而正常发育。然而多数家长对孩子戴眼镜存在误区,总觉得孩子小戴眼镜会影响发育。其实对于弱视儿童而言则恰恰相反,配好的眼镜要一直戴着,戴眼镜能帮助孩子形成正常的视觉习惯,是治疗的关键环节,摘摘戴戴不仅会影响治疗效果,有时甚至会加重病情。

(八)弱视治疗仪治疗

视力发育障碍,或视细胞处在"睡觉"抑制状态,需要弱视仪中的精细图标训练视力,或特殊色光唤醒"睡觉"的视细胞才能尽快治好。如果不用弱视仪尽快治好而让弱视长期存在,可以加重近视,如错过治疗弱视的敏感期,可导致终身低视力。严重或难治、难愈性弱视,应选择有移动视标及移动色光、全程立体增视、高精度阈值视标(视标精细度可达 0.0001)等强化增视功能,可 360°兴奋眼球。

(九)多媒体视觉训练治疗

多媒体网络视觉训练系统,是基于知觉学习理论,应用富媒体 Flex 技术开发的用于弱视治疗的专业网络医疗软件,系统能够通过不同的算法生成多种有效生物刺激模式和视知觉训练任务的结合生成有效的弱视治疗模式。患者通过使用系统生成的训练方案训练"眼力""脑力""手-脑-眼协调力",最终达到各项视觉功能与视觉技巧提升的目的。相对比初始的弱视治疗仪,多媒体视觉训练将多维生物信息图像库和知觉任务进行虚拟场景建模与控制系统搭建,其丰富性、趣味性和有效性可以大大提高训练者的依从性,特别适用于儿童视觉训练。

(十)辨病施治

1. 弱视的治疗方法很多,每种方法都有一定的疗效,而且各有优缺点,目前尚无一种完善而理想的对各种类型弱视均行之有效的方法。

2. 治疗弱视的方法一般可根据注视性质、弱视程度、患者年龄、斜视类型及屈光状态和程度等加以选择。例如中心凹注视者可选用遮盖法或压抑疗法;旁中心注视者可选用后像疗法或红色滤光镜法;轻度弱视者可用部分遮盖法或微量压抑方法;重度弱视者可用近距离压抑疗法;对年龄小不宜用遮盖法的患者可用散瞳方法。

3. 在治疗弱视的过程中,可以根据视力增进情况及注视性质的变化,灵活变换其治疗方法,例如对于旁中心凹注视的弱视患者,开始应用后像疗法,一旦变为中心凹注视,可以改用常规遮盖或配远用压抑眼镜,这样既不影响孩子的学习,又可达到继续治疗弱视的目的。只要做到早期发现,早期治疗,坚持不懈,绝大多数弱视儿童是可以恢复视力的。

4. 至于视力恢复正常以后的巩固问题,还与眼位及视网膜对应有密切关系,如为异常视网膜对应,应用训练的方法纠正;如有斜视,应及时手术矫正,只有这样才能获得正常的双眼视觉功能。

六、儿童弱视的家庭矫治训练

弱视要采取综合性的治疗方法,家庭矫治训练是众多治疗方法中的一种。它对弱视的治疗及疗效的巩固起着一定的作用,尤其对那些缺乏治疗条件的弱视患儿来说尤其重要,是一种有效、方便而又经济的治疗方法。要做好弱视治疗中的家庭矫治训练,应该要做到以下几点。

1. 首先,家长要对弱视有所了解,读一些有关介绍弱视方面的书,这样才能做到心中有数。在就医的同时,听取医生的介绍,从医生那里学会如何做家庭矫治训练,并定期与医生保持联系,在医生的指导下,不断改进与调整训练方法。

2. 掌握家庭矫治训练的方法并灵活运用,让孩子对训练感兴趣,主动、积极地参与训练。家庭矫治训练主要采用精细目力及运用训练的方法,目的在于消除弱视眼的抑制,促使弱视眼黄斑部视功能的充分发育,从而提高视力。另外,在训练过程中充分运用了手、眼、脑的结合,在训练视力的同时也促进了脑的发育,对小儿智力发育有相当的好处。

3. 具体的训练方法有很多,如穿小珠子、穿针、刺绣、描红、描图、画画、书法等。训练时要注意遮盖健眼,如果双眼都是弱视,那就要交替遮盖一眼,分别进行训练。一般每天 1 次,每次 15 分钟左右,千万不可认为训练时间越长越好,长时间的训练反而会导致视疲劳,加上孩子会不耐烦,不好好配合,那就达不到效果。

4. 为了不让孩子感到训练枯燥无味,是一种负担,并产生抵触情绪,家长应该注意方式方法,在不断鼓励孩子的同时,经常变换训练方法,让孩子在兴趣中训练,在训练中学习,这样会取得好的效果。

5. 训练中要定期观察治疗效果,及时调整训练方法。衡量训练是否取得满意的效果,视力的提高是一项衡量指标。家长应该定期带孩子去医院检查视力,并做好记录,这样可以纵向观察患儿视力的恢复情况。在视力不断提高的情况下,还可以增强孩子的信心,进一步给孩子提出努力的目标。如果视力长期得不到提高,应同医生一起分析原因,找出解决的办法。

6. 家庭矫治训练最好配合临床治疗,尽快让孩子的视力恢复。如果条件允许,应到医院或保健部门做临床弱视矫治,再配合家庭矫治训练,这样效果来得快。对于无条件、无能力做临床治疗的孩子,家长可以为其购买家庭弱视矫治仪,再配合精细目力训练,也是一种治疗的办法。

7. 儿童弱视的治疗是否有效,家长的作用至关重要。在门诊治疗中,经常有这样的情况:两个病情相同的弱视孩子,谁坚持治疗,谁就好得快,这其中就反映出了家长的作用。有的家长会羡慕别人的孩子怎么那么快能好,殊不知别人所下的功夫有多大。要想孩子弱视能尽快治愈,家长必须做到有恒心、有耐心、有信心。

8. 弱视是一个比较特殊的疾病,因它发生在儿童视觉的发育过程中,是逐渐形成的,所以不可能一日治愈。这就要求家长有恒心,坚持天天带孩子上医院进行治疗和每天进行家庭矫治训练。许多家长因为工作忙等原因不能保证孩子的治疗,结果是孩子的弱视一拖再拖,不能康复。

9. 弱视的儿童由于年龄小,大多对自己的病情及后果一无所知。因此,他们在治疗中通常采取被动的态度,不知道很好地配合治疗。这时,就得靠家长耐心引导,说服教育,取得孩子的配合,这对治疗效果是相当重要的,家长要不断地督促孩子完成每天的各种治疗。

10. 做什么事情都得要有信心,有了信心,才能有力量、有勇气去完成。有些家长对弱视的治疗缺乏信心,总觉得花了那么大的力气,效果不是很明显,或者说不能立即见到效果,有退却的心理,在坚持一段时间后就放弃了,这是很不应该的。家长在缺乏信心的时候,应该多想想孩子的未来,为了孩子将来有一双健全的眼睛,花费些精力、时间和财力是值得的。

11. 弱视的治疗离不开家长的配合,在治疗中,家长要做到以下几点。

(1)眼镜配好后一定要督促孩子坚持佩戴,并按医嘱定期散瞳验光检查。

(2)有的孩子因为遮盖治疗后引起周围小朋友的取笑、取绰号,从而不愿坚持治疗或在家长面前戴上眼罩,背后又摘掉,家长全然不知。这也是常常导致疗效不明显的原因。如有此类情况,要耐心教育儿童,说服其自觉坚持治疗。另外也需和老师联系,请他们做好小朋友的工作,督促患儿坚持治疗。

(3)戴镜、遮盖治疗的同时,一定要加强精细作业的训练。纠正用眼过多使视力下降的错误观点。其实弱视眼越用,视力提高越快。家长除了督促患儿按时完成训练外,还可经常变换新的形式,自制或选购一些辅助治疗器具,提高患儿训练的兴趣。

(4)如采用光学药物压抑疗法,除坚持戴镜外,还要按医嘱准时点用规定浓度的阿托品眼液散瞳。

(5)家长应遵医嘱定期带患儿到医院复诊,复诊时要同时携带有关检查、治疗的病历记录,供医生判定疗效和随时调整治疗方案。一般每月复诊 1 次。视力恢复正常后的 6 个月仍要求每月复查,防止弱视复发,以后逐步改为 3 个月、6 个月复诊 1 次,直到视力保持 3 年正常,弱视才算完全治愈。

家长只要能做到以上所述的几点,孩子弱视的治疗效果就有了基本的保证。

七、儿童弱视的预防措施

弱视的预后和治疗与年龄有密切关系,但常因弱视被发现得太晚而影响疗效。每年在高考体检时,会发现一些学生,因为弱视而不能被某些学校录取,因为年龄已大,发现弱视就束手无策了。假如不伴有斜视的弱视,则更不易被发现。一些统计中几乎少于半数的弱视儿童无斜视。如何能早期发现是治疗弱视的关键。患儿年龄愈小,检查愈困难,可靠性也会愈差,容易漏诊。为了早期发现弱视,可以从以下几方面检查诊断。

1. **学龄前筛查**　有条件的地区在儿童2－3岁时最好到医院检查一下视力,如果有条件能对幼儿园的儿童进行一次眼部普查就更好了。对弱视普查的年龄和准确可靠的方法观点不一,一般认为筛查越早越好,以期获得较好的治疗和疗效。

2. **斜眼和歪头儿童**　斜视眼中有部分患儿患有弱视,所以家长发现患儿斜眼要及时到医院检查,不要等长大了再检查。有些儿童视物歪头,这可能是斜视的临床表现之一,一旦发现儿童歪头要认真检查,排除颈部问题,否则不但视力将来提不高,五官也会变形,破坏双眼单视功能。

3. **视力表的检查**　弱视的体征之一是对单个字体的识别力比对同样大小但排列成行的字体识别力要高得多。这就是前面所讲的"拥挤"现象。当怀疑儿童有弱视时,就要做单个视力表和排成行视力表同时检查,看患儿的识别能力是否相同或不同,早期诊断弱视。

4. **精确、可靠和重复性强的检查法**　是用视觉诱发电位或诱发反应,也就是用电生理的检查法发现弱视。可以测出用其他方法所不能测出的视力,但限于设备等条件,目前这种方法还不能普遍开展。弱视的早期发现主要靠家长、幼儿园、学校和医院相互配合,这样才能做到早期发现、早期治疗,使幼儿获得良好的视力。

5. **早期治疗**　避免儿童弱视的形成对于2岁以前的幼儿或暂时由于某种原因不能治疗的调节性内斜视,可双眼交替性地点睫状肌麻痹药(如1%阿托品),使患儿交替使用双眼而不至于引起弱视。

6. **早期配镜**　特别是远视性或双眼屈光参差较大的儿童,一旦发现双眼视力相差太大,或双眼视力均不好的要早期验光配镜,以保证双眼视力的平衡发展,防止失用性弱视发生。弱视的治疗不是一朝一夕的事,除了医生检查、指导外,更需要孩子和家长的积极配合,否则不仅事倍功半,而且可能半途而废。

7. **弱视复发因素**

(1)患儿视力在近期内明显上升时,忽略了继续巩固治疗,患者停止训练甚至不戴眼镜。

(2)家长要求脱眼镜心切,不再严格要求后阶段治疗。

(3)患儿自以为裸眼视力看得清楚而不再配合后阶段治疗。弱视易复发的部分患儿,常见10岁以内,他们对视力的重要性无知,多数人对戴眼镜较厌烦,对持续治疗不够耐心。加上参加各种学习兴趣班和活动多,如打球、跳舞、画画、练琴、游泳等,觉得戴眼镜不方便,往往是上学时脱镜,进家门时戴镜,甚至不戴镜。突然停止戴镜或戴镜不正常,停止原来每天的训练和遮盖,屈光状态改变了,黄斑得不到原来正常的物像刺激,刚提升的视力不稳定易导致视力下降。

8. **早发现、早治疗**　在日常生活中,父母要注意观察宝宝的眼睛有无异常。

在弱视防治中,年龄是关键,早期发现、早期治疗是弱视治疗的重要原则。以下情况应该引起医师和家长的重视。

(1)灯光在双侧瞳孔内的反射不对称。

(2)眼睛内有白色的反光。

(3)凑得很近地看电视、看书。

(4)眯着眼睛看东西。

(5)斜着眼睛或斜着头看东西。

(6)不能追随移动的物体。

(7)对强烈的光线没有眨眼反射。

即使儿童看上去"正常",也不能完全排除弱视。对于轻中度的弱视、单眼弱视、微小的斜视,爸爸妈妈都没有经验来辨别。弱视的筛查是简单而有效的,在发达国家如美国、瑞典等,都规定在 2−4 岁期间要进行全面的眼部筛查。主要内容有视力检查、眼位检查、验光检查。这些是早期发现弱视的最好方法。

9. 预防儿童弱视的食物

(1)蛋白质:如瘦肉、禽肉动物的内脏、鱼虾、奶类、蛋类、豆类等。

(2)维生素 A:各种动物的肝、鱼肝油、奶类和蛋类;植物性的食物,比如胡萝卜、苋菜、菠菜、韭菜、青椒、红心白薯及水果中的橘子、杏子、柿子等。缺乏维生素 A,眼睛对黑暗环境的适应能力减退,严重的时候容易患夜盲症。还可以预防、治疗眼干躁症和眼睛的疲劳。

(3)维生素 C:是组成眼球水晶体的成分之一,各种新鲜蔬菜和水果,其中尤其以青椒、黄瓜、菜花、小白菜、鲜枣、生梨、橘子等维生素 C 含量最高。

(4)新鲜果蔬:多吃些新鲜水果和蔬菜,适当增加蛋白质的摄入,限制过多糖类的摄入,以促进视网膜和视神经的发育,有助于改善弱视视力。

(5)钙:具有消除眼睛紧张的作用,如豆类、绿叶蔬菜、虾皮、排骨汤、松鱼、糖醋排骨等含钙量都比较丰富。

第三节　共同性斜视

斜视按成因可分为共同性与麻痹性两大类,临床所见以前者为主,而前者中的绝大多数与屈光不正有关,也可以说屈光不正是形成儿童斜视的主要原因,所以与屈光不正有关的斜视,多为共同性斜视。

一、共同性斜视的基本概念

共同性斜视是一种由于在双眼视觉的形成过程中受到知觉的、运动的或中枢性的障碍,使双眼视觉反射活动的正常建立和发展受到影响而产生的一种眼位分离状态。其发生障碍的部位是在大脑高级中枢;而神经核、神经干以至肌肉基本正常。其临床表现主要是两眼经常或间歇地脱离平行眼位而表现一定的偏斜。当用任何一眼注视时,另一眼偏离目标。

共同性斜视是大脑高级中枢在形成双眼视觉反射过程中遇到障碍而发生的变异,其下的神经单元并无变化,也就是说眼外肌本身没有受到损坏,或者下神经单元轻度麻痹,但日久在眼外肌肉间产生代偿性功能过强或减弱,最后取得了共同性特点。在客观上各眼外肌肉活动尚正常,在婴儿期无条件反射如代偿固视反射的支配下尚能协调地进行同向共同运动,因此称为共同性斜视。这类斜视绝大多数都发生在儿童双眼视觉反射开始形成和发育的过程中,一般在 5—6 岁以前,最常见在 3 岁以内。

斜视是与双眼视觉、屈光状态直接有关的临床现象,可以简单地认为是两眼相对位置的不正常。但是从广义上讲,斜视并不仅指两眼相对位置的异常,也包括斜度很小,表面不易察觉的双眼视功能不正常或根本没有斜位双眼视力功能也不正常情况,因此,斜视的概念应当理解为两眼的相对位置和双眼视功能两个方面的异常。

在斜视检查中,眼位的偏斜是比较容易查出的,两眼的相对位置异常是不难诊断的。而对于双眼视觉功能的检查就比较复杂,需要一定的设备才能查出来,才能从生理角度判断出视网膜的对应性质。

初生的婴儿视力很低,只有光感,黄斑部还没有发育成熟,所以眼球运动暂时与视觉无关,也不是无目的的注视,无双眼单视功能。出生后经过环境的影响和正常的发育,逐渐形成双眼视觉。这个过程就是眼视觉的发育阶段。婴儿出生时眼球运动不是完全不协调的,开始时虽与视觉无关,但总还是一种基本的同向或异向运动的萌芽。其运动形式是或快而不稳定或散漫而迟缓。起初只能固定几秒钟,但很快通过视觉的刺激,使运动慢慢协调起来。视觉日益发育,黄斑也发育完善,外界来的视觉刺激频繁地将信号输入大脑,经过反复使用,同时伴随组织结构的日益发育成熟,逐渐建立起一系列巩固视觉的反射。因此,儿童斜视眼的发生除了先天异常和遗传因素以外,后天在双眼视觉发育过程中的任何障碍,比如屈光不正等,均能引起婴幼儿的双眼视觉破坏而形成斜视。

二、共同性斜视的病因

1. 非调节性共同性斜视的病因　根据诱发斜视的因素不同可分为解剖因素、神经支配因素、融像因素、视反射因素 4 种。

(1)解剖因素:指婴幼儿在解剖方面的先天或后天的发育异常,包括感觉性障碍、运动性障碍、中枢性障碍。

①感觉性障碍:由于先天性或后天性某些因素,或使外界物体在视网膜上形成

清晰影像的某些障碍,如角膜混浊、先天性白内障、玻璃体出血、脉络膜缺损、黄斑部缺损及其他视网膜发育异常和变性、屈光参差过大和眼肌本身感受器障碍等因素所形成的感觉障碍。因无法使双眼视网膜结成清晰的影像,其结果将无法维持两眼平衡,引起斜视。此类斜视多数为外斜。

②运动性障碍:眼肌先天性异常,如先天性一条或一条以上的肌肉麻痹,使眼位偏斜,阻碍融像发育,破坏双眼单视。麻痹肌经过一段时间之后,由于肌肉的调整和代偿眼位的形成,可表现出共同性斜视的类型。此类斜视可分为内斜、外斜、上斜、下斜等。

③中枢性障碍:由于先天性或后天性因素,神经通路的联系受到干扰或分化障碍,不能形成和维持两眼同时知觉和两眼协调一致,出现了两眼之间的平衡障碍,婴儿临产时头颅受到一定压力,脑内常因压力发生小出血点,这些小出血点可完全被吸收而不造成任何障碍。然而若小出血点发生在控制眼球运动的神经中枢,则可能造成永久性影响,婴儿出生后即发生斜视。如中枢神经核分化不完全,眼球运动神经通路无法建立联系,两眼眼位平衡关系也无法建立,形成斜视眼。

(2)神经支配因素:新生儿眼球尚未发育完全,但基本组织已全部具备,为使两眼协调一致的运动,所有神经的控制机构也已存在。有的已建立联系,有的尚未建立,但新生儿大脑皮质的功能并未完善。对皮质下中枢的控制不够充分,婴儿及儿童可以有辐辏过强的现象。辐辏眼位为婴儿生后随时的眼位,即婴儿睡眠时呈内斜状态。由于婴儿醒的次数增加和时间的延长,眼位也逐渐调至正位。起始为非注视性辐辏,后来形成注视性辐辏(调节性、融像性辐辏)。如受到任何刺激,出现过量的神经冲动,使婴儿辐辏过强,则形成辐辏过强性内斜视。比如精神紧张时,外斜视可以呈内转眼位,内斜视者内斜度增大。维持儿童眼位的平衡,除解剖学因素、融像反射、视运动反射之外,大脑皮质还通过复杂的神经系统进行调整。神经支配因素的异常,可能是形成斜视的一个重要因素,如幼儿非注视性辐辏过度,融像的发育受到抑制,形成先天性内斜视或幼儿性内斜视。

(3)融像因素:由于融像功能的存在使两眼的视线投射方向,在空间具有正确的存在位置。先天的两眼运动协调是以原始的同向和异向共同运动为基础,但它只能维持新生儿出生后的几个月,由偏心固视状态过渡到中心固视发育阶段相对的眼球正位。

融像功能是出生后发展起来的,婴儿生来就具有两腿和两眼,虽然腿和眼都能活动,但两腿和两眼出生后都不能进行精确的协调一致的动作,腿不能行走,眼无融像功能。腿会行走之前先学会站立,其后才学会走路。同样,新生儿两眼视觉属于原始状态,黄斑部中心凹功能与视网膜周边部相似,出生后由于外界适宜的视觉刺激使黄斑功能继续发育。新生儿视功能的发育情况:一般在出生后 2 周出现固视反射,1～2 个月处于偏心固视状态,到 6 个月成为中心固视。两眼性固视由 2～

3个月时开始形成,融像性反射到6个月时出现。眼位在出生后2个月时大体成为正位,从而在出生后2个月之后即有可能判断有无先天性斜视。调节功能在2岁时完成。也有少数于1岁开始形成,但精确的完善融像和两眼视功能,必须发育到5.5—6周岁。

融像功能发育的日趋完善会更有利于大脑皮质对两眼的控制,使双眼协调一致,维持两眼视线向同一个空间物体固视和融像,形成双眼单视功能。假如融像功能发育迟缓或不完善,只剩下无条件的两眼相对运动方向的协调,同无法维持视轴由远、近、水平、垂直同向方向的协调和平衡,从而出现斜视或隐斜,可以认为融像是维持两眼眼位平衡和协调一致的"黏着剂"。

(4)视反射因素:两眼正常反射未建立起来或者建立后又遭到破坏,眼位平衡将不能保持。在发育时期或在其后,由于中枢性、感觉性或运动性障碍,使正常反射未能建立或受到干扰。两眼视反射的异常及解剖学上的眼肌继发性改变,将无法维持两眼眼位平衡而发生斜视及斜视并发症。

2. 儿童调节性斜视的病因　儿童调节性内斜视大约占内斜视的75%。调节性斜视形成的原因主要是调节与辐辏间失去协调的缘故。发生斜视的年龄一般在2.5—3岁期间,婴儿生后虽有远视,但由于睫状肌未发育完全,也不会运用调节来克服远视,即使能够适当地运用调节,也因为视力敏感度很低看不清物体,所以一般在2岁前未能显出斜视。睫状肌的发育比视网膜的发育时间早几个月。在视网膜功能达不到足够敏感度、视物不太清楚时,幼儿无必要努力运用调节。幼儿2.5—3.5岁时,视网膜功能发育已有足够的视力敏感度,对近处物体的注视也感觉有兴趣,经常使用辐辏,注视远方时要比正视眼需要调节,再加上视近时比正视眼额外增加调节,会引起相应辐辏的增加;这种过度的辐辏可导致内斜,称调节性内斜。但也有屈光度很大的远视儿童始终不出现斜视,远视眼中有25%可出现调节性内斜视。

能否成为斜视,不完全取决于远视的度数,而决定如下两种因素:融像功能是否维持两眼球正位和一定量的调节刺激所引起的辐辏程度的大小。有些儿童可由轻度调节引起过度的辐辏,有些儿童却因过度调节引起轻度的辐辏。

一般调节性内斜多发生于中度远视,如远视程度轻微,产生的内隐斜将随年龄的增长及眼眶的发育而得到纠正;如远视程度很高,不能借助调节而取得清晰的视力,最终将放弃使用调节,辐辏的兴奋也相应的减少,形成外隐斜或外显斜。

近视眼所引起的眼位异常,通常有两种倾向:①后天性近视,后天性近视由于视物时需要的调节力很小,因而辐辏之使用亦相对减少,所以原则上儿童可能发生外斜视。②先天性高度近视,患者自幼即看不见远方物体,所以不使用调节。但因经常注视近物,辐辏使用已成为习惯,时间长了这种形式将被固定下来,无论远近距离眼轴都向内斜,所以儿童易显内斜视。

还有些儿童除患近视眼外,还有显著的散光,无论怎样努力调节,远近距离均看不清,常放弃使用调节而引起续发性辐辏减退,结果也易造成儿童的外斜视。

总之,儿童斜视的形成不是单一的原因,如前面讨论过的解剖因素、神经支配因素、融像因素、视反射因素及调节因素形成不可分割的连锁反应。一方面有缺陷,可由另一方面弥补;同时也因一方面缺陷干扰另一方面的薄弱环节,阻碍两眼视功能的发育和眼肌平衡关系,而形成隐斜或显斜。另外,共同性斜视有一定的家族性,是目前遗传学上讨论的问题。

三、共同性斜视的分类

眼球有偏斜的趋向,但由于大脑融像功能控制,仍然保持双眼单视的功能,从外表上看不出斜视者为隐斜,隐斜属正常生理范围,不影响双眼的正常功能。隐斜与显斜并没有一个明确的斜视度数为界限,而只是根据临床表现和双眼单视功能情况来区分。正常人群中大部分含有不同程度的隐斜度,特别在儿童期,由于融合和辐辏功能好,临床上无明显自觉症状。

1. 根据眼位偏斜的趋向分为显斜与隐斜两类。不能为大脑融像功能所控制,偏斜长期被显示出来,称为显斜,顾名思义,显斜在外观上能明显看出。在外观上不能明显看出来的称为隐斜。隐斜对儿童视力的发育影响不大。下面讨论的斜视都是指显斜而言。

2. 根据眼位异常分为内斜、外斜、上斜、下斜以及少见的内旋斜与外旋斜6种。

3. 根据斜视出现的频度分为恒定性斜视与间歇性斜视。

(1)恒定性斜视:是指经常存在的,在任何时候都表现出斜位。

(2)间歇性斜视:即斜视并不经常存在,仅出现在一定情况或时间内。当患者精神集中时为正位眼,精神放松时就显出某一只眼斜视。

4. 根据斜视表现的眼位情况分为单眼斜视和交替性斜视。斜视只表现在某一只眼,也就是单眼为斜位,另一只眼为正位眼,这叫单眼斜视。如果双眼交替出现斜位,这叫作交替性斜视。

5. 根据诱发性斜视的因素分为调节性斜视与非调节性斜视。也就是说,调节性斜视是由于睫状肌调节功能过强或过弱引起了患儿的眼位从小偏斜,一般调节性斜视通过戴合适的眼镜,能使斜眼得到治疗。而非调节性斜视与睫状肌调节的强弱无关。

6. 根据共同性斜视的主要类型和特点分为共同性内斜视及共同性外斜视两大类。垂直性的比较罕见,有时表现为隐斜。其中共同性内斜视可分调节性、共同性、内斜视、共同性内斜视、调节性共同性内斜视、非调节性共同性内斜视、调节性内斜视合并间歇性外斜视、周期性内斜视等类型。

(1)调节性共同性内斜视：为共同性内斜视的主要类型，占全部患者的 1/4～1/3。此类型主要是由于患者有较高度远视，视物时需要经常使用比平常人更多的调节，因此引起比正常人要多的辐辏兴奋。特别是在调节性辐辏与调节的比率较高、融合力不足的情况下容易发病。正常时调节性辐辏与调节的比率约为 4∶1，即 1D 调节引起 4△ 辐辏。此类多发生在 3 岁左右，开始常为间歇性。戴远视矫正眼镜能减少其过度的调节，因此也减少其过度的辐辏，往往可以使斜眼回到正位。因此有些患者只做屈光矫正，不必通过手术即可维持眼位正常。在共同性内斜视中为疗效较好的一类。

(2)非调节性共同性内斜视：包括好几种情况。特发性的为来自中枢之异常辐辏兴奋或继发于解剖异常，一般无明显的屈光不正，戴眼镜不起作用。斜度一般较大且非间歇性。此类在纠正其异常视功能的基础上，常须采用手术矫正。继发性的为继发于外直肌不全麻痹或垂直肌肉异常，或因单眼视力早期障碍，或外斜手术过度矫正后。后述 3 种也常须用手术加以纠正。

(3)调节性内斜视合并间歇性外斜视：这是一种特殊形式的调节性内斜视。患者多为儿童，有＋4～＋6D 的屈光不正，视近物时出现内斜视，视远或放松调节时出现间歇性外斜视。我们近几年观察到一些此类病例，与文献报道相似。对这种病例以戴镜矫正为主。眼镜处方以患者戴镜后既不出现内斜，也不出现外斜为依据。不能像调节性内斜视那样强调全矫或过矫。

(4)周期性内斜视：周期性内斜视或称隔日内斜视。发病初期隔日出现内斜视，周期为 48 小时。常无明显屈光不正（＋2.5D 以下）。周期性内斜视最终将发展为恒定性内斜视。治疗以手术矫正为主，戴镜不能矫正眼位。

四、共同性斜视的检查诊断

(一)询问病史的要点

①患者年龄；②何时发病；③发病时为间歇性的还是一开始就是恒定性的；④如为间歇性的，多在何种情况下出现，何时转为恒定性的；⑤有何诱因；⑥家族史；⑦分娩史；⑧外伤史；⑨做过何种治疗；⑩对儿童和成年人共同性斜视患者在检查和处理上有何不同；所谓儿童一般是指 12 岁以内，但与成年人之划分也不应太机械，既要根据年龄，也要看其功能情况。不过，总的来讲二者在检查和处理上是有区别的。

(二)外眼检查

对外眼检查两者相同，目的是首先将共同性斜视的诊断肯定下来。这主要是指面对面观察眼位；用遮盖法判断斜视性质（请参阅非共同性斜视章）；通过角膜反光点或其他简单方法大致确定其斜视度；观察注视性质；观察眼球运动是否受限制，有无非共同性因素等。这些都是首先必须做的检查。

　　(三)对斜视角的估计

　　1. 测量斜视角　常用角膜反光点法、视野计法,其他比较精细的器械如遮盖法加三棱镜或同视机,能比较准确地测量斜视角。角膜反光点法在临床上最常用,方法为用笔灯距患者约 50cm 远,将光投射于患者两眼中间,注意观察两眼角膜上反光点的位置。反光点应在瞳孔中央(不计 kappa 角);如在瞳孔中央与瞳孔缘之间为 10°;在瞳孔缘为 15°;瞳孔缘与角膜缘间如划为四等份,则自内向外第一线为 25°,第二线为 30°,第三线为 35°,角膜缘处为 40°,在角膜外侧为 45°以上。

　　此法不能估计 5°以内之斜度。如果用遮盖法加三棱镜,则在消除眼球运动时之三棱镜度即为其斜视度。

　　2. 同视机的检查

　　(1)如果自觉斜视角等于他觉斜视角,则证明其视网膜对应是正常的。

　　(2)如果自觉斜视角不等于他觉斜视角时,为异常视网膜对应。自觉斜视角为 0°,则为完全的异常视网膜对应;自觉斜视角小于他觉斜视角,则为不完全异常视网膜对应。

　　(3)他觉斜视角－自觉斜视角＝异常角。异常角＜他觉斜视角,为不和谐异常视网膜对应。异常斜视角＝他觉斜视角,为和谐异常视网膜对应。

　　(四)视力、屈光和眼底检查

　　1. 对于儿童这几项检查有时比较困难,但又很重要,一定要想办法做好。所以通常是先用儿童能够理解的方式试视力。如果年龄太小,有的只试挡其一眼,扔出大小不同的玩具或小球令其拾来的方法,来估计其视力。稍大的儿童则以使用形象视力表较好。有时试视力需其父母合作,或在家中多次训练才能做好。如能大致知道儿童两眼视力的状况,即使不准确也是很有价值的。

　　2. 对儿童进行散瞳验光并查眼底。我们一般是用 1‰阿托品软膏在验光前 3 天开始每晚 1 次捈抹上两眼,第 4 天早上来检查眼底,注意排除眼内疾病,如发现斜视眼内有病变,治疗斜视就不是当务之急,应对病变认真检查及治疗,切勿延误,因为有些视网膜母细胞瘤或其他眼病之患儿最初常表现为眼斜。随即进行检影法验光。能叙述视力的可记明屈光度和矫正视力。不会叙述视力的就根据他觉验光结果,判断应否戴眼镜,酌定处方。

　　(五)双眼视功能检查

　　双眼视功能检查包括双眼能否同时知觉抑制或有单眼抑制;视网膜对应是否正常;有无融合能力及立体感觉,这些是产生双眼视觉必不可少的条件。检查这一类功能最方便的是同视机,它既可做检查也能做治疗。由于儿童斜视患者常不只是美容问题,因此在做治疗(手术或非手术)前,必须了解其双眼视功能才能决定采用什么治疗方法。对于其弱视问题、异常视网膜对应问题,均应事先考虑如何处理,不能置之不理。有这样几种情况可以考虑提前手术治疗:一个是儿童年龄太小,发病又比较早,2－3岁儿童是斜视检查中的一个"死角",任何通过主观的功能检查都难以进行。如不及早手术,其异常反射可能越发展越严重,故应早期手术,争取术后发展为正常双眼视。另一个是无条件做任何训练,而患儿已达学龄,如果给其做一个比较好的手术,使两眼变成正位,然后再放到自然的条件中去使用训练,有的人也可能产生双眼视。第三种情况是做过很多训练但并无效果,最后眼位仍斜,就必须进行手术,所能收到的也只能是美容效果。

五、共同性斜视的非手术疗法

一切非手术治疗的目的都是为了纠正视功能,通过知觉影响其运动功能,但是否只做非手术治疗就能免于手术呢? 只有两种情况:一是调节性斜视戴上远视矫正眼镜斜视即消失;二是斜度很轻微或间歇性的,经过功能训练眼变成正位的情况。一般斜度在10°以上(有时在10°以下)功能训练都是难以奏效,往往须手术纠正。

(一)训练治疗

对某些儿童具有较好效果,但对很多患者由于种种原因效果并不理想。国际上的趋势也是这样。第二次世界大战以前有一时期曾认为训练能解决一切斜视问题,甚至可以代替手术。但事实证明并非如此,因此又认为训练方法完全无用。近十几年来方法有些进步,才又在手术治疗的配合下开展起来。非手术治疗花费时间较多,由父母经常携带小孩上医院做训练也往往不易办到。况且一些比较复杂的器械,又不是一般医院都可以配置,所以迄今它的使用仍有一定限制。从效果来看,对有些条件好的研究工作,还远远不能解决现有的实际问题。但是对一些基本东西的作用,我们还必须给予肯定,并应尽可能地去做。以下就几个常用的方法进行简单介绍。

(二)屈光矫正与眼镜的戴用

对斜视患者之屈光矫正,主要应从纠正斜位和提高视力两个目标去考虑,如屈光程度较轻,患者视力又均正常,就不给予处方配镜。

1. 有远视的内斜视。如果通过检影法证明一个共同性内斜视儿童有中度或高度远视,应常规试戴眼镜,观察其能否使斜位改变。给这样的儿童戴镜,从2.5－3岁就可以开始,不必为了年龄小而推迟。2.5岁以前因调节与辐辏的联系尚未充分建立,所以不太可能发生调节性内斜视,戴镜大多无效。幼龄儿童眼镜最好采用松紧带的形式,不要戴在耳朵上。

矫正有内斜视与无内斜视的远视不同,前者是以改正斜位为主,给的度数大,开始戴镜时视力可能并不提高或还不如不戴;后者,如远视屈光度小,视力好,可以不配眼镜,度数较大的也只须以显远视加1/3隐远视度来矫正即可,起初戴时,视力也可能不如不戴,但很快就可以习惯。

2. 矫正内斜视的远视,一般有两种做法:一是全部矫正,二是过度矫正。全部矫正是指根据检影结果减去距离所得之度数,为了保持其调节的紧张力,再减去＋1.0D,例如检影是＋6.0D,减去距离(例如半米检影,减＋2.0D)所余为＋4.0D,再减＋1.0D,则＋3.0D即算全部矫正。如果给＋4.0D或另加＋1.0D左右成为＋5.0D,即为过度矫正。

我们是倾向于一部分矫正的;有时可根据情况采取过度矫正,它对调节比较紧张的情况有时效果较好。但是这样矫正,一开始戴镜视力一定不如不戴,在调节逐渐松弛以后,视力才逐渐提高到正常或接近正常。此点应向家长说明。如开始儿童不适应,还可以配合散瞳药使他逐渐习惯。

但是全矫正与过度矫正眼镜都只是使调节松弛的一种手段,无论戴镜后眼位完全变正、部分好转或无效,都不是准备长期让患者这样戴下去。因为长期戴的害处是:妨碍生理远视的逐年减退;影响视力提高;因调节能力削弱,变成辐辏不足,眼位成为外斜。所以一般戴镜 3 个月后,即应根据不同眼位情况分别处理。

3. 如果戴镜 3 个月后斜位毫无改变,说明斜视是非调节性的,应当用手术矫正,不必再拖延。术后戴镜与否要根据视力和远视程度决定。处方可按一般光学眼镜或偏低矫正即可。如果戴镜后斜位减轻,例如从 30°减为 15°,说明斜视是部分调节性的。这种较小的残余斜度,在形成异常反射(弱视、异常视网膜对应)方面是和大斜度一样的,甚至还要坏一些。因此,不应以此为满足,仍应考虑手术矫正,术后重新处方配镜。

4. 如果经过戴镜 3 个月后戴镜时斜视度完全消失,摘镜尚出现斜度,这算是一种比较好的结果,继续要做的就是训练视功能。如一眼视力不好,可治疗弱视;融合力不佳,可训练融合力等。但是眼镜怎么办? 如为全部矫正,特别是过度矫正的眼镜,我们应当力争在不出现斜视的前提下马上将屈光度减少为合理的矫正度。然后继续观察,每年重验光 1 次,在保证不出现斜视的前提下,逐年减少远视矫正。如果随着患者年龄增加,远视也逐年减退,所余无几,戴镜与否均不出现斜视,视力也都正常,则眼镜就可以不戴。

5. 如果戴镜后眼位正常,而摘镜仍出现斜位,但患者或家长非常不愿戴镜,可否行手术矫正? 这要根据具体情况考虑,如果远视度很高,摘镜后影响视力,术后还得戴镜。如果远视度不高,戴镜与否视力差不多,手术后也可以不戴。如果戴镜后远距离为正位,但近距离仍有内斜,可用缩瞳药或双光眼镜矫正,也可以考虑手术。如戴镜后看远已无斜位,但看近仍有轻度内斜,双眼视觉良好,可以训练患者在使用调节时放松辐辏,亦可以试滴缩瞳药 1％毛果芸香碱,也可以给配双光眼镜,必要时也可行内直肌退后手术,要斟酌不同情况选用某一方法。

6. 有近视、散光等的内斜视。共同性内斜视患者如为较高度近视,单眼屈光不正,或散光较为明显,均应配戴眼镜,但以提高视力为主,对斜位如不能纠正,仍需手术矫正。共同性内斜视手术后戴眼镜问题,应以提高视力为主。远视按显远视稍增加一些隐远视为原则;近视则以能看清1.0之最低度数为原则。如斜位未完全矫正,则可再考虑前项原则,或仍给以较多远视矫正,或考虑再次手术。

7. 有远或近视的外斜视。共同性外斜视屈光为远视时,应针对视力给予低度矫正;如视力正常,屈光度很轻,可以不戴眼镜。如屈光为近视时,可给予足量或稍过度矫正,如对其斜度无改进,仍应手术。如为明显屈光参差,或为散光,应根据视力予以矫正。外斜视能借助眼镜改变其斜位之可能性不大。

(三)异常视网膜对应的矫正训练

异常视网膜对应的产生是由于眼位不正,两眼长期同时接受外界刺激所引起的一种功能的变化,对斜视的功能治愈是个很大的障碍。

1. 如患者尚无异常对应,在用有效方法纠正其眼位前,轮流遮盖两眼(如每眼1天),是防止产生异常对应的好方法,同时也可防止发生弱视。一般患儿在手术前都应该这样做。在两次手术中间,为了防止产生新的异常对应,也可以这样做。如已发生异常对应,交替遮盖一眼可使其不再加深,并可能消退,但此时应结合其他训练。

2. 如训练及其他方法都不生效,手术矫正能使某些患者的对应发生改变。异常视网膜对应的纠正并不就等于双眼视的建立,因为改变了异常视网膜对应后的结果有多种:一是恢复了正常对应;二是又重新形成异常对应;三是完全没有对应而产生了抑制。所以对异常视网膜对应的治疗,至今还是眼肌训练的一个难题。应继续寻找有效方法。

(四)融合力的训练问题

1. 视力、对应、眼位、融合力是斜视功能治愈的几个关键问题。假如前面3个问题都解决得很好,而融合能力不能很好恢复,仍不能认为患者已获得功能治愈。这样的患者在临床上常可遇到。融合力的训练结果往往也并不令人满意。当然,这与手术做得是否合理,眼肌平衡恢复得是否良好有一定关系,但可能并非是患者唯一的症结所在。

2. 非手术治疗对一部分具备某些条件的患者可能有帮助,目前国际上的情况也大致如此。现在认为,发病年龄晚、治疗早、双眼视觉的基础较好,是治疗的有利条件。除此以外还有哪些因素? 这是我们必须认真研究的课题。

3. 如无同视机等器械,可用下述方法检查视网膜对应与融合力。因正常视网膜对应时,他觉斜视角=主觉斜视角,异常视网膜对应时,他觉斜视角>主觉斜视角;所以只要用不同方法测得这两个斜视角并行比较,就可以判断视网膜对应是否正常。

(1)角膜缘牵引缝线法:患者注视一目标,将眼球牵至正位,如内斜者出现交叉复视,外斜者出现同侧复视(有时因有抑制,须在一眼前加红镜片始有复视),则为异常视网膜对应;如复视像重合,则为正常视网膜对应。

(2)用遮盖法加三棱镜查出他觉斜视角,用马氏杆加三棱镜查出主觉斜视角,如两者斜视度相同,则为正常视网膜对应,否则为异常视网膜对应。

(3)比尔肖斯基后像法:两眼分别注视水平及垂直灯管形成后像,感觉为"+"字形者为正常视网膜对应,若为其他形者(如十、卜、ト)则为异常视网膜对应。

4. 如为正常视网膜对应,下列方法可用以判断融合力。

(1)使用三棱镜使复视像消失,继续增减至相反方向的复视像出现,此范围即其融合力,此法并可用作训练。

(2)对眼正位的儿童若给以近视标,如患儿表现辐辏即证明有融合力。

(3)用各种类型的小型实体镜,如患者有立体感,也证明有融合力。

六、共同性斜视的手术疗法

(一)对术后发生复视的估计

眼位矫正后是否会出现复视的问题,如果能通过检查在术前有一个大致的估计,不仅能使医生对斜视的治疗和预后做到心中有数,而且也可使患者对疗效有充分的思想准备(包括患者术后工作可能要做的调整)。患者能否正确地对待术后的复视问题,对于术后矛盾性复视的消失颇为重要。另一方面,如果检查表明即将产生的复视是属于术后不易消失的那种复视(融合无力性复视),医生也可以及早考虑是否手术的问题;患者方面,通过亲身的试验和体会,也可以认真考虑万一出现复视是否能接受。总之,对术后的复视问题的估计和对患者的解释应该做在手术之前而决不应该在手术之后,以免出现复视的时候患者难于接受。常见斜视手术后产生的复视有两种,即矛盾性复视和融合无力性复视。

1. 矛盾性复视　共同性斜视患者由于眼位偏斜,视觉知觉系统出现代偿性改变,其中比较严重的是形成异常视网膜对应。在已建立异常视网膜对应的患者,当手术将其眼位转变为正位后,如果其视觉知觉系统仍保持原有的异常视网膜对应关系,视网膜的投射关系将和手术前一样,不会立即转变来适应新的条件,这时就会产生矛盾性复视。

2. 矛盾性复视消除的途径　矛盾性复视真假物像离开比较远,因此,也比较容易形成新的抑制而消除,或是成为在心理上可以接受的复视,即复视虽然仍存在,但并不引起干扰。这样患者虽然没有获得双眼单视,却成为舒适的单眼视者。

3. 转变为正常视网膜对应　手术将眼位矫正为正位之后,其视觉知觉系统的异常视网膜对应随之改变为正常视网膜对应,完全或部分地恢复了双眼单视,消除了复视,这是十分理想的后果。但是,如果对应恢复了正常,融合却不能充分恢复,复视就变成了融合无力性的。

4. 融合无力性复视　手术前为正常或企图正常视网膜对应,或原为异常视网膜对应手术后转变为正常对应的患者,其主觉斜视角虽然等于他觉斜视角,如果无融合力或融合力极差,术后就可能产生融合无力性复视。这种复视真像和虚像相邻很近,互相干扰,因此看外界物体时感觉很紊乱,尤其是看相似的成堆的物体时更易混淆;主觉不适的症状甚为严重,患者容易急躁,影响工作、学习和生活,甚至平时不得不挡住一眼来消除复视。因此,手术后不但没有恢复双眼单视,反而增加了患者的精神负担。

5. 手术前正确地估计手术后是否会产生融合无力性复视实属必要　如果患者是儿童,应进行手术前融合训练,待其融合力有一定好转后再施行手术,即使未予训练,但由于其神经可塑性很大,复视不会终身持续,所以不是个重要问题。如果患者为成年人,其双眼视功能变化很大,再建新的反射又比较困难,估计不能避免此种复视者,则应对此种情况万一出现时如何处置事先有所考虑。但临床上估计会使患者感到困难,而实际上患者能够耐受或并不感觉干扰的情况,并不少见。所以,对双眼单视要求不严格而对美容要求较迫切的患者,在讲明情况以后,并非一定不可以做手术。

(二)切口的缝合

1. 连续缝合球结膜,每一针的间隔和深度都要求均匀一致,而且一定要将球结膜切口创缘正确对合。如果缝针只穿过球结膜的光滑面而未缝到创缘处,会使创缘内卷,看起来缝合良好,但拆线后即暴露了球结膜两缘对合不佳甚至裂开的缺点,即使再次手术修复,也不如Ⅰ期愈合理想。

2. 缩短肌肉的手术如切口对合良好,术后第 5 天拆除球结膜连续缝线。

(三)手术眼的包扎

手术后包扎术眼 1 天,每天滴滴眼液。

七、共同性斜视的术后处理

(一)术后第一天的眼位观察

手术后第一天换药时观察眼位矫正的情况,是每一个手术者所最关心的问题。术终时矫正为正位的眼位,由于麻醉等影响消失后,初次换药时矫正效果可能稍有变动,而且在术后几周内还可能继续有变动。术后第一天换药时眼位有的仍为正位。根据有些人的经验,如换药时眼位略呈过度矫正5°左右,打开双眼后,眼位一般即可达到正位。此点与术式及个人的操作有关,可以根据自己的经验来判断。原则上讲,轻微的过度矫正往往可以恢复正位。如果术后换药时眼位即呈矫正不足,则以后也多数停留在不同程度的矫正不足,有的尚需再次手术。

(二)术后近期矫正效果的减退问题

术后眼位基本正位,但有些患者矫正效果愈来愈减退,甚至不到拆线时眼位即已退回到手术前原有的斜视度。造成这种情况的原因可能如下。

1. **肌肉缝线脱落**　主要还是缩短肌肉的缝线脱落,肌肉离开了附着点产生退缩,使眼位部分地或全部地回到原来的偏斜度;而且眼球向缩短肌肉行使作用的方向转动时明显受限。另外当用手术眼注视时健眼表现的斜视度比用健眼注视时斜眼的斜视度更大(即第二斜视角＞第一斜视角)。

2. **顽固的异常视网膜**　对应肌肉缝线及附着点均无问题,而是由于顽固的异常视网膜对应所致。因为通过手术虽然机械地改变了肌肉的不平衡状态,但其视觉知觉系统仍牢固地保持着异常视网膜对应,所以打开双眼以后,两眼注视物体时仍保持术前根深蒂固的异常视网膜对应,眼位又被动地回到术前原有的斜视度。此种情况,眼球运动无明显的受限,而且也没有第二斜视角＞第一斜视角的特征出现。

(三)过度矫正的原因和处理

原为内斜,手术后眼位正常,如果其双眼单视不健全,尤其融合力不好时,眼位就可能难以长期保持正位而逐渐趋向于外斜视;尤其在小儿,随着年龄的增长,眶距逐渐加大,更助长了外斜的发生。外斜度数比较明显时,可行手术矫正。其手术量可按一般斜视矫正术的规律,但以先做内直肌复位手术较好;并根据剩余斜度,再考虑外直肌的手术。另外,无论有无双眼单视的情况,都可因手术量超过实际需要量,在术后很快就出现眼位过度矫正。这种情况待斜视度比较稳定时,就可行手术修复,但修复时所需的手术量往往大大超过其所表现的斜视度。

(四)术后局部反应的处理

斜视矫正术后,局部反应不大,也不应有明显刺激症状。如果术后眼睑及球结膜水肿,刺激症状比较明显,首先应注意是否手术缝线刺激角膜,或有角膜外伤及感染。如有此等情况,应按角膜损伤的性质及感染的程度进行局部和全身治疗。如果角膜无问题,局部水肿只属于一般反应性者,可滴激素类滴眼液或做无菌热敷,一般 1～2 天后即可消退。如果局部反应是由于药物过敏,应立即停用有关药物。如果局部反应属于炎症性,可行球结膜下注射或全身使用抗生素,并做结膜囊分泌物培养及药物敏感试验,按化验结果采取有效的消炎治疗。

(五)术后眶蜂窝织炎

术后如果发生眶蜂窝织炎,首先应拆除结膜缝线并进行引流,局部半球后或全身注射抗生素。一般在炎症消退以后,最终的手术效果仍可能保持正位,所以对拆除肌肉缝线的问题应偏向保守态度。

(六)二次手术的时间

术后眼位属于过度矫正者,一般应在手术 6 周以后斜视度已较稳定时再考虑手术。如果术后眼位属于矫正不足者,而且斜视度也比较稳定,可酌情在手术后 2 周再行手术。

(七)术后戴镜

如果戴镜使视力增加,术后仍应继续戴用,不过可以参考手术后眼位的情况,在不降低矫正视力的原则下重新考虑处方(度数略过矫正或略欠矫正)。例如内斜患者原戴远视眼镜,术后戴镜与不戴镜眼位均正位,仍可戴用原眼镜,或改用合适的偏低矫正眼镜。术后眼位如呈矫正不足,而戴用度数比较高的远视矫正眼镜对斜位有帮助,仍可按此原则配较高度远视眼镜。如内斜患者原戴近视眼镜,术后眼已正位,则戴用能提高视力至正常的最低度眼镜即可。如为矫正不足,也不能靠减低眼镜度数来改变斜位。

外斜视患者如果原戴近视眼镜,术后眼位已矫正为正位,眼镜以戴用能提高视力至正常之最低度眼镜为宜。如为轻度矫正不足,增加近视度数对斜位有帮助时,可以适当给予略强的近视镜片;如原戴远视眼镜,则只能根据视力给以低度矫正。但是如果残余斜度太多,一般不能单靠眼镜来改变其斜度。

(八)术后恢复双眼单视的训练

手术后可以用测定双眼单视的各种方法来衡量手术效果是属于功能治愈还是美容效果。小孩如果发现某方面缺陷,还可以利用矫正训练来使其获得双眼单视;但对成年人则绝大多数不采用矫正训练。因为成年人如果有很舒适的单眼视,并不比完善的双眼单视更坏;相反地,不适当的矫正训练却往往会给成年人带来不必要的麻烦和苦恼。所以成年人除非在极特殊的情况下(例如具有一定的双眼单视基础,有可能获得功能效果),可以考虑有目的地进行某一项双眼单视训练外,绝大多数都不要做矫正训练;特别是在术后出现复视的情况下,如果衡量其功能情况不易获得双眼单视效果,则听其自然,反倒有助于消除复视(融合无力性或矛盾性复视)。

八、共同性斜视的治疗目的

治疗斜视不仅是为了外观,更主要是着眼于视功能。发病早期经治疗后效果良好。

对于一个共同性斜视患者的家长或本人,外观的畸形往往是引起他们苦恼的原因。我们日常在诊室中所见到的成年共同性斜视患者,大多数也只能做到解决外观问题,但这并非不分任何年龄、任何情况都是如此。对于一个发生斜视不久的幼儿,只告诉家长等患儿年纪大些来做手术,是不妥当的。因为斜视患者除外观畸形以外,还存在着一系复杂的功能问题。例如一个患斜视的幼儿长大后,往往有一只眼的视力,特别是单眼性的内斜视,逐渐下降变为弱视,或因已形成异常视觉反射,虽用手术纠正眼位,其双眼视觉仍处于一种不正常状态,立体感觉也不好。这些问题如果在斜视刚发生时加以注意,往往是可以防止或纠正的。所以我们治疗斜视的结果有以下两种可能。

1. **功能治愈**　即两眼视力都保持正常;两眼位置在远、近距离及往各方向看时均正位;有正常的双眼视和立体感。当然,其中还包括一些近似的功能治愈,即在某些项目方面还有缺陷,但仍有一定的双眼单视者。

2. **美容治愈**　效果仅为外观方面的改善,无双眼单视。治疗斜视时,应当尽力争取第一种可能,如果实在达不到目的,就只能是后一种结果。

附录 A

眼球有关正常值

1. 各年龄最大调节力与近点距离见下表。

年龄(岁)	10	20	30	40	50	60	70	75
调节力(屈光度 D)	14	10	7	4.5	3.5	1.0	0.25	0
近点距离(cm)	7.1	10	14.3	28.5	40	100	400	∞

2. Schirmer 泪液分泌试验正常值为 10~15mm。<10mm 为低分泌；<5mm 为干眼。

3. 泪膜破裂时间正常为 10~45 秒,短于 10 秒表明泪液分泌不足。

4. Kowa 干眼计检查 G1 和 G2 正常,G3 和 G4 为异常。

5. 角膜内皮镜检查正常值为 2400/mm^2 以上。

6. 正常视野平均值用 3/330 色标及视野计检查,白色视野颞侧 90°,鼻侧 60°,上方 55°,下方 70°;蓝色、红色、绿色视野依次递减 10°。

生理盲点呈长椭圆形,垂直径(75±2)°,横径(5.5±2)°,其中心在注视点外侧 15.5°,水平线下 1.5°。

7. 全自动中心视野检查(Octopus)

平均缺损值(MD):-2~+2。

缺损方差(LV):0~6。

矫正缺损方差(CLV):0~4。

短期波动(SF):0~2。

8. 眼底荧光血管造影臂-脉膜循环时间平均为 8.4 秒,臂-视网膜中央脉循环时间为 7~12 秒。

9. 有关眼压和青光眼的各项数据

眼压正常值:1.47~2.79kPa(11~21mmHg)。

杯/盘(C/D):正常≤0.3,异常 0.6,两眼相差≤0.2。

巩膜硬度(E)正常值:0.0215。

房水流畅系数(C)正常值:0.19~0.65,病理值:≤0.12。

房水流量(F)正常值:1.838±0.05,>4.5 为分泌过高。

压畅比(Po/C)正常值:≤100,病理值>120。

24 小时眼压波动正常值:≤0.666kPa(5mmHg)。

病理值:≤1.066kPa(8mmHg)。

双眼眼压差正常值:≤0.533kPa(4mmHg)。

病理值:≤0.666kPa(5mmHg)。

饮水试验饮水前后相差正常值:≤0.666kPa(5mmHg)。

病理值:≤1.066kPa(8mmHg)。

暗室加俯卧试验

试验前后眼压相差正常值:≤0.666kPa(5mmHg)。

病理值:≤1.066kPa(8mmHg)。

10. 视网膜中央动脉血压(弹簧式视网膜血管血压计)

正常值:7.998 ~ 10.664kPa/3.999 ~ 5.332kPa(60 ~ 80mmHg/30 ~ 40mmHg)。

11. 立体视觉立体视锐度 60 弧秒。

12. 超声生物显微镜检查

睫状体厚度:(815±81)μm;睫状突厚度:(201±32)μm。睫状体晶状体距:(646±122)μm;前房深度:(2510±239)μm。小梁睫状体距离:(763±239)μm;虹膜睫状体:(168±147)μm。虹膜厚度(根部):(407±79)μm;虹膜厚度(瞳孔缘):(605±88)μm。虹膜悬韧带距离:(528±92)μm;虹膜晶状体接触距离:(613±180)μm。小梁虹膜夹角:(27.31±4.87)°;虹膜晶状体夹角:(14.15±2.56)°。巩膜虹膜夹角:(30.93±5.13)°;虹膜睫状体夹角:(40.83±7.09)°。

13. 视网膜厚度测量(OCT 检查,μm)颞侧:90.09±10.81;鼻侧:85.03±14.01。上方:140.26±10.60;下方:140.27±9.70。